医疗卫生管理研究与实践

主编 汪兆来 王 昕 宋庆敏 郑晓磊
吴 杨 王 鑫 刘 舒

四川科学技术出版社

图书在版编目（CIP）数据

医疗卫生管理研究与实践／汪兆来等主编. —成都：
四川科学技术出版社，2024. 8. —ISBN 978 - 7 - 5727
- 1487 - 0

Ⅰ. R194

中国国家版本馆 CIP 数据核字第 2024T770X9 号

医疗卫生管理研究与实践
YILIAO WEISHENG GUANLI YANJIU YU SHIJIAN

主　编　汪兆来　王　昕　宋庆敏　郑晓磊　吴　杨　王　鑫　刘　舒

出 品 人　程佳月
责任编辑　夏菲菲
封面设计　刘　蕊
责任出版　欧晓春
出版发行　四川科学技术出版社
　　　　　成都市锦江区三色路 238 号　邮政编码 610023
　　　　　官方微博：http://weibo.com/sckjcbs
　　　　　官方微信公众号：sckjcbs
　　　　　传真：028 - 86361756
成品尺寸　185mm×260mm
印　　张　21
字　　数　500 千
印　　刷　成都市新都华兴印务有限公司
版　　次　2024 年 8 月第 1 版
印　　次　2024 年 8 月第 1 次印刷
定　　价　88.00 元

ISBN 978 - 7 - 5727 - 1487 - 0

邮　　购：成都市锦江区三色路 238 号新华之星 A 座 25 层　邮政编码：610023
电　　话：028 - 86361770

本书编委会

主　编　汪兆来　王　昕　宋庆敏　郑晓磊　吴　杨　王　鑫
　　　　　刘　舒
副主编　于　佳　鲁洪澜　孙　健
编　委　（排名不分先后）
　　　　　汪兆来　临沂市肿瘤医院
　　　　　王　昕　青州市人民医院
　　　　　宋庆敏　邹城市人民医院
　　　　　郑晓磊　临沂市中医医院
　　　　　吴　杨　临沂市中心医院
　　　　　王　鑫　枣庄市中医医院
　　　　　刘　舒　威海市中医院
　　　　　于　佳　威海市中医院
　　　　　鲁洪澜　淄博市妇幼保健院
　　　　　孙　健　淄博市高青县高城中心卫生院

前　　言

在人类社会发展的长河中，医疗卫生事业始终占据着举足轻重的地位。它关乎每一个人的生命健康，是衡量一个国家文明进步和社会发展水平的重要标志。随着科技的飞速发展和全球化的不断深入，医疗卫生管理面临着前所未有的挑战和机遇。在此背景下，《医疗卫生管理研究与实践》专著应运而生，旨在为医疗卫生管理领域的研究者、实践者以及广大关心健康事业的读者提供一本系统、全面、深入的参考书籍。

本书的编写汇聚了众多医疗卫生管理领域的专家学者，他们凭借丰富的实践经验和深厚的理论素养，共同探讨了医疗卫生管理的方方面面。在编写过程中，我们力求做到理论与实践相结合，既注重管理理论的阐述，又强调实践经验的总结。希望通过这样的方式，能够帮助读者更好地理解医疗卫生管理的本质和规律，掌握有效的管理方法和技术，提升医疗卫生服务的水平和质量。

本书的内容分基础理论专题研究与创新实践等，涵盖了卫生管理基础理论、医疗卫生管理基础理论和专题研究实践、医疗卫生服务管理基础理论和专题研究实践、卫生政策与法规、专题研究与创新实践等多个部分的内容。各部分内容既有独立性，又相互关联，形成了完整的医疗卫生管理知识体系。在每个章节中，我们都力求做到深入浅出，既介绍基本概念和原理，又分析实际应用中的问题和挑战。同时，我们还特别关注医疗卫生管理的创新与发展，探讨了新技术、新理念在医疗卫生管理中的应用前景和影响。本书在撰写过程中，参考了大量国内外最新研究成果和实践案例，力求做到资料翔实、观点新颖、论证充分。在内容上，本书不仅适用于医疗卫生管理领域的学生、教师、研究人员和实务工作者，同时也为广大公众提供了解医疗卫生管理知识的途径。

本书的编写过程中，全体编者竭尽全力，力求完美，由于编写时间仓促，加上编写的经验和水平有限，不足之处在所难免，恳请广大读者批评指正。

编　者
2024 年 2 月

目　录

第一章　卫生管理

在人类社会发展的长河中，卫生与健康始终占据着举足轻重的地位。随着科技进步和社会变革，卫生管理作为一门综合性、应用性的学科，日益显现出它的重要性和紧迫性。卫生管理不仅关乎个体的健康福祉，更与整个国家的公共卫生安全、医疗资源配置、医疗服务质量等方面息息相关。因此，系统掌握卫生管理的基础理论和方法，对提高卫生管理水平、提升卫生系统整体效能、应对突发公共卫生事件、保障人民健康具有十分重要的意义。

第一节　卫生管理的定义与范畴

卫生管理，简单来说，是指对卫生事务进行有效组织和领导的过程。卫生管理作为一个重要的研究领域，涉及众多学科和领域，涵盖了系统科学、管理学、公共卫生学、卫生经济学、卫生法学、医疗卫生服务学、卫生政策与法规学、经济学、组织行为学、信息管理学以及伦理与职业行为学等。本节将重点阐述卫生管理的定义、范畴及其在卫生事业发展中的重要作用。

一、卫生管理的定义

卫生管理是指在卫生领域中，运用管理学的原理和方法，通过计划、组织、协调、指挥和控制等手段，对卫生资源、卫生服务、卫生人员、卫生资金等进行有效组织和协调，以实现卫生事业发展目标的过程。卫生管理旨在提高卫生服务的质量和效率，保障人民群众的健康权益。卫生管理的目标是实现公平、高效、优质的卫生服务，提高人民的健康水平。

二、卫生管理的范畴

卫生管理范畴广泛，包括以下几个方面：

（一）卫生政策管理

研究卫生政策的制定、实施和评估，以促进卫生政策的完善和卫生事业的发展。

（二）卫生资源管理

合理配置和利用卫生资源，包括人力、物力、财力等，提高卫生服务的可及性和公平性。

（三）卫生服务管理

对卫生服务提供者、需求者和支付者进行有效管理，确保卫生服务的合理、高效、可持续提供。

（四）卫生人员管理

培养、使用和激励卫生人才，提高卫生人员的专业素质和服务能力。

（五）卫生资金管理

研究和制定卫生财务政策，合理分配和使用卫生资金，监督和评价卫生资金的使用效果。

（六）卫生法制管理

建立健全卫生法律法规体系，加强卫生法治建设，保障卫生事业的有序发展。

（七）公共卫生管理

预防和控制疾病的发生、传播，促进全民健康水平的提高。

三、卫生管理在卫生事业发展中的重要作用

卫生管理在卫生事业发展中具有举足轻重的地位，其作用主要体现在以下几个方面：

（一）保障人民群众健康权益

卫生管理致力于提高卫生服务质量，确保人民群众享有安全、有效、便捷的卫生服务。

（二）促进卫生事业可持续发展

卫生管理通过优化资源配置、提高服务效率，为卫生事业的长期发展奠定基础。

（三）提高卫生系统应变能力

卫生管理关注卫生系统的应变能力，确保在面对突发公共卫生事件时，卫生系统能够迅速调整和应对。

（四）推动卫生科技创新

卫生管理关注卫生科技的发展，鼓励创新，为卫生事业注入新的活力。

（五）提升国家卫生软实力

卫生管理通过加强国际交流与合作，提升国家在卫生领域的国际地位和影响力。

总之，卫生管理是卫生事业发展的重要支撑，对于实现全民健康目标具有重大现实意义。了解和掌握卫生管理的定义与范畴，有助于我们更好地推动卫生事业的发展，为人民群众提供更好的卫生服务。

（汪兆来）

第二节　卫生管理的历史演变与理论发展

卫生管理作为一个重要的学科领域，其历史演变与理论发展紧密相连。随着人类社会的进步和医学科学的发展，卫生管理逐渐形成了系统的理论框架和实践体系。从古代的疫病防控到现代的健康促进，卫生管理经历了从无到有，从简单到复杂，从局部到全局，从单一到多元的漫长演变过程。在这个过程中，人们对卫生管理的认识不断深化，理论体系也逐渐完善。

自古以来，卫生管理就是国家治理的重要组成部分。卫生管理的发展历程可以追溯到古代社会，在我国，早在周代，就有"卫生防疫"的观念。随着历史的推移，卫生管理逐渐发展成为一门独立的学科。在19世纪末，西方国家开始出现卫生管理的相关理论，其核心观念是保障公众健康，防止疾病传播。这一时期的卫生管理主要集中在城市卫生、环境卫生和食品卫生等方面。

进入20世纪，卫生管理得到了前所未有的重视。两次世界大战期间，各国政府纷纷将卫生管理纳入国家发展战略，加大投入，提高公共卫生水平。与此同时，卫生管理的理论研究也取得了重要进展。诸如流行病学、卫生统计学、环境医学等学科应运而生，为卫生管理提供了强大的理论支撑。同时，卫生管理理论也在不断探索和创新中发展，如公共卫生理论、卫生系统理论、卫生经济理论等，为卫生管理实践提供了有力的指导。

回顾卫生管理的发展历程，我们可以发现它经历了从传统的卫生管理向现代卫生管理的转变。传统的卫生管理主要侧重于卫生防疫和医疗救治，而现代卫生管理则强调预防、保健、治疗、康复等多方面的综合管理。在我国，卫生管理的发展历程可以分为三个阶段：第一阶段是从计划经济体制向市场经济体制转型，卫生管理逐步走向专业化、规范化；第二阶段是改革开放以来，卫生管理逐渐融入全球化进程，面临诸多挑战和机遇；第三阶段是新时代，卫生管理需要应对人口老龄化、疾病谱变化、医疗资源分布不均等问题，推动卫生健康事业高质量发展。

随着全球化的推进，卫生管理面临着新的挑战。传染病、慢性疾病、环境污染等问题日益严重，对卫生管理提出了更高的要求。在此背景下，卫生管理理论不断拓展和深化，呈现出以下几个特点：

（一）整合性

卫生管理开始从单一的公共卫生管理向全面的卫生管理转变，涵盖范围包括医疗卫生、环境保护、食品安全等多个领域。

（二）系统性

卫生管理逐渐注重体系建设和机制创新，强调各项卫生政策的协同效应，形成一个完整的卫生管理体系。

（三）科学性

卫生管理依托现代科学技术，运用大数据、人工智能等手段，提高卫生管理的精准度和有效性。

（四）人性化

卫生管理关注民生需求，注重卫生服务的公平性和可及性，以人民健康为中心。

（五）社会性

卫生管理强调政府、企业、社会组织和公众的共同参与，形成共建共享的健康治理格局。

总之，卫生管理的历史演变与理论发展反映了人类对健康和环境的关注程度，也揭示了卫生管理在国家和地区发展中的重要地位。在新的历史条件下，卫生管理应当继续创新发展，为全球公共卫生事业做出更大贡献。

（汪兆来）

第三节　卫生管理的核心原则与理论框架

卫生管理，作为确保卫生系统高效、公平、可持续运行的一种特殊的管理活动，遵循一系列核心原则和理论框架。这些原则和框架不仅指导着卫生管理的实践，也构成了评估和改进卫生系统性能的基础。要深入了解卫生管理，我们需要掌握其核心原则和理论框架，以便更好地在实践中运用。

一、卫生管理的核心原则

卫生管理的核心原则是指在卫生系统管理和运营过程中所遵循的基本准则和指导原则。这些原则对于确保卫生服务的高效、公平、可持续和高质量发展至关重要。卫生管理的核心原则包括以下几点：

（一）公平性原则

卫生管理应致力于实现卫生服务的公平分配，确保所有人无论其社会地位、经济状况或地理位置如何，都能获得必要和高质量的卫生服务。

公平性原则是卫生管理的基石之一，强调所有个体无论其社会地位、经济状况或其他特征如何，都应平等获得必要的、高质量的卫生服务。这要求卫生系统在设计、实施和评估服务时，充分考虑不同人群的需求和差异，并采取有效措施消除不平等现象。

（二）效率原则

卫生资源有限，因此，管理必须追求效率，即最大化资源利用的效果，减少浪费，并通过创新和技术改进来提高服务效率。

效率原则要求卫生系统在资源有限的情况下，实现资源的最优配置和利用，以最大化卫生服务的产出和效果。这包括提高服务流程的效率、优化资源配置、减少浪费和不必要的支出，并确保卫生服务提供者具备高效的工作能力和技能。

（三）质量原则

卫生服务的质量是卫生管理的核心关注点。这包括服务的安全性、有效性、及时性、患者中心性和满意度等方面。

质量原则是卫生管理的核心关注点之一，强调卫生服务必须达到既定的质量标准和要求。这包括确保服务的安全性、有效性、及时性、患者中心性和满意度等方面。卫生系统需要建立严格的质量管理体系和监测机制，不断提升服务质量，以满足患者的需求和期望。

（四）可持续性原则

卫生管理应促进卫生系统的长期发展，确保当前的服务提供不会损害未来的能力和资源，这包括财务可持续性、环境可持续性和社会可持续性。

可持续性原则要求卫生系统的发展必须考虑长期可持续性，确保当前的服务提供不会损害未来的能力和资源。这包括财务可持续性（确保卫生系统有稳定的资金来源和合理的支出结构）、环境可持续性（减少卫生服务对环境的影响）和社会可持续性（考虑社会、经济和文化因素对卫生系统的影响）。

（五）整合与协调性原则

卫生系统内的不同组成部分和服务应相互协调，以提供全面、连续和综合的卫生服务。管理应促进不同层级和部门之间的合作与整合。

整合与协调性原则强调卫生系统内部不同组成部分和服务之间的协调与整合。这要求加强不同部门和服务之间的沟通与合作，确保患者能够在不同服务环节之间获得连续、协调的照护。同时，还需要加强与其他相关部门的合作与协调，如社会保障、教育、环境等，以共同促进人群的健康和福祉。

（六）责任与透明性原则

卫生管理应建立明确的责任机制，确保所有参与者对其行为负责，并应公开、透明地报告卫生系统的性能和成果。

责任与透明性原则要求卫生系统建立明确的责任机制和透明的信息公开制度。各参与方应清晰界定各自的职责和权力，并对其行为负责。同时，卫生系统应公开、透明地报告其性能数据、质量指标和财务报告等信息，接受社会公众和利益相关者的监督与评价。这有助于增强公众对卫生系统的信任和支持，促进卫生系统的持续改进和发展。

这些核心原则相互关联、相互支持，共同构成了卫生管理的基础和指导框架。在实践中，卫生管理者需要综合考虑这些原则，并根据具体情况灵活应用，以实现卫生系统的高效、公平、可持续和高质量发展。

二、卫生管理的理论框架

卫生管理的理论框架是一个多层次、多维度的结构，它涵盖了卫生系统的各个组成部分以及它们之间的相互关系。这个框架的主要目标是提高卫生系统的效率、质量和公平性，以满足人们的健康需求。

以下是卫生管理理论框架的一些关键组成部分：

（一）卫生政策与规划

卫生政策与规划是卫生管理的顶层设计，包括制定卫生政策、规划卫生资源、设定卫生目标等。政策与规划需要考虑到社会经济、文化、人口等多元因素，以及各利益相关方的需求和期望。

（二）卫生服务提供

卫生服务提供是卫生管理的核心环节，包括医疗机构、医务人员、医疗技术、药品设备等资源的配置和管理。服务提供需要确保医疗服务的可及性、质量、效率和公平性。

（三）卫生信息管理

信息是卫生管理的基础，包括收集、整理、分析和利用卫生数据。信息管理需要确保数据的准确性、及时性和完整性，以支持决策制定、服务提供和绩效评估。

（四）卫生人力资源管理

人力资源是卫生系统的关键要素，包括医务人员的招聘、培训、激励和绩效评估。人力资源管理需要确保医务人员的数量、质量和结构满足卫生服务的需求。

（五）卫生经济管理

经济是卫生管理的支撑，包括卫生筹资、支付制度、成本控制等。经济管理需要确保卫生系统的财务可持续性，同时提高资源的使用效率。

（六）卫生法律与伦理

法律和伦理是卫生管理的基石，包括制定和执行卫生法规、规范医务人员的行为等。法律与伦理需要确保卫生系统的公正性、透明度和责任感。

（七）卫生系统绩效评估

绩效评估是卫生管理的重要环节，它涉及对卫生系统整体和各个组成部分的成效进行衡量和评价。这包括服务质量、健康结果、患者满意度、资源利用效率等方面的指标。通过绩效评估，可以发现问题、改进管理、提高卫生系统的整体表现。

（八）卫生技术创新与管理

医学科技的快速发展，新技术和新方法不断涌现，对卫生管理提出了新的挑战和机遇。卫生管理需要关注技术创新的发展趋势，评估其对卫生服务的影响，并制定相应的管理策略，以促进技术的合理应用和创新发展。

（九）全球卫生与国际合作

全球化背景下，卫生问题已经超越国界，成为全球性挑战。卫生管理需要关注全球卫生议题，参与国际合作与交流，共同应对跨国传染病、非传染性疾病、公共卫生事件等全球性问题。

（十）社区参与与健康促进

社区是卫生管理的基础单位，社区参与和健康促进对于提高卫生系统整体效能至关重要。卫生管理需要加强与社区的沟通与合作，鼓励社区居民积极参与健康管理、疾病预防和健康教育工作，共同营造健康的社区环境。

这些组成部分相互关联、相互影响，共同构成了一个完整的卫生管理理论框架，为卫生系统的持续改进和发展提供了全面的指导和支持。在实际应用中，需要根据具体情况和需求进行灵活调整和优化。

（汪兆来）

第四节 卫生管理基础理论知识体系

卫生管理基础理论知识体系是卫生管理学科的核心，为卫生管理实践提供了指导和支持。卫生管理基础理论包括多个具体内容，它们共同构成了卫生管理学科的核心知识体系。该知识体系涵盖了多个关键领域，以下将逐一详细论述。

一、卫生系统及其组成

卫生管理基础理论首先研究卫生系统的整体结构和功能。这包括了解卫生系统的组成部分，如医疗机构、公共卫生部门、卫生政策和法规，以及医疗技术和资源的分配等。

卫生系统是一个复杂而庞大的网络，包括各种提供卫生服务的机构和单位，如医院、诊所、社区卫生服务中心等。这些机构通过协同工作，旨在满足人们的健康需求。卫生系统的组成不仅包括医疗机构，还涉及公共卫生部门、政府部门、非政府组织、私营部门等多个方面。

了解卫生系统的组成和结构对于卫生管理者至关重要。他们需要掌握如何优化资源配置、提高服务效率和质量，以及应对各种卫生挑战。此外，卫生管理者还需要关注卫生系统与其他社会系统（如教育系统、经济系统等）之间的相互关系和影响。

二、卫生政策与管理

卫生政策是卫生管理的重要组成部分，涉及政策的制定、实施和评估。卫生管理基础理论探讨如何制定有效的卫生政策，以及如何通过管理手段确保政策的顺利实施和达到预期目标。

有效的卫生政策需要基于科学的证据和广泛的社会参与，以确保政策的合理性和可行性。卫生管理者在政策制定过程中需要发挥关键作用，需要收集和分析相关数据，提出政策建议，并与各方利益相关者进行沟通和协商。

在政策实施阶段，卫生管理者需要确保政策的顺利执行，并对执行情况进行监督和评估。他们还需要根据反馈和评估结果对政策进行调整和完善，以确保政策目标的实现。

三、卫生经济学

卫生经济学是卫生管理领域的一个重要分支，卫生经济学研究卫生服务中的卫生资源配置和利用效率。在有限的资源条件下，如何提供高质量、高效率的医疗服务是卫生经济学研究的核心问题。卫生管理者需要掌握卫生经济学的基本原理和方法，以制定合理的卫生预算和资源配置方案。

此外，卫生经济学还关注医疗服务的定价问题。合理的定价机制可以激励医疗机构提高服务效率和质量，同时也可以保障患者的利益。卫生管理者需要了解各种定价方法的优缺点，并结合实际情况选择合适的定价策略。

四、卫生组织行为学

卫生组织行为学研究卫生机构内部员工的行为和动机，以及他们与组织和外部环境之间的互动关系。了解员工的心理和行为规律对于提高员工的工作满意度、激励员工、改善组织文化等方面具有重要意义。

卫生管理者需要掌握组织行为学的基本原理和方法，以优化人力资源配置、提高员工的工作效率和满意度。他们还需要关注员工的职业发展、培训和教育等方面，为员工提供良好的工作环境和发展机会。

五、卫生信息管理

随着信息技术的快速发展和普及应用，卫生信息管理在卫生管理中扮演着越来越重要的角色。卫生信息管理涉及医疗数据的收集、处理、存储和共享等方面。通过有效的信息管理，可以提高医疗服务的效率和质量，减少医疗差错和纠纷的发生。

卫生管理者需要了解信息技术的基本原理和应用方法，以推动卫生信息化的进程。他们还需要关注信息安全和隐私保护等方面的问题，确保医疗数据的安全性和可靠性。

六、卫生服务研究与质量改进

卫生服务研究关注如何评估和提高卫生服务的质量和效率。了解患者的需求和期望是提供优质服务的前提和基础。卫生管理者需要通过调查和研究了解患者的需求和满意度情况，并针对存在的问题制定相应的改进措施。

同时，卫生服务研究还涉及服务流程的优化和质量控制等方面。通过改进服务流程和提高质量控制水平，可以进一步提高医疗服务的效率和质量水平。卫生管理者需要掌握各种质量改进工具和方法，并将其应用于实际工作中以取得实际效果。

七、公共卫生管理

公共卫生管理是卫生管理的一个重要分支领域，它关注如何预防疾病、促进健康以及保护社区免受健康威胁的影响。公共卫生管理涉及流行病学调查与研究、健康教育与促进、疾病预防与控制等多个方面。

在公共卫生管理方面，卫生管理者需要掌握流行病学的基本原理和方法以进行疾病监测和预警工作；他们需要了解健康教育与促进的策略和技巧以推动健康知识的普及和传播；他们还需要关注各种疾病预防与控制措施的实施情况以确保公众的健康安全。此外，在应对突发公共卫生事件时（如传染病暴发等），卫生管理者还需要具备快速响应和协调各方资源的能力以有效应对挑战。

八、卫生法律与伦理

卫生法律与伦理是卫生管理不可或缺的一部分。卫生法律为卫生服务和管理提供了法律框架和规范，确保各项卫生活动都在法律允许的范围内进行。卫生管理者需要了解相关的法律法规，如医疗事故处理、患者权益保护、医疗机构管理等，以确保机构的合规运营。

与此同时，伦理在卫生管理中也扮演着重要角色。医疗行为往往涉及患者的生命和健康，因此，必须遵循高标准的伦理要求。卫生管理者需要关注医疗伦理问题，推动建立和维护一个公正、尊重、不伤害和有利患者的医疗环境。

综上所述，卫生管理基础理论知识体系涵盖了多个关键领域，为卫生管理者提供了全面的指导和支持。掌握这些理论知识，对于提高卫生服务的质量和效率、保障人民的健康福祉具有重要意义。

（汪兆来）

第五节　卫生管理的核心职能与任务

一、卫生管理的核心职能

卫生管理的核心职能主要包括以下几个方面：

（一）卫生规划与政策研究

卫生管理需要对卫生事业发展进行长远规划，研究并提出卫生政策建议，以指导卫生事业的发展。

卫生规划涉及对未来卫生发展趋势的预测，以及基于这些预测制定的目标和行动计划。

政策研究则是对现有政策的分析、评估，以及对新政策的探索和开发，旨在指导卫生系统的发展方向。

（二）卫生服务体系建设

卫生管理要推动卫生服务体系建设，包括医疗服务、疾病预防控制、卫生监督、妇幼卫生等领域的设施建设和服务能力提高。

这包括确保医疗服务的可及性、连续性和协调性，以及疾病预防控制、卫生监督和妇幼卫生等专项服务的完善。

服务体系的建设还需要考虑不同地区、不同人群的需求差异，以实现服务的公平性和均等化。

（三）卫生资源配置与优化

卫生管理需要合理配置卫生资源，提高卫生资源利用效率，满足人民群众日益增长的卫生需求。资源配置涉及对有限的卫生资源（如人力、物力、财力）进行合理分配，以确保资源的有效利用和最大化效益。优化则意味着需要不断调整资源配置方式，以适应不断变化的卫生需求和服务模式。

（四）卫生服务质量管理

卫生管理要关注卫生服务质量，通过制定标准、开展评审、实施监督等手段，保障医疗卫生服务的安全、有效、便捷。质量管理是确保医疗卫生服务安全、有效、及时以患者为中心的关键环节。通过制定和实施质量标准、进行质量评审和监控，可以不断提升服务质量和患者满意度。

（五）卫生人力资源管理

卫生管理要重视卫生人才培养和队伍建设，提高卫生从业人员的专业素质和职业道德。人力资源管理涉及卫生人才的招聘、培训、考核、激励和职业发展等多个方面。建立一支高素质、稳定的卫生人才队伍是提升整个卫生系统服务能力的关键。

（六）卫生经济管理

卫生管理需要加强卫生经济管理，合理控制卫生费用，提高卫生资金使用效益。经济管理包括卫生费用的筹集、分配和使用，以及成本控制和效益评估等方面。通过合理的经济管理和政策引导，可以确保卫生资金的可持续性和高效使用。

（七）卫生法规建设

卫生管理要积极推进卫生法规建设，完善卫生法律法规体系，保障卫生事业的可持续发展。法规建设旨在为卫生事业的发展提供法律保障和制度支撑。完善卫生法律法规体系，加强执法监督力度，有助于维护医疗卫生秩序和保障人民群众的健康权益。

这些职能涵盖了卫生管理的各个方面，从规划、政策研究到服务体系建设、资源配置、质量管理、人力资源管理、经济管理以及法规建设，构成了一个完整的卫生管理体系。

二、卫生管理的任务

卫生管理的任务主要包括以下几个方面：

（一）保障人民群众身体健康

卫生管理要关注人民群众的健康需求，通过预防、治疗、康复等多种手段，保障人民群众身体健康；关注重点人群（如老年人、儿童、孕产妇等）和重点疾病（如传染病、慢性病等）的防控工作，以降低疾病发病率和死亡率，提高人民健康水平。这是卫生管理的根本任务。通过建立健全的医疗卫生服务体系，提供全方位的预防、治疗、康复等服务，确保人民群众能够获得及时、有效、安全的医疗卫生服务。

（二）促进卫生事业发展

卫生管理要不断推动卫生事业的改革创新，提高卫生服务水平和覆盖范围，以适应医学科技的进步和社会需求的变化。通过加大投入、优化资源配置、培养人才队伍、提升服务质量等措施，促进卫生事业的全面发展，满足人民群众日益增长的医疗卫生需求。

（三）加强卫生行业自律

卫生管理要引导医疗卫生机构和从业人员树立自律意识，自觉遵守医疗卫生法律法规和职业道德规范。建立健全内部管理制度和监督机制，规范医疗卫生行为，防止和打击违法违规行为，维护良好的医疗卫生秩序。

（四）应对突发公共卫生事件

卫生管理要建立健全突发公共卫生事件应急机制，包括应急预案的制定、应急队伍的建设、应急物资的储备和调配等；提高应对突发公共卫生事件的能力，确保在发生突发公共卫生事件时能够迅速、有效地进行应对和处置，保障人民群众的生命安全和身体健康。

（五）深化国际合作与交流

卫生管理要积极参与国际卫生合作与交流，了解国际卫生发展趋势和先进经验，借鉴国际先进经验，推动我国卫生事业与国际接轨。通过国际合作与交流，引进先进的医疗技术和管理模式，推动我国卫生事业与国际接轨，提高我国在全球卫生领域的影响力和竞争力。

（六）维护社会公平与正义

卫生管理需要关注卫生领域的社会公平与正义问题，努力缩小城乡、区域、社会群体之间的卫生服务差距。通过制定和实施公平的卫生政策、优化资源配置、加强基层卫生服务能力建设等措施，让全体人民共享卫生发展成果，实现人人享有基本医疗卫生服务的目标。

（汪兆来）

第六节　卫生管理的研究方法与思路

卫生管理是一门综合性的学科，涉及公共卫生、医院管理、健康政策等多个领域。在进行卫生管理研究时，需要采用科学的研究方法和清晰的思路，以确保研究的有效性和实用性。

一、卫生管理的研究方法

（一）文献研究法

通过查阅相关文献，了解卫生管理领域的理论、实践和政策发展，为研究提供理论基础和背景知识。

（二）调查研究法

通过问卷调查、访谈、观察等方式收集数据，了解卫生管理实践的现状和问题，为分析和解决问题提供依据。

（三）实证研究法

通过收集和分析实际数据，验证卫生管理理论的有效性和实用性，为政策制定和实践改进提供支持。

（四）案例研究法

选择具体的卫生管理案例进行深入分析，挖掘其成功经验和存在问题，为其他类似情况提供借鉴和参考。

（五）定量分析法

运用统计学、运筹学等学科的方法，对卫生管理相关数据进行定量分析，揭示数据背后的规律和趋势。定量分析法有助于我们从量的角度审视卫生管理问题，为决策提供科学依据。

（六）定性分析法

通过深入访谈、观察等方法，对卫生管理实践进行定性分析，挖掘管理过程中的问题和挑战。定性分析法有助于我们从质的方面深入了解卫生管理，为改进实践提供理论支撑。

二、卫生管理的研究思路

（一）明确研究问题

在进行卫生管理研究时，首先要明确研究的问题和目标，确保研究具有针对性和实用性。

（二）建立理论框架

根据研究问题，建立相应的理论框架，为数据收集和分析提供指导。

（三）数据收集与分析

根据研究方法和理论框架，收集相关数据，并运用统计学和其他分析方法对数据进行处理和分析。

（四）结果解释与讨论

根据分析结果，对研究问题进行解释和讨论，提出相应的结论和建议。

（五）研究应用与推广

将研究成果应用于实际卫生管理工作中，通过实践验证其有效性和实用性，并推广到其他类似情况中。

三、注意事项

在进行卫生管理研究时，要注重理论与实践相结合，确保研究既有理论价值又有实践意义。要注意数据的真实性和可靠性，避免因为数据问题导致研究结果失真。在进行结果解释和讨论时，要客观公正地评价研究成果，避免主观臆断和偏见。

总之，卫生管理的研究方法和思路是确保研究有效性和实用性的关键。通过明确研究问题、建立理论框架、收集与分析数据、结果解释与讨论，以及研究应用与推广等步骤，可以为卫生管理领域的理论发展和实践改进提供有力支持。

（汪兆来）

第七节 卫生管理的挑战与未来趋势

在当前社会环境下，卫生管理面临着诸多挑战，同时也孕育着巨大的变革机遇。本节将重点分析卫生管理领域面临的挑战以及未来发展趋势。

一、卫生管理面临的挑战

（一）资源配置与利用

随着社会经济的发展和人口老龄化，卫生资源的需求不断增加，如何合理配置和有效利用卫生资源成为卫生管理领域的重要课题。

（二）服务质量与安全

提高医疗服务质量和服务安全水平是卫生管理的核心任务，需要不断完善相关制度、规范和标准，加强监管和评价。

（三）医疗费用控制

医疗费用的过快增长对社会和个人负担加重，卫生管理需要采取有效措施，合理控制医疗费用的增长。

（四）人力资源培养与激励

卫生管理领域的人力资源培养和激励机制是影响卫生事业发展的重要因素，需要关注人才培养质量和激励政策。

（五）信息化建设

信息化建设是提高卫生管理效率和质量的关键，需要加强顶层设计，推动信息技术的深度融合。

二、卫生管理的未来趋势

（一）智能化

随着人工智能、大数据等技术的发展，卫生管理将向智能化方向发展，实现医疗服务的个性化和精准化。

（二）一体化

未来卫生管理将更加注重医疗卫生体系内部各领域的协同发展，实现医疗、预防、康复、养老等领域的深度融合。

（三）多元化

卫生管理需要面对多元化的需求，包括慢性病管理、老年人健康照护、心理健康等领域，未来将呈现多样化的发展趋势。

（四）绿色环保

随着人们对环境保护意识的提高，卫生管理将更加注重绿色环保，推广节能减排技术和绿色建筑。

（五）以患者为中心

未来卫生管理将更加关注患者需求，以提高患者满意度为核心目标，提升医疗服务质量。

总之，卫生管理领域面临着诸多挑战，同时也孕育着巨大的发展机遇。只有紧跟时代发展潮流，不断探索和创新，才能更好地应对未来卫生管理的挑战，为人民群众提供更加优质、高效的医疗卫生服务。

三、应对挑战的策略与措施

面对卫生管理领域的挑战，需要采取一系列策略和措施来应对。

（一）加强政策引导与监管

政府应加强对卫生领域的政策引导和监管力度，制定科学合理的卫生政策，提高卫生资源配置和使用效率。

（二）推进信息化建设

加强卫生管理信息化建设，提高信息化的覆盖面和应用水平，促进医疗、预防、保健等领域的信息化融合。

（三）加强人才培养与激励

加大对卫生管理领域的人才培养力度，提高卫生管理人员的专业素质和管理能力。同时，建立科学合理的人才激励机制，激发卫生管理人员的积极性和创造力。

（四）推动医疗联合体建设

通过医疗联合体的形式，整合医疗卫生资源，实现资源共享和优势互补，提高医疗服务的质量和效率。

（五）加强国际合作与交流

积极参与国际卫生管理领域的合作与交流，引进国际先进的卫生管理经验和技术，推动我国卫生事业的国际化发展。

四、结论

卫生管理是一个充满挑战和机遇的领域，需要不断探索和创新。未来，随着科技的发展和社会需求的多样化，卫生管理将迎来更多的变革和发展机遇。只有不断适应时代变化，积极应对挑战，才能更好地推动我国卫生事业的健康发展，为人民群众提供更加优质、高效的医疗卫生服务。

（汪兆来）

第八节 国内外卫生管理研究最新动态和研究成果

一、国内卫生管理研究最新动态和研究成果

（一）大数据与人工智能在卫生管理中的应用

随着大数据和人工智能技术的不断发展，这些技术在卫生管理领域的应用也越来越广泛。例如，利用大数据技术对海量医疗数据进行分析和挖掘，可以为卫生决策提供科学依据；人工智能技术则可以用于辅助诊断、智能问药等场景，提高医疗服务效率和质量。

（二）医疗卫生服务体系的优化与创新

针对当前医疗卫生服务体系存在的问题和不足，国内研究者提出了一系列优化和创新方案。这些方案包括构建整合型医疗卫生服务体系、推动医疗卫生服务下沉基层、加强医疗卫生人才培养等。通过这些措施的实施，可以进一步提升医疗卫生服务体系的整体效能和服务水平。

（三）卫生政策与法规的完善与实施

卫生政策与法规是卫生管理的重要组成部分。近年来，国内在卫生政策与法规的完善与实施方面取得了显著成果。例如，出台了一系列与医疗卫生相关的法律法规和政策文件，为卫生事业的发展提供了有力保障；同时，加强了对医疗卫生机构的监管力度，规范了医疗卫生服务行为。

（四）公共卫生应急管理体系的建设与完善

新型冠状病毒感染（简称新冠）疫情的暴发使得公共卫生应急管理体系的建设与完善成为当务之急。国内在这方面也取得了一系列成果，包括建立完善的公共卫生应急管理体系、加强应急物资储备和调配能力、提高应急响应速度和处置能力等。这些成果对于保障人民群众的生命安全和身体健康具有重要意义。

（五）医疗卫生信息化与智能化的发展

医疗卫生信息化与智能化是卫生管理领域的重要发展趋势。国内在这方面也取得了显著进展，包括电子病历的普及应用、远程医疗服务的推广实施、医疗健康大数据的深度挖掘等。这些成果为医疗卫生服务的便捷性、高效性和精准性提供了有力支持。

（六）卫生政策与体系改革

近年来，国内学者在卫生政策与体系改革方面取得了显著进展。他们深入研究了医疗卫生服务体系的优化、医保制度的完善、公共卫生应急管理体系的建设等问题，提出了一系列具有创新性的政策建议。这些成果对于推动国内卫生改革和发展具有重要的指导意义。

（七）智慧医疗与健康管理

随着信息技术的不断发展，智慧医疗与健康管理成为国内卫生管理研究的热点领域。国内学者在电子健康记录、远程医疗、移动健康、健康大数据等方面进行了深入研究，开发了一系列智能化、个性化的健康管理工具和服务。这些成果为提升居民健康水平、改善医疗服务质量提供了有力支持。

（八）公共卫生与疾病控制

在公共卫生与疾病控制方面，国内学者针对传染病、慢性病等重大疾病，开展了深入的流行病学调查、风险评估和防控策略研究。他们利用大数据、人工智能等先进技术，构建了疾病预警和防控系统，为保障公众健康做出了重要贡献。

综上所述，国内卫生管理研究的前沿成果涵盖了多个方面，这些成果对于推动卫生事业的发展、提升医疗卫生服务水平、保障人民群众的健康福祉具有重要意义。

二、国外卫生管理研究最新动态和研究成果

（一）大数据与人工智能的应用

国外在卫生管理领域广泛应用大数据和人工智能技术，通过数据分析和挖掘，为卫生决策提供科学依据，实现精准医疗和个性化健康管理。同时，人工智能技术也应用于辅助诊断、智能问药、患者监护等方面，提高了医疗服务的质量和效率。

（二）医疗卫生服务体系的改革与创新

针对医疗卫生服务体系存在的问题，国外研究者提出了一系列改革和创新方案。这

些方案包括构建以患者为中心的整合型医疗卫生服务体系、推动医疗卫生服务向社区和家庭延伸、加强跨学科团队协作等。这些措施旨在提高医疗卫生服务的连续性、协调性和可及性，以满足患者日益多样化的健康需求。

（三）全球卫生治理与合作

随着全球化进程的加速，全球卫生治理与合作成为国外卫生管理研究的重要议题。在全球卫生治理方面，国外学者致力于研究跨国卫生问题、全球公共卫生挑战以及国际合作机制等议题。他们提出了全球卫生治理的新理念、新模式和新路径，为推动全球卫生事业发展提供了重要思路。研究者关注全球卫生挑战，如传染病跨国传播、非传染性疾病不断增加等，提出加强国际合作、共同应对全球卫生危机的策略。同时，也关注全球卫生治理体系的完善和发展，推动构建更加公正、合理、有效的全球卫生治理机制。

（四）公共卫生应急管理体系的完善

新冠疫情等突发公共卫生事件对全球公共卫生应急管理体系提出了严峻挑战。国外在公共卫生应急管理体系的完善方面取得了显著成果，包括建立完善的应急响应机制、提高应急物资储备和调配能力、加强跨部门协作和信息共享等。这些成果对于提高应对突发公共卫生事件的能力和水平具有重要意义。

（五）患者安全与医疗质量管理

患者安全和医疗质量管理是国外卫生管理研究的持续关注点。研究者通过制定和实施严格的医疗质量标准和安全管理制度，加强医疗过程中的质量监控和风险管理，降低医疗差错和不良事件的发生率，提高患者满意度和信任度。同时，也关注患者的体验和需求，推动医疗服务的人性化和个性化发展。

（六）医疗卫生技术创新

西方发达国家在医疗卫生技术创新方面一直处于领先地位。近年来，他们在基因编辑、细胞治疗、生物信息学等领域取得了重要突破，开发了一系列颠覆性的医疗技术和产品。这些成果为治疗重大疾病、提高人类健康水平开辟了新的途径。

（七）卫生经济学与政策研究

在卫生经济学与政策研究方面，国外学者深入探讨了医疗卫生服务的定价、医保制度的设计、医疗资源的配置等经济和政策问题。他们运用经济学理论和方法，分析了医疗卫生服务的供需关系、成本效益和公平性等问题，为制定科学合理的卫生政策提供了重要依据。

（八）基于价值的卫生保健模式

传统的卫生保健模式主要基于服务量进行支付，而基于价值的卫生保健模式则更注重医疗服务的质量和效果。在这种模式下，医疗机构和医生需要为患者的健康结果负责，并采取措施提高医疗服务的质量和效率。这种模式的实施需要建立完善的评估机制和激励机制，以确保医疗机构和医生能够积极参与并提供高质量的医疗服务。目前，一些国家已经开始尝试实施这种基于价值的卫生保健模式，并取得了初步成效。

（九）数字健康技术的广泛应用

随着数字技术的飞速发展，远程医疗、移动健康应用、健康传感器和可穿戴设备等数字健康技术在卫生管理中得到了广泛应用。例如，通过移动应用，患者可以更方便地管理自己的健康状况，与医生进行在线沟通，并获得个性化的健康建议。这不仅可以提高医疗服务的效率和可及性，还有助于降低医疗成本。

（十）人工智能在医疗决策支持中的应用

人工智能技术在医疗决策支持中发挥着越来越重要的作用。通过利用大数据和机器学习算法，人工智能系统可以对患者的疾病进行更准确的诊断和预测，并为医生提供个性化的治疗方案建议。这不仅可以提高医生的决策效率和准确性，还有助于改善患者的治疗效果和生活质量。

这些研究成果展示了国外在卫生管理领域的创新和发展趋势，对于推动全球卫生事业的进步和发展具有重要意义。同时，这些成果也为国内卫生管理研究和实践提供了有益的借鉴和参考。

（汪兆来）

第九节　未来卫生管理研究趋势

一、人工智能与机器学习在卫生管理中的应用

随着人工智能和机器学习技术的不断发展，这些技术在卫生管理中的应用前景广阔。未来研究将探索如何利用这些技术优化医疗服务流程、提高医疗资源配置效率、改善医疗服务质量等方面的问题。

二、跨学科合作推动卫生管理创新

卫生管理涉及多个学科领域，跨学科合作有助于推动卫生管理创新。未来研究将加强不同学科之间的合作与交流，共同应对卫生管理面临的挑战和问题。

三、卫生管理中的大数据应用

随着大数据技术的发展，卫生管理领域将更加注重数据的收集、分析和利用。未来研究将探讨如何运用大数据技术为卫生管理提供有力支持，以便更好地应对公共卫生事件、优化医疗资源配置、提高医疗服务水平等问题。

四、卫生管理伦理与法律问题

在卫生管理领域，伦理和法律问题日益凸显。未来研究将关注如何在卫生管理实践中充分考虑伦理和法律原则，确保医疗服务公平、公正，维护患者权益。

五、卫生管理人才培养与教育

面对卫生管理领域的新挑战，培养具有创新精神和专业素养的卫生管理人才至关重

要。未来研究将探讨如何优化卫生管理教育体系，以培养更多高素质的卫生管理人才。

六、卫生管理体系改革

为应对不断变化的卫生管理需求，卫生管理体系改革成为必然选择。未来研究将探讨如何构建更加高效、灵活的卫生管理体系，以提高卫生管理的实施效果。

七、卫生管理国际化

随着全球化进程的推进，卫生管理国际化成为趋势。未来研究将关注如何借鉴国际先进经验，推动我国卫生管理改革与发展，提高我国卫生管理的国际竞争力。

八、卫生管理研究与实践的结合

未来研究将更加注重卫生管理研究与实践的紧密结合，以期为卫生管理决策提供有力支持，推动卫生管理领域的创新与发展。

总之，未来卫生管理研究将围绕人工智能与机器学习、环境变化、跨学科合作、大数据应用、伦理与法律问题、人才培养与教育、管理体系改革、国际化、研究与实践结合等多个方面展开，以期为我国卫生管理事业的发展提供理论支持和实践指导。

展望未来，卫生管理将面临新的挑战和机遇。随着社会经济的发展和人民健康需求的不断提高，卫生事业发展将更加注重质量、效益和可持续发展。同时，信息化、大数据等新技术的应用将为卫生管理带来新的发展机遇和挑战。因此，我们需要不断加强卫生管理理论与实践研究，创新卫生管理方法与技术手段，推动卫生事业持续健康发展。

（汪兆来）

第二章　医疗卫生管理

第一节 医疗卫生管理的概念与内涵

一、医疗卫生管理的定义

医疗卫生管理，简而言之，是对医疗卫生服务和相关资源进行计划、组织、指导、协调和控制的一系列活动。这些活动旨在确保医疗服务的高效、公平和高质量，以满足社会大众的健康需求。它涉及多个层面，包括政策制定、资源配置、服务提供、质量控制和绩效评估等。

二、医疗卫生管理的内涵

医疗卫生管理的内涵十分丰富，它不仅仅局限于医疗服务的直接提供，还涉及更广泛的社会、经济和政治层面。其内涵包括以下几个方面：

（一）社会公益性

医疗卫生服务是典型的社会公益服务，其首要目标是保障人民健康，维护社会公平和稳定。因此，医疗卫生管理必须坚持公益性原则，确保所有人都能享受到基本医疗卫生服务。

（二）政府主导性

在大多数国家，政府都扮演着医疗卫生服务的主要提供者和监管者的角色。政府通过制定政策、配置资源、监管服务等方式，对医疗卫生管理进行宏观调控和指导。

（三）多元参与性

除了政府外，医疗卫生管理还需要医疗机构、医务人员、患者、社会组织等多方参与。这些参与者通过各自的角色和职责，共同构成了医疗卫生管理的多元主体。

（四）系统性

医疗卫生管理是一个复杂的系统工程，它涉及多个领域和方面，如医疗服务、公共卫生、药品管理、医学教育等。这些领域和方面相互关联、相互影响，构成了一个庞大的系统。

（五）动态性

医疗卫生管理面临着不断变化的社会环境和健康需求，因此，必须具有动态性和灵活性。管理者需要根据实际情况及时调整管理策略和方法，以适应新的形势和挑战。

三、医疗卫生管理的主要要素

医疗卫生管理是一个涉及多个方面的综合性领域，其主要目的是保障人民群众的健康权益，提高医疗服务质量和效率。在医疗卫生管理中，以下几个要素尤为重要：

（一）卫生政策与法规

卫生政策与法规是医疗卫生管理的基础，包括国家制定的卫生法律、法规和政策，以及医疗机构内部的规章制度。这些政策和法规为医疗卫生服务提供了指导和规范。政府通过制定和实施卫生政策、卫生法规和标准、规划，对医疗卫生服务进行宏观调控和指导，确保医疗服务的公平、有效和高质量。这些政策法规涉及医疗卫生资源的配置、医疗卫生服务的提供、医疗卫生行业的监管等方面，旨在保障人民群众的基本医疗卫生需求得到满足。

（二）卫生规划与资源配置

1. 卫生规划

根据区域卫生需求和资源状况，制定医疗卫生服务发展规划和实施方案。

2. 资源配置

医疗卫生管理需要合理配置和有效利用这些资源，确保医疗卫生服务的有效供给。确保医疗服务的顺利进行。例如，医疗机构需要招聘和培训合格的医务人员，优化医疗人力资源的配置和使用，合理配置和利用医疗设备，以及筹集和管理医疗经费等。

（三）医疗资源管理

医疗资源包括人力资源、物力资源和财力资源。医疗卫生管理需要合理配置和有效利用这些资源，确保医疗服务的顺利进行。例如，医疗机构需要招聘和培训合格的医务人员，优化医疗人力资源的配置和使用，合理配置和利用医疗设备，以及筹集和管理医疗经费等。

（四）医疗服务流程与效率

医疗服务流程涉及医疗服务的各个环节，包括患者挂号、问诊、检查、治疗、康复等。医疗卫生管理需要优化这些流程，提高服务效率和质量。例如，通过信息化手段简化挂号和问诊流程，实现患者预约、挂号、支付等功能的在线化；简化患者从入院到出院的全过程服务流程，提高患者满意度。利用信息技术和管理工具进行流程优化与再造提升服务效率和质量。

（五）医疗质量与安全管理

医疗质量是医疗卫生管理的核心。医疗机构需要建立医疗质量管理体系，制定并实施医疗质量标准和评估方法，对医疗服务进行全过程的质量控制。同时，还需要关注医疗安全管理，预防医疗事故、医疗纠纷和感染控制等；加强患者的安全文化培育，提升医务人员对患者安全的意识和责任感。

（六）医疗卫生信息管理

随着信息技术的发展，医疗卫生管理越来越依赖于信息系统。医疗机构需要建立完善的信息管理系统，包括电子病历、远程医疗、健康管理等，实现医疗信息的共享和利用，提高医疗服务水平和管理效率。信息化建设是医疗卫生管理现代化的重要标志。我国政府积极推进医疗卫生信息化建设，构建全民健康信息平台，实现医疗卫生信息资源共享。通过大数据、人工智能等技术在医疗卫生领域的应用，提高医疗服务效率，提升医疗卫生管理水平。

（七）公共卫生管理与防疫体系建设

公共卫生是医疗卫生管理的重要组成部分，关乎国家民生和社会稳定。我国政府高度重视公共卫生工作，建立了完善的公共卫生体系，包括疾病预防控制、卫生监督、突发公共卫生事件应急等多个方面。在疫情防控方面，我国政府积极应对，采取了一系列有力措施，如实施严格的封控政策、构建"防疫墙"、推广疫苗接种等，有效控制了疫情蔓延，保障了人民生命安全和身体健康。

（八）医疗卫生人力资源管理

人力资源管理是医疗卫生管理的核心环节，涉及人才的选拔、培养、使用和激励等方面。有效的人力资源管理应当确保医疗卫生机构拥有充足的、具备专业素质和良好服务态度的员工，以满足人民群众对医疗卫生服务的需求。

（九）医疗风险管理

医疗风险管理涉及对医疗过程中可能出现的风险和不确定性的管理。医疗卫生领域面临着多种风险，如医疗事故、疾病暴发、自然灾害等。因此，风险管理是医疗卫生管理的重要要素之一。通过建立完善的风险管理机制，预测、识别、评估和控制风险，可以确保医疗卫生服务的稳定性和安全性，预防和处理医疗纠纷和医疗事故。

（十）绩效评估与持续改进

绩效评估是对医疗卫生服务和管理效果进行评价的过程。通过制定科学的评估指标和方法，可以对医疗卫生服务的效率、质量、满意度等方面进行评估，发现问题并采取相应的改进措施。持续改进是绩效评估的延伸，旨在通过不断优化管理流程和服务流程，提升医疗卫生管理的整体水平和绩效。

（十一）人才培养与科研创新

医疗卫生人才是医疗卫生事业发展的关键。人才培养和科研创新是医疗卫生管理持续发展的动力源泉。通过加强医疗卫生领域的人才培养和科研创新，加大对医疗卫生领域的研究投入，可以不断提升医务人员的专业素质和创新能力，推动医疗卫生服务的科技进步和创新发展，为医疗卫生事业发展提供源源不断的动力。

这些要素相互关联、相互作用，共同构成了医疗卫生管理的核心框架和体系，对于保障人民健康、推动医疗卫生事业的发展具有重要意义。在实践中，需要综合考虑这些要素，加强各方面的工作，以推动医疗卫生管理的不断进步和发展。同时，还需要关注国际医疗卫生管理的先进经验和趋势，加强与国际组织的合作与交流，推动全球医疗卫生事业的共同发展。

（汪兆来）

第二节　医疗卫生管理的体系与组织结构

一、医疗卫生管理体系的构建

医疗卫生管理体系是指由一系列相互关联、相互作用的组织和机构组成的系统，这些组织和机构共同负责医疗卫生服务的提供和管理。一个完善的医疗卫生管理体系应该包括以下几个方面：

（一）政策制定体系

包括国家卫生政策、卫生法规、卫生规划等的制定和实施。这些政策为医疗卫生管理提供了指导和依据。

（二）资源配置体系

包括医疗资源的规划、分配和使用。这些资源包括医疗设备、药品、人员等，是医疗卫生服务的基础。

（三）服务提供体系

包括医疗机构的设置、医疗服务的提供和质量控制等。这个体系直接关系到患者的就医体验和健康水平。

（四）监管评估体系

包括对医疗卫生服务的监管和评估，以确保服务的质量和安全性。

二、医疗卫生管理的组织结构

医疗卫生管理的组织结构通常包括以下几个层面：

（一）国家层面

负责制定国家卫生政策、法规和标准，进行宏观规划和资源配置。

（二）区域层面

负责区域内的卫生规划、资源配置和服务提供，协调不同地区的医疗卫生服务。

（三）医疗机构层面

负责具体的医疗服务提供和质量控制，包括人员管理、设备维护、病历管理等。

（四）个体层面

医务人员和患者等个体在医疗卫生管理中也扮演着重要角色，他们通过各自的行为和决策，影响着医疗卫生服务的效果和质量。

（汪兆来）

第三节 医疗卫生管理的基本职能与任务

一、医疗卫生管理的基本职能

医疗卫生管理的基本职能包括以下几个方面：

（一）规划职能

根据社会需求和资源状况，制定医疗卫生发展规划和计划，明确发展目标和路径。

（二）组织职能

通过构建有效的组织结构和管理机制，整合各方资源，形成合力，确保医疗卫生服务的顺利提供。

（三）指导职能

对医疗机构和医务人员进行业务指导和培训，提高他们的服务能力和水平。

（四）协调职能

协调各方利益关系，平衡各方需求，确保医疗卫生服务的公平性和可持续性。

（五）控制职能

对医疗卫生服务的质量、效果和安全性进行监控和评估，及时发现问题并采取相应措施进行改进。

二、医疗卫生管理的任务

医疗卫生管理的任务主要包括以下几个方面：

（一）制定和实施卫生政策

医疗卫生管理需要制定和实施一系列卫生政策，包括公共卫生政策、医疗卫生服务政策、医疗保险政策等，以指导和规范医疗卫生服务，保障人民的健康权益。

（二）规划和组织医疗卫生服务

医疗卫生管理需要规划和组织各类医疗卫生服务，包括预防保健、疾病治疗、康复服务等，确保医疗卫生服务的全面性、连续性和可及性。

（三）管理和监督医疗卫生机构

医疗卫生管理需要对医疗卫生机构进行管理和监督，包括医疗机构的设置、运营、质量等方面的监管，确保医疗机构的规范运作和提供高质量的医疗服务。

（四）培养和管理医疗卫生人才

医疗卫生管理需要培养和管理医疗卫生人才，包括医生、护士、公共卫生人员等，确保他们具备专业素养和技能，能够提供优质的医疗卫生服务。

（五）开展医疗卫生宣传和教育

医疗卫生管理需要开展医疗卫生宣传和教育，提高公众的医疗卫生意识，倡导健康的生活方式，预防疾病的发生。

（六）推进医疗卫生信息化建设

医疗卫生管理需要推进医疗卫生信息化建设，利用信息技术提高医疗卫生服务的效率和质量，方便患者就医和健康管理。

总之，医疗卫生管理的任务是维护人民的健康权益，促进卫生事业的发展，提高人民的生活质量。通过制定和实施政策、规划和组织服务、管理和监督机构、培养和管理人才、开展宣传和教育以及推进信息化建设等措施，实现医疗卫生服务的全面、连续、可及和高质量。

（汪兆来）

第四节　医疗卫生管理的理论体系和管理原理

一、医疗卫生管理的理论体系

医疗卫生管理的理论体系是一个综合了多个学科知识的框架，它结合了管理学、医学、公共卫生学、经济学、社会学、组织行为学等多个领域的知识和实践经验。这个理论体系旨在为医疗卫生组织提供指导，以实现其目标，即提供高质量、高效率、公平和可持续的医疗卫生服务。

医疗卫生管理的理论体系主要包括以下几个方面：

（一）系统管理理论

医疗卫生组织被视为一个复杂的系统，由多个相互关联和相互影响的组成部分构成。系统管理理论强调整体性和协调性，要求医疗卫生组织全面分析和综合控制系统中的各种因素，如人的管理、医疗资源的管理、医疗流程的管理等，以确保整体的高效运作。

（二）全面质量管理理论

在医疗卫生领域，全面质量管理强调全员参与、全程控制和持续改进的理念。通过发现问题、反馈问题、修正问题和持续改进的循环过程，医疗卫生组织可以不断提高医疗质量和服务水平。

（三）人本管理理论

医疗卫生服务的核心是关注人的健康和福祉。人本管理理论强调以患者和员工为中心，关注他们的需求和期望，通过提供良好的工作环境和优质的医疗服务，激发员工的工作积极性和创造力，提高患者的满意度和忠诚度。

（四）战略管理理论

战略管理是医疗卫生组织制定和实施长期目标的过程。通过分析内外部环境、评估资源和能力、确定战略目标、制定实施计划和评估绩效等环节，医疗卫生组织可以明确发展方向，优化资源配置，提高竞争优势。

（五）公共卫生管理理论

公共卫生管理是医疗卫生管理的重要组成部分，主要关注疾病预防、健康促进和公共卫生事件的应对。公共卫生管理理论强调跨部门合作、社区参与、政策倡导和健康教育等手段，以提高公众的健康水平和应对公共卫生事件的能力。

（六）卫生经济学理论

卫生经济学是研究医疗卫生服务中的经济问题和经济规律的学科。它关注医疗卫生资源的配置、医疗卫生服务的供给与需求、医疗卫生费用的控制等问题，为医疗卫生管理提供经济学的理论和方法支持。

（七）信息管理理论

随着信息技术的发展，医疗卫生信息管理在提升医疗服务质量和效率方面发挥着越来越重要的作用。信息管理理论涉及医疗卫生信息的收集、处理、存储、传输和利用等环节，强调信息的准确性、及时性和安全性。通过有效的信息管理，医疗卫生组织可以更好地了解患者需求、优化资源配置、提高决策效率。

（八）组织行为学理论

组织行为学研究组织内部个体、群体和组织的行为模式及其对组织绩效的影响。在医疗卫生管理中，组织行为学理论有助于理解员工的行为动机、沟通协作、团队建设等方面的问题，为提升员工的工作满意度和绩效提供支持。

（九）政策与法规理论

医疗卫生管理涉及众多的政策和法规，如医疗保险政策、药品监管政策、医疗卫生服务标准等。政策与法规理论关注政策的制定、实施和评价过程，以及法规的遵守和执行情况，为医疗卫生组织提供合规经营和持续发展的保障。

（十）创新与变革管理理论

医疗卫生行业面临着不断变化的内外部环境，需要不断创新和变革以适应新的挑战和机遇。创新与变革管理理论关注医疗卫生组织的创新能力、变革过程和应对策略，为医疗卫生组织在变革中保持竞争优势提供指导。

综上所述，医疗卫生管理的理论体系是一个综合性的框架，涵盖了系统管理、全面质量管理、人本管理、战略管理、公共卫生管理和卫生经济学等多个学科的理论和实践经验。这些理论和实践经验相互补充、相互促进，共同构成了医疗卫生管理的完整理论体系，共同推动着医疗卫生管理的发展和创新。

二、医疗卫生管理的管理原理

医疗卫生管理涉及多个关键原理，这些原理为医疗组织提供了指导和框架，以确保其运营的高效性、质量和可持续性。

（一）系统原理

强调医疗卫生组织是一个整体，各部分之间相互关联、相互影响。管理应全面分析和综合控制系统中的各种因素，包括人、财、物、信息、时间等，以确保整体的高效运作。同时，系统原理也强调组织的层次性和结构性，要求明确各层次、各部门的功能和责任，实现整分合（整体把握、科学分解、组织综合）和封闭（有始有终、首尾相连、相对封闭）的管理。

（二）人本原理

强调以患者和员工为中心，关注他们的需求和期望。医疗卫生服务应始终以患者需求为导向，提供安全、有效、及时、方便、经济的服务。同时，管理应激发员工的工作积极性和创造力，提高患者的满意度和忠诚度。为实现这一目标，需要运用能级原则（根据人的能力大小安排工作）、动力原则（通过物质和精神激励提高人的工作积极性）和行为原则（通过规范人的行为实现组织目标）。

（三）动态原理

强调管理的灵活性和适应性。医疗卫生组织所处的内外部环境是不断变化的，包括政策环境、市场环境、技术环境等。管理应能够及时识别这些变化，并采取相应的措施应对。这需要运用弹性原则（留有余地、富有弹性）和反馈原则（及时反馈、及时调整）。

（四）效益原理

强调管理的效率和效益。医疗卫生组织应以最小的投入获得最大的产出，实现医疗卫生资源的优化配置和高效利用。这需要运用价值原则（以最小的代价获得最大的价值）对管理效益进行衡量和评价。同时，效益原理也要求关注社会效益和经济效益的平衡，确保医疗卫生服务的公平性和可及性。

这些原理相互关联、相互影响，共同构成了医疗卫生管理的管理原理体系。为医疗卫生组织的运行和发展提供了有力的支持。在实际应用中，需要综合考虑这些原理的要求，以实现医疗卫生组织的高效、优质、可持续发展。

（汪兆来）

第五节　医疗卫生管理的方法与技术

医疗卫生管理的方法与技术涉及多个方面，旨在提高医疗服务质量、保障患者安全、优化资源配置以及提升医疗机构的运营效率。

一、医疗卫生管理的方法

（一）统一领导、归口管理、分级负责、权责一致的原则

这是医疗卫生管理的基本原则，有利于提高管理效能，确保各级医疗卫生机构按照统一的标准和规范开展医疗服务。

（二）制度化管理

通过建立健全医疗质量、医疗安全、医疗服务、医疗收费等方面的制度，规范医疗卫生机构的行为，提高医疗服务的可追溯性和可控性。

（三）信息化管理

利用现代信息技术，实现医疗卫生信息的及时、准确、全面收集、分析和传递，为决策提供科学依据，提高管理效率。

（四）持续改进

通过定期评估医疗卫生服务的质量和安全，发现问题及时整改，持续提高医疗卫生服务的水平。

二、医疗卫生管理的技术

（一）医疗设备技术

引进先进的医疗设备，提高医疗诊断和治疗水平，确保医疗安全。

（二）医疗信息化技术

应用电子病历、远程医疗、大数据等技术，实现医疗信息的共享和互联互通，提高医疗服务效率。

（三）医疗质量控制技术

通过制定科学的诊疗规范和操作流程，确保医疗质量的稳定和可持续改进。

（四）医疗安全监测技术

通过对医疗事故、不良事件等的监测和分析，找出安全隐患，制定针对性的防范措施。

三、常用的方法和技术

（一）信息化管理

信息化管理是医疗卫生管理的重要手段之一。通过建立医疗信息系统，可以实现患者信息、药品信息、医疗资源信息等的全面管理和共享。信息化管理有助于提高医疗服务的便捷性、准确性和及时性，降低医疗差错的发生率。此外，信息化管理还可以辅助医疗机构进行数据分析和决策，为医疗资源合理配置提供依据。

（二）精细化管理

精细化管理是一种以数据为基础，通过制定详细的规章制度和操作流程，对医疗服务的各个环节进行严格控制和监督的管理方式。精细化管理有助于提高医疗服务的质量和安全性，降低医疗风险。在精细化管理过程中，医疗机构需要不断优化工作流程，提高工作效率，确保患者得到及时、有效的治疗。

（三）持续质量改进

持续质量改进是医疗卫生管理的核心理念之一。它强调通过不断识别和解决医疗服务过程中的问题，持续提高医疗质量。持续质量改进需要医疗机构建立完善的质量管理体系，制定明确的质量目标和指标，并通过各种手段进行质量监控和评估。此外，持续质量改进还需要医疗机构注重患者满意度调查，以患者需求为导向，优化医疗服务。

（四）循证管理

循证管理是一种以科学研究成果为基础的管理方法。它要求医疗机构在制定医疗政策、规范医疗行为时，必须以最新的科学研究成果为指导。循证管理有助于确保医疗服务的科学性、有效性和安全性，提高医疗资源的利用效率。医疗机构可以通过建立循证管理团队、开展循证医学培训等方式，提高医务人员的能力和素质。

（五）风险管理

医疗卫生机构面临各种风险，如医疗事故、疾病传播、财务风险等。风险管理是一种有效的医疗卫生管理方法，通过对风险进行识别、评估、控制和监测，降低风险对医疗卫生机构的影响。风险管理有助于保障医疗服务的正常开展，维护患者的合法权益，提高医疗卫生机构的社会信誉。

（六）人员培训与激励机制

医疗卫生管理需要一支专业、高效的人才队伍。通过开展各类培训，提高医务人员的专业素质和技能水平，是提高医疗服务质量的关键。同时，建立健全激励机制，鼓励医务人员创新和发挥积极性，有助于提高医疗卫生管理的水平和效果。

（七）卫生经济学评价

卫生经济学评价是医疗卫生管理的重要手段之一，通过对医疗服务进行经济分析和评估，为医疗机构的管理和决策提供依据。卫生经济学评价可以帮助医疗机构优化资源配置，提高医疗资源的利用效率，降低医疗成本。同时，卫生经济学评价还可以为政府制定医疗政策提供科学依据，促进医疗卫生事业的可持续发展。

（八）疾病诊断相关组

疾病诊断相关组（DRGs）是一种病例组合分类方案，它将临床过程相近、资源消耗相似的病例分到同一个组中进行管理。DRGs 以疾病诊断为基础，综合考虑了患者的年龄、性别、主要诊断、合并症、并发症等因素，对病例进行分类。在医疗卫生管理中，DRGs 被广泛应用于绩效评估、资源分配和质量控制等方面。通过 DRGs 的管理，医疗机构可以更加科学地评估医生的绩效、合理分配医疗资源，并控制医疗成本。同时，DRGs 还可以促进医疗机构之间的比较和竞争，推动医疗服务质量的提升。

（九）单病种管理

单病种管理是针对某一特定疾病进行全流程、全方位的管理方法。它从患者入院开始，对疾病的诊断、治疗、护理、康复等各个环节进行标准化的管理和控制，以确保患者获得最佳的治疗效果和生活质量。单病种管理强调以患者为中心，以疾病为导向，通过多学科协作和团队合作的方式，为患者提供全面、连续、高效的医疗服务。通过单病种管理，医疗机构可以规范医生的诊疗行为、减少不必要的医疗服务、降低医疗成本，并提高患者的满意度和治疗效果。

（十）临床路径管理

临床路径是针对某一疾病建立的一套标准化治疗模式与治疗程序。它以循证医学证据和指南为基础，结合医疗机构的实际情况和患者的具体需求，制定出一套科学、合理、可行的治疗方案和流程。通过临床路径管理，医疗机构可以规范医生的诊疗行为、减少治疗过程中的变异、提高医疗服务的同质性和降低成本。同时，临床路径还可以促进医生与患者之间的沟通和交流，增强患者的信任感和满意度。

（十一）战略规划与管理

通过 SWOT 分析、目标设定、战略制定、实施方案设计等方法，实现医疗卫生管理的长远发展。SWOT 分析：评估医疗卫生机构的内部优势、劣势以及外部的机会和威胁，为制定战略提供依据。目标设定：明确医疗卫生机构的长远目标和短期目标，确保所有活动都围绕这些目标展开。战略制定：基于 SWOT 分析结果和目标设定，制定相应的发展战略和行动计划。实施方案设计：为战略的具体实施制定详细的方案和步骤，包括资源分配、时间规划等。

（十二）质量管理方法

质量管理方法（TQM）是一种系统的、全面的、持续的过程，旨在提高医疗卫生服务的质量和患者满意度。质量管理方法包括质量策划、质量保证、质量控制和质量改进等环节。质量管理是指通过领导、策划、实施和持续改进，确保医疗卫生组织提供安全、有效、及时、优质的医疗服务。常见的方法包括全面质量管理、戴明循环（PDCA 循环）、品管圈（QCC）等。

综上所述，医疗卫生管理中常用的管理工具和方法多种多样，每种工具和方法都有其独特的应用场景和优势。医疗机构应根据自身的实际情况和需求选择合适的工具和方法进行应用，并不断地进行总结和改进，以提升医疗服务的质量和效率。

（汪兆来）

第六节 医疗卫生管理的发展历程及不同时期的特点

一、医疗卫生管理的发展历程

医疗卫生管理的发展历程是一个不断适应社会变革和技术进步的过程，其历史可以追溯到古代，经历了中世纪、文艺复兴时期、近现代，直到当代的演变。以下是对其发展历程的简要概述：

（一）古代的医疗卫生管理

在古代，由于医疗知识和技术的限制，医疗卫生管理主要依赖于传统的医疗知识、医疗实践和经验传承。这一时期，医疗卫生管理主要以寺庙和社区为中心，医护人员往往担任宗教领袖和医疗保健提供者的角色，医疗活动多由祭司、僧侣或传统医者承担，缺乏系统性和规范性的管理。然而，一些古代文明，如古埃及、古希腊和古中国，仍然发展出了一定程度的医疗管理制度，如设立医疗机构、制定医疗法规等。

（二）中世纪至文艺复兴时期

中世纪时期，医疗卫生管理受到宗教和封建制度的影响，发展相对缓慢。然而，随着文艺复兴的到来，科学知识的兴起为医疗卫生管理带来了新的契机。医学理论的进步推动了医疗实践的科学化和规范化，同时欧洲国家开始建立医院和医学院校，为医疗卫生管理的现代化奠定了基础。

（三）近现代的医疗卫生管理

近现代是医疗卫生管理发展的重要时期。随着工业革命和城市化进程的加速，公共卫生问题日益突出，迫使政府和社会各界更加重视医疗卫生管理。各国纷纷建立公共卫生部门，制定相关法规和政策以应对挑战。同时，医学科学的进步为医疗卫生管理提供了更多有效的手段和方法。

在这一时期，医疗卫生体系逐渐建立和完善起来。医院网络得到扩展和完善，大量的医疗专业人才得到培养，全面的医疗保障政策得以制定。同时，管理学、经济学等多学科的融入使得医疗卫生管理逐渐发展成为一门独立的学科。

（四）当代的医疗卫生管理

进入当代以来，医疗卫生管理面临着新的挑战和机遇。人口老龄化、慢性病增多以及医疗资源分布不均等问题日益突出，要求医疗卫生管理不断创新和完善。同时新型病原体疫情的暴发和传播也对全球公共卫生体系构成了严重威胁，需要全球范围内的协作和应对。

在这一背景下，医疗卫生管理更加注重预防为主、多学科融合以及智能化发展等方向。通过加强健康教育、提高疫苗接种率等措施来预防疾病的发生和传播；通过引入大数据、人工智能等技术手段来提高医疗卫生管理的效率和准确性；通过加强国际合作与交流来共同应对全球性的卫生挑战。

总的来说，医疗卫生管理的发展历程是一个不断适应社会变革和技术进步的过程。从古代的朴素管理到现代的专业化、科学化管理体系，医疗卫生管理在保障人民健康、推动医疗事业发展方面发挥了重要作用。面对未来的挑战和机遇，医疗卫生管理需要继续加强创新和完善以更好地满足人民日益增长的健康需求。

二、医疗卫生管理的发展趋势

医疗卫生管理的发展趋势受到科技进步、社会需求变化、政策环境等多方面因素的影响，以下是一些可能的发展趋势：

（一）数字化转型与智能化升级

随着信息技术的快速发展，数字化转型已成为医疗卫生管理的重要趋势。医疗卫生管理正经历着数字化转型的过程，电子病历、健康管理系统等数字化工具的应用日益广泛。未来，随着人工智能、大数据等技术的深入发展，医疗卫生管理将实现更高程度的智能化，包括智能诊断、智能治疗、智能健康监测等方面。这将极大地提高医疗服务的效率和质量，提升患者的就医体验。

（二）以患者为中心的服务模式创新

传统的医疗卫生管理往往以医疗机构和医生为中心，而未来医疗卫生管理将更加注重以患者为中心的服务模式创新。这意味着医疗卫生服务将更加关注患者的个体需求和体验，提供更加个性化、连续性和全面的医疗服务。同时，患者也将在医疗卫生管理中发挥更大的作用，积极参与决策和自我管理。

（三）协同化、整合化的区域医疗卫生服务网络

未来医疗卫生管理将更加注重协同化和整合化，不同医疗机构之间的合作将更加紧

密，形成区域性的医疗卫生服务网络。通过共享医疗资源、优化服务流程、提升服务质量，实现区域内医疗服务的均衡发展和高效利用。这种区域协同与整合的模式有助于提升整个医疗卫生系统的运行效率和服务水平。

（四）精细化、个性化的健康管理服务

随着大数据、人工智能等技术的应用，医疗卫生管理将能够提供更加精细化和个性化的健康管理服务。通过对个体健康数据的深度挖掘和分析，可以制定更加精准的健康管理计划和干预措施。借助移动互联网、物联网等技术，实现健康数据的实时监测和远程管理，为个体提供更加便捷、高效的健康管理服务。

（五）国际化、标准化的医疗服务体系发展

随着全球化的深入发展，未来的医疗卫生管理将更加注重国际化和标准化。不同国家和地区的医疗服务体系将加强交流与合作，共同制定和实施国际通用的医疗服务标准和规范，这将有助于提高医疗服务的国际竞争力，共同应对全球性公共卫生挑战，促进全球医疗卫生事业的共同发展。

综上所述，医疗卫生管理的发展趋势将朝着更加智能化、人性化、协同化、精细化和国际化的方向发展。这些趋势将共同推动医疗卫生事业的进步与发展，为人们的健康福祉提供更加全面、高效和优质的保障。

（汪兆来）

第三章 医疗卫生服务管理

随着我国社会经济的飞速发展，医疗卫生服务作为民生保障的重要组成部分，其管理效能和服务水平逐渐成为公众关注的焦点。医疗卫生服务管理作为保障人民群众健康权益的重要手段，不仅关乎国民的健康福祉，而且对我国经济社会的持续发展具有深远的影响。在本章，我们将深入探讨医疗卫生服务管理的基础理论和实践，以期为提升我国医疗卫生服务质量和效率提供有益的借鉴和指导。

第一节　概　述

一、医疗卫生服务管理的定义与重要性

（一）医疗卫生服务管理的定义

医疗卫生服务管理是指通过计划、组织、指挥、协调和控制等管理职能，对医疗卫生服务资源进行合理配置和有效利用，以实现医疗卫生服务目标的过程。它涵盖了从战略规划、人力资源管理到医疗质量管理、患者满意度提升等多个方面。

（二）医疗卫生服务管理的重要性

医疗卫生服务管理对于提高医疗卫生服务质量、效率、公平性和可及性具有重要作用，是保障人民健康、促进社会和谐稳定的重要手段。医疗卫生服务管理的重要性主要体现在以下几个方面：

1. 优化资源配置

优化资源配置即通过科学的方法和手段，对医疗资源进行合理配置。这包括设备、人员、资金等各种资源，确保其能够满足广大患者的需求，并且在使用过程中达到最佳效益。优化资源配置可以避免资源浪费和短缺，提高医疗服务的整体效率和质量。

2. 提高服务效率

有效的医疗卫生服务管理可以显著提高医疗机构的服务效率。通过流程优化、标准化操作、信息化管理等手段，可以缩短患者等待时间，提高诊疗效率，减少不必要的环节和耗时。这不仅提升了患者的满意度，也降低了医疗机构的运营成本。

3. 保障医疗安全

医疗卫生服务管理在保障医疗安全方面发挥着至关重要的作用。通过建立严格的质量控制体系、完善的风险管理机制以及持续的医疗质量改进，可以最大限度地减少医疗差错和事故的发生，确保患者得到安全、有效的医疗服务。

4. 提升患者的体验

随着医疗模式的转变和患者需求的多样化，医疗卫生服务管理越来越注重提升患者的体验。通过改善患者就医环境、提供人性化的医疗服务、加强医患沟通等措施，可以增强患者对医疗机构的信任感和满意度，进而促进医疗机构的品牌建设和口碑传播。

5. 推动医疗行业发展

医疗卫生服务管理作为医疗行业的重要组成部分，其发展水平直接影响着整个行业的发展。通过不断创新管理理念和方法，引入先进的技术和设备，培养高素质的管理人才，可以推动医疗行业向更高水平、更广领域发展，更好地满足人民群众的健康需求。

二、医疗卫生服务管理的发展历程

医疗卫生服务管理作为一个专业领域，其发展历程与医疗技术的进步、社会经济的变化以及政策法规的演变密切相关。从早期的以疾病治疗为中心，到现代以患者为中心、重视预防保健和康复的综合性服务模式，医疗卫生服务管理不断适应和引领着医疗行业的发展变革。在这个过程中，管理理论和方法的不断创新也为医疗卫生服务管理提供了强大的支持。

医疗卫生服务管理的发展历程可以分为以下几个阶段：

（一）传统医疗卫生服务管理

在古代，医疗卫生服务主要依靠传统的医疗方法和经验积累。医生和患者之间的交流有限，医疗资源分配不均，服务质量难以保证。

（二）初级医疗卫生服务管理

随着医学科技的发展和医疗资源的整合，初级医疗卫生服务管理开始重视对患者的全面关怀。这一阶段的医疗卫生服务管理主要关注提高医疗服务的覆盖率和可及性。

（三）现代医疗卫生服务管理

21 世纪初，我国开始推进医疗卫生服务管理现代化。现代医疗卫生服务管理强调以人为中心，注重医疗服务的质量和效率。此阶段的核心任务是建立完善的医疗卫生服务体系，提高医疗卫生服务的公平性和可及性。

（四）精细化医疗卫生服务管理

在现代医疗卫生服务管理基础上，精细化医疗卫生服务管理追求管理的高效与创新。通过运用现代管理工具和方法，提高医疗卫生服务管理的精细化水平，从而提升医疗卫生服务质量。

（五）智能化医疗卫生服务管理

随着信息技术的发展，尤其是大数据、云计算和人工智能技术的应用，智能化医疗卫生服务管理成为未来发展趋势。智能化医疗卫生服务管理将有助于提高医疗卫生服务效率、降低成本，并为患者提供个性化、精准化的医疗服务。

（六）全面融合发展阶段

在未来，医疗卫生服务管理将进入全面融合发展阶段。这一阶段将实现医疗卫生服务与教育、科研、产业等多领域的深度融合，构建高效、可持续的医疗卫生服务体系，满足人民群众日益增长的健康需求。

医疗卫生服务管理的发展历程体现了我国医疗卫生事业从传统到现代、从单一到综合、从粗放到精细的不断演进。在新的历史阶段，我国医疗卫生服务管理将继续创新发展，为人民群众提供更加优质、高效的医疗卫生服务。

三、医疗卫生服务管理的现状与挑战

（一）医疗卫生服务管理现状

1. 医疗卫生服务体系不断完善

近年来，我国医疗卫生服务体系在政策支持下得到了较快发展。医疗卫生服务能力逐步提升，大病救治制度日益完善，医疗卫生资源配置逐渐优化。同时，医疗卫生机构信息化建设也取得了显著成效，为患者提供了便捷的医疗服务。

2. 医疗服务能力不断提高

我国医疗卫生服务队伍不断壮大，医疗服务能力逐步提高。医疗机构在人才引进、技术研发、设备更新等方面投入加大，医疗服务质量得到了显著提升。在此基础上，我国积极参与国际医疗卫生合作，为全球医疗卫生事业做出了积极贡献。

3. 医疗卫生政策法规逐步完善

近年来，我国政府加大了医疗卫生政策法规的制定和实施力度。围绕深化医改、提升医疗服务质量、保障群众就医需求等方面，制定了一系列政策措施。此外，我国还加大了对医疗卫生行业的监管力度，促进了医疗卫生服务市场的健康发展。

4. 基层医疗卫生服务能力逐步提升

基层医疗卫生机构数量和规模不断扩大，诊疗人次逐年增加，"健康守门人"作用不断加强。全科医生和助理全科医生队伍建设得到重视，基层人才培训和引进政策不断完善。

5. 医疗服务体系日益完善

各级医疗机构分工明确，协同作用发挥良好，急救、康复、慢性病管理等医疗服务得到加强。医疗资源配置逐步优化，区域医疗中心建设不断推进，医疗质量安全得到保障。

6. 医疗保障制度不断完善

多层次医疗保障体系逐步建立，医保覆盖范围扩大，待遇水平提高，人民群众看病负担得到有效减轻。医疗救助、大病保险等制度健全，贫困人口医疗保障问题得到解决。

7. 药品供应保障体系改革深化

药品生产、流通、使用环节的监管力度加强，药品短缺问题得到缓解。药品集中采购和价格调控政策实施，降低了虚高药价，减轻了患者负担。

（二）医疗卫生服务管理面临的挑战

1. 资源分配不均

虽然我国医疗卫生资源总量不断增加，但区域之间、城乡之间的资源分配仍然不均衡。部分地区医疗卫生资源匮乏，难以满足当地居民的就医需求。此外，医疗卫生人才分布不均，基层医疗卫生机构人才短缺问题仍然突出。

2. 基层医疗卫生服务能力提升不足

部分地区基层医疗卫生机构基础设施薄弱，医疗技术水平不高，难以满足人民群众日益增长的医疗卫生需求。

3. 服务质量有待提高

虽然我国医疗卫生服务能力取得了显著提升，但与人民群众日益增长的健康需求相比，仍有较大差距。部分医疗机构在诊疗水平、医疗服务态度等方面存在不足，患者就医体验有待改善。

4. 医疗保障水平有待进一步提高

部分群众仍然面临看病贵的问题，特别是重大疾病和罕见病患者的负担较重。医疗保障制度之间衔接不畅，异地就医报销问题尚未完全解决。

5. 医改任务依然艰巨

医疗卫生体制改革进入深水区，面临诸多困难和挑战。如何完善医疗服务价格体系、建立合理的补偿机制等，仍然是医疗卫生领域需要深入探讨的问题。

6. 传染病防控压力较大

全球传染病疫情不断变化，对我国医疗卫生服务管理带来了巨大压力。如何在提高传染病防控能力、完善应急预案、保障人民群众生命安全等方面取得突破，是医疗卫生服务管理亟待解决的问题。

7. 应对人口老龄化挑战

随着我国人口老龄化程度不断加深，老年人医疗卫生需求迅速增长。如何为老年人提供个性化、高质量的医疗卫生服务，成为医疗卫生服务管理面临的一大挑战。

8. 药品供应保障体系仍存在短板

药品研发和创新能力不足，部分药品短缺，药品价格虚高现象仍然存在。

（汪兆来）

第二节　医疗卫生服务管理的核心概念

一、管理的核心概念与职能

管理是指在特定的环境下，通过计划、组织、领导、控制等职能，对组织所拥有的资源进行有效的配置和利用，以实现组织目标的过程。在医疗卫生服务管理中，这些核心概念同样适用，但需要结合医疗卫生行业的特殊性和复杂性进行理解和应用。

管理的职能主要包括计划、组织、领导、控制。计划职能是设定目标并确定实现目标的策略；组织职能是建立组织结构，明确职责和权力关系；领导职能是激励和引导员工，促进团队合作；控制职能是监控和评估工作进展，确保目标的实现。

二、医疗卫生服务管理的特殊性

医疗卫生服务管理具有其特殊性，主要体现在以下几个方面：

（一）服务对象的特殊性

医疗卫生服务的对象是患者，患者的生命和健康具有高度的复杂性和不确定性，因此，对服务质量的要求极高，需要严格遵守医疗伦理和规范。

（二）服务内容的复杂性

医疗卫生服务涉及多个学科和领域，需要跨学科、跨专业的团队协作，对管理人员的专业知识和协调能力要求较高。

（三）服务过程的风险性

医疗卫生服务过程涉及多个学科和部门，需要高度协作和密切配合，医疗卫生服务过程中存在诸多不确定性和风险，如病情变化、并发症等，需要管理人员具备风险意识和应对能力。

（四）服务资源的有限性

医疗卫生资源有限，包括人力、物力、财力等，需要合理配置和利用，以满足患者的需求。

（五）服务结果的特殊性

医疗卫生服务结果直接关系到人的健康和生命质量，具有不可逆性和高风险性。

三、医疗卫生服务管理中的关键要素

在医疗卫生服务管理中，人、财、物、信息被认为是四个关键要素。这四个要素相互关联，共同构成了医疗卫生服务管理体系的基础。

（一）人：人力资源管理

人力资源是医疗卫生服务管理的核心要素，包括医生、护士、管理人员等。医护人员是医疗卫生服务的主体，其素质和能力直接影响服务质量。需要建立合理的人力资源管理制度，吸引、培养、激励和留住优秀人才。

人力资源是医疗卫生服务管理的核心要素。医疗卫生机构需要具备高素质、专业化的员工队伍，以提供高质量的医疗卫生服务。人力资源管理主要包括招聘、培训、考核、激励等方面。通过建立完善的人力资源管理体系，医疗卫生机构可以吸引和留住优秀人才，提高员工的工作积极性和工作效率。

（二）财：财务管理

资金是医疗卫生服务的重要保障，其投入和管理直接影响服务规模和效率。财务管理是医疗卫生服务管理的重要组成部分，包括预算编制、成本控制、收入管理等。需要建立科学的财务管理制度，确保资金的合理使用和效益最大化。

财务管理是医疗卫生服务管理的关键环节。医疗卫生机构需要合理规划财务预算，确保资金的合理使用。同时，要加强成本控制和内部审计，提高资金使用效率，保障医疗卫生服务的可持续性。财务管理还要关注筹资渠道和方式，以便为医疗卫生机构的发展提供资金支持。

（三）物：物资资源管理

物资资源管理是医疗卫生服务管理的基础保障，包括药品、医疗器械、设备等物资的采购、存储、使用等，其配置和管理直接影响服务能力和质量。需要建立规范的物资资源管理制度，确保物资的安全、有效和节约使用。

物资资源管理关系到医疗卫生服务的实际运行。医疗卫生机构需要确保医疗设备、药品、耗材等物资的充足和质量安全。物资资源管理要注重采购、仓储、配送、报废等环节，以保障医疗卫生服务的需求。通过优化物资资源管理，可以降低库存成本，提高医疗服务效率。

（四）信息：信息资源管理

信息是医疗卫生服务管理的重要资源，其收集、处理和应用直接影响管理决策的科学性和有效性。信息资源管理是医疗卫生服务管理的重要手段，包括患者信息、医疗记录、统计分析等。需要建立完善的信息资源管理系统，提高信息的准确性和可利用性，为决策提供支持。

信息资源管理在医疗卫生服务管理中具有重要意义。医疗卫生机构需要建立完善的信息资源管理系统，实现医疗数据的采集、存储、分析和应用。信息资源管理要关注患者信息、医疗行为、财务数据等方面，以提高医疗卫生服务的科学性、精确性和个性化。通过加强信息资源管理，可以促进医疗卫生服务质量和效率的提升。

总之，人、财、物、信息是医疗卫生服务管理中不可或缺的关键要素。只有充分发挥这四个要素的作用，才能提高医疗卫生服务管理水平，为人民群众提供更好的医疗卫生服务。在实际工作中，医疗卫生机构要注重四个要素的协同发展，形成有机的整体，以实现医疗卫生服务管理的现代化。

四、医疗卫生服务管理的目标与任务

医疗卫生服务管理的目标和任务是全方位、多层次的，旨在为人民群众提供全面、优质、高效、安全、便捷的医疗卫生服务。

（一）医疗卫生服务管理的目标

1. 提高医疗卫生服务质量和效率

通过科学的管理手段，确保医疗卫生服务单位提供高质量、高效率的医疗卫生服务，满足人民群众的健康需求。

2. 保障医疗卫生服务的公平性和可及性

制定和实施相关政策，确保医疗卫生服务资源合理配置，让人民群众享有公平、可及的医疗卫生服务。

3. 促进医疗卫生服务单位依法执业

加强医疗卫生服务单位依法执业的管理和监督，确保医疗卫生服务活动在法律允许的范围内进行。

4. 提升医疗卫生服务单位的应急能力

加强重大疾病防控、救治和应急处置能力，为人民群众提供及时、有效的医疗卫生服务。

5. 强化医疗卫生服务创新与发展

推动医疗卫生服务模式创新，提高医疗卫生服务科技水平，促进医疗卫生事业持续发展。

（二）医疗卫生服务管理的主要任务

1. 建立健全医疗卫生服务管理制度

完善医疗卫生服务法律法规体系，确保医疗卫生服务活动在法律轨道上运行。

2. 推进医疗卫生服务单位信息公开

落实医疗卫生服务单位信息公开管理办法，提高医疗卫生服务透明度。

3. 加强医疗卫生服务单位内部管理

推动医疗卫生服务单位采用现代医院管理制度，提高医疗卫生服务的质量和效率。

4. 优化医疗卫生服务资源配置

根据区域卫生规划，合理配置医疗卫生服务资源，提高资源利用效率。

5. 加强医疗卫生人才队伍建设

培养和引进高素质的医疗卫生人才，提高医疗卫生服务能力和水平。

6. 提高医疗卫生服务科研与创新能力

加大科研投入，推动医疗卫生技术创新，提高医疗卫生服务科技水平。

7. 强化医疗卫生服务监管

加强对医疗卫生服务单位的监管，确保医疗卫生服务质量和安全。

8. 加强公共卫生体系建设

完善疾病预防控制、健康教育、妇幼保健、精神卫生、采（供）血等公共卫生服务功能，提高公共卫生服务水平。

9. 促进中西医结合发展

加强中西医结合，发挥中医药在医疗卫生服务中的作用，提高医疗卫生服务供给能力。

10. 深化医疗卫生体制改革

推进医疗卫生体制改革，完善医疗卫生服务体系，满足人民群众多样化、多层次的健康需求。

通过实现医疗卫生服务管理的目标和完成主要任务，我们可以推动医疗卫生服务单位提高服务质量，保障人民群众的健康权益，促进医疗卫生事业的健康发展。在此基础上，我们还需不断完善和调整医疗卫生服务管理策略，以应对日益变化的健康挑战，为人民群众提供更加优质、高效的医疗卫生服务。

（汪兆来）

第三节　医疗卫生服务管理的基本原理

医疗卫生服务管理是一项涉及众多领域的工作，包括公共卫生、临床服务、医疗科研等。医疗卫生服务管理作为一个复杂的系统，其运行和发展遵循一定的基本原理。这些原理为管理者提供了指导和依据，有助于实现医疗卫生服务的高质量、高效率和高满意度。本节将详细介绍四个基本原理：系统原理、人本原理、动态原理和效益原理。

一、系统原理

医疗卫生服务管理系统是一个庞大且复杂的体系，包含多个子系统，如疾病预防、医疗服务、康复服务等。在这个系统中，各个子系统之间相互关联、相互影响。因此，我们要从整体上看待医疗卫生服务管理，强调各个子系统之间的协同作用，以提高医疗卫生服务的质量和效率。

整体性要求我们在管理医疗卫生服务时，要充分考虑到各个环节的关联性，关注整个医疗卫生服务系统的运行状况，确保各个部门和环节之间的顺畅衔接。例如，在制定公共卫生政策时，我们需要关注临床服务、医疗服务和康复服务等领域的需求，确保政策的一致性和协同性。同时，在医疗卫生服务过程中，医护人员、患者和家属等各方也要形成良好的协同关系，促进不同部门和人员之间的沟通与协作，形成合力，共同实现医疗卫生服务目标，共同为患者提供高质量的医疗服务。

应用系统原理，管理者可以采取以下措施：建立统一的医疗卫生服务管理体系和标准；加强部门间的沟通与协调机制；优化服务流程，减少重复和浪费；鼓励团队合作和跨学科协作等。

二、人本原理

医疗卫生服务管理的核心任务是保障人民群众的健康权益，提高患者的生活质量。因此，我们在管理过程中要始终坚持以患者和医护人员为中心的原则，始终将患者和医护人员的需求和利益放在首位。

以患者为中心，意味着我们要关注患者的需求和感受，关注患者的就医体验、治疗效果和满意度，为患者提供个性化、人性化的医疗服务。这就要求我们在诊疗过程中，充分尊重患者的知情权、选择权和隐私权，让患者享受到温馨、舒适的就医环境。同时，我们还应加强对患者的教育，提高患者的健康素养，帮助患者树立正确的健康观念。

以医护人员为中心，意味着我们要关注医护人员的需求和发展，关注医护人员的工作环境、职业发展和福利待遇，激发他们的积极性和创造力。医疗卫生服务管理水平的高低，很大程度上取决于医护人员的素质和服务态度。因此，我们要重视医护人员的培训和选拔，提高医护人员的待遇，激励医护人员为患者提供更好的服务。此外，我们还要关注医护人员的工作压力和心理健康，为他们创造一个良好的工作环境。

应用人本原理，管理者可以采取以下措施：建立患者满意度调查机制，及时收集患者反馈并改进服务；加强医护人员的培训和教育，提高专业技能和服务意识；改善工作环境，提供必要的设备和支持；建立合理的激励机制，鼓励医护人员为患者提供优质服务。

三、动态原理

动态原理认为医疗卫生服务管理是一个不断变化和发展的过程。医疗卫生服务管理面临的环境是不断变化的，如医疗技术的发展、政策法规的调整、患者需求的多样化等。因此，我们要遵循动态原理，及时适应变化，持续改进管理措施。

适应变化要求我们密切关注医疗卫生服务领域的动态，紧跟时代发展；密切关注外部环境的变化和内部条件的变化，及时调整管理策略和方法。在管理过程中，我们要根据外部环境的变化，不断调整管理策略，确保医疗卫生服务工作的顺利进行；积极推动持续改进，通过不断学习、创新和实践，提高医疗卫生服务的质量和效率。

持续改进意味着我们要在管理过程中，不断查找问题、分析问题、解决问题。通过持续改进，提高医疗卫生服务管理的质量和效率。这就需要我们建立健全质量监控和改进机制，关注医护人员的意见和建议，充分发挥患者的监督作用。

应用动态原理，管理者可以采取以下措施：建立灵活的管理机制，快速响应外部环境的变化；加强内部监控和评估，及时发现和解决问题；鼓励员工提出改进建议和创新想法；定期组织内部培训和学习活动，提高团队的整体素质。

四、效益原理

效益原理强调在医疗卫生服务管理中，应寻求社会效益和经济效益之间的平衡。医疗卫生服务管理既要追求社会效益，也要注重经济效益。我们要在保障人民群众健康权益的前提下，实现社会效益与经济效益的平衡。

社会效益主要体现在提高人民健康水平、促进社会和谐稳定等方面，在追求社会效益方面，我们要关注医疗卫生服务的公平性和可及性。这意味着我们要加大对基层医疗卫生服务的投入，优化医疗卫生资源配置，缩小城乡、区域之间的差距。同时，我们要重视公共卫生工作，预防为主，防治结合，降低疾病发生率。

经济效益则应关注医疗卫生服务的投入产出比、资源利用效率等。在追求经济效益方面，我们要合理控制医疗卫生服务成本，提高资源利用效率。这要求我们加强成本核算和预算管理，优化医疗服务流程，降低医疗费用，在保证社会效益的前提下，努力实现经济效益的最大化。同时，我们要积极引入市场机制，推进医疗卫生服务领域的供给侧改革，提高医疗卫生服务的质量和效率。

应用效益原理，管理者可以采取以下措施：制定合理的收费标准和服务价格；优化资源配置和利用效率；加强成本控制和预算管理；开展多元化经营和合作模式等。同时，管理者还应关注医疗卫生服务的公平性和可及性，确保所有人都能享受到基本的医疗卫生服务。

总之，在医疗卫生服务管理中，我们要遵循系统、人本、动态和效益四个基本原理，实现整体性与协同性、以患者和医护人员为中心、适应变化与持续改进、社会效益与经济效益的平衡。通过不懈努力，为人民群众提供更加优质的医疗卫生服务，促进我国医疗卫生事业的发展。

（汪兆来）

第四节　医疗卫生服务管理体系

医疗卫生服务管理体系是医疗卫生机构中一系列管理活动的总称，其目的是确保医疗卫生服务的质量、安全、效率和创新。本节将详细介绍医疗卫生服务管理体系的框架、组织结构设计与职责划分、管理体系的运行机制与流程以及管理体系的监督与评估。

一、医疗卫生服务管理体系的框架

医疗卫生服务管理体系的框架通常包括以下几个关键要素：

（一）组织文化

强调患者至上、团队协作和持续改进的理念。

（二）组织结构

清晰定义各部门和岗位职责，以确保协调与合作。

（三）过程管理

对医疗服务的全过程进行标准化管理，包括患者接待、诊断、治疗和随访。

（四）质量管理

通过持续监测与评估，确保医疗服务的安全与质量。

（五）人力资源管理

提供培训与发展机会，提高员工的专业技能和服务质量。

（六）信息管理

利用信息技术手段，提高医疗服务效率和管理决策的科学性。

（七）风险管理

及时识别和应对潜在的医疗风险，确保患者安全。

（八）绩效评估

定期对医疗服务的质量、效率和满意度进行评价，持续改进。

二、组织结构设计与职责划分

组织结构设计是医疗卫生服务管理体系的基础，是构建高效医疗卫生服务管理体系的核心，组织结构设计在医疗卫生服务管理体系中起着举足轻重的作用，它关乎机构的运行效率和服务质量。为了提供全面、高效、优质的医疗卫生服务，我们需要根据机构的规模、服务范围以及患者的需求来进行合理的规划和管理。一般来说，医疗卫生机构的组织结构可以分为四大部门：临床科室、医技科室、行政管理部门和后勤支持部门。下面将详细介绍各部门的职责划分。

（一）临床科室：守护患者健康的第一道防线

临床科室是医疗卫生机构的核心部门，主要负责为患者提供各类临床诊疗医疗服务。这些服务包括但不限于门诊诊疗、住院治疗、手术康复等。临床科室通常包括内科、外科、妇产科、儿科、眼科、耳鼻喉科、肿瘤科等，它们根据患者的病情和需求，提供专业、个性化的医疗服务。临床科室的工作重点在于确保患者得到及时、准确、高质量的诊断和治疗，以提高患者的康复概率和生活质量。

（二）医技科室：为临床诊疗提供技术支持

医技科室在医疗卫生机构中扮演着重要角色，它负责提供各类医学检查、诊断和治疗技术服务。包括影像检查、实验室检验、病理诊断、康复治疗、药学服务等。医技科室的工作目标是确保临床诊疗的安全、有效，为患者提供精确的检测结果和科学的治疗方案。主要包括放射科、检验科、病理科、特检科、放射治疗科、药剂科等。这些科室通过高科技设备和专业技能，为临床科室提供有力支持，确保患者得到准确、及时的诊断和治疗。

（三）行政管理部门：保障医疗卫生机构高效运行的关键

行政管理部门负责医疗卫生机构的日常运营和管理，确保医院各项工作的有序进行。主要包括医务科、护理部、门诊部、人事科、财务科、办公室、信息科、设备科、采购科、法务办、宣传科等。这些部门通过高效协调和沟通，确保医院资源得到合理配置，提高医疗服务质量。行政管理部门主要负责医疗卫生机构的医务、护理、人事、财务、信息、设备、采购、法律事务及对外关系管理等事务。这些工作对于保障医疗卫生机构正常运行、维护医疗卫生机构利益、确保政策法规合规具有重要意义。行政管理部门应注重提高管理效率，为临床科室和医技科室提供有力支持。

（四）后勤支持部门：营造良好医疗环境的基础

后勤支持部门是医疗卫生机构正常运行的保障力量，为医疗卫生机构提供必要的生活和物质保障，包括保卫科、物业管理科、餐饮服务科等。主要负责设施维护、物资供应、清洁消毒和安保等工作，确保医院正常运行，营造良好的工作环境，使医务人员能够全身心地投入医疗工作。后勤支持部门应确保医疗卫生机构的安全、舒适并拥有干净的环境，为患者和医务人员提供优质的服务。

在组织结构设计过程中，需明确各部门之间的协作关系，并确保各部门职责不重叠或遗漏。此外，还需考虑如何通过优化组织结构提高医疗服务质量和效率。

综上所述，医疗卫生机构的组织结构设计与职责划分是构建高效服务管理体系的基础。医疗卫生机构的组织结构设计是一个系统工程，需要根据机构规模、服务范围和患者需求进行不断完善和调整。只有合理划分和明确各部门的职责，确保各部门高效协作，才能为患者提供优质、便捷的医疗卫生服务，才能确保医疗卫生服务的高质量、高效率，为患者提供更优质的医疗服务，实现医疗卫生事业的健康发展。

三、管理体系的运行机制与流程

医疗卫生服务管理体系的运行机制与流程主要包括以下几个方面：

（一）患者接待与服务流程

从患者挂号开始，接待人员应热情接待，并根据患者需求安排医生或护士进行初步诊断。根据病情需要，患者可能需要进行一系列检查、治疗或手术。在患者离院时，应进行满意度调查和随访，以确保医疗服务的质量和提高患者的满意度。

（二）医疗质量管理流程

通过制定和实施一系列质量标准和规范，对医疗服务的过程和结果进行监测与评估。一旦发现问题，应及时采取措施进行改进，并定期对质量管理体系进行审查和更新。同时，还需关注医疗技术的创新与发展，不断引进先进的诊疗技术和设备，提高医疗服务水平。

（三）人力资源管理流程

建立健全人才引进、培训、评价和激励机制，吸引和留住优秀人才。定期对员工进行培训和教育，提高员工的业务能力和职业道德水平。同时，关注员工的工作满意度和福利保障，创造良好的工作环境和发展机会。

（四）信息管理与应用流程

通过建立信息系统，实现医疗服务的数字化管理和数据的整合与共享。利用信息技术手段提高医疗服务效率和管理决策的科学性。同时，加强信息安全与隐私保护工作，确保患者信息的安全与保密。

（五）风险管理与应对流程

建立健全风险管理制度，及时识别和应对潜在的医疗风险。通过制定应急预案和演练，提高应对突发事件的能力。同时，关注医疗技术的风险评估和管理，确保医疗安全和质量。

（六）财务管理流程

对医疗卫生服务管理体系的财务状况进行有效管理，确保资金的合理使用和医疗机构的可持续发展。主要包括预算编制、成本控制、资金筹集、财务审计等环节。通过科学的财务管理，为医疗服务提供充足的资金保障，同时确保财务风险的有效控制。

（七）物资与设备管理流程

对医疗卫生服务管理体系中的物资和设备进行规范化的管理，包括采购、入库、使用、维修和报废等环节。确保医疗设备的高效运行和物资的充足供应，以满足医疗服务的需求。

（八）公共卫生服务流程

根据国家和地方政府的公共卫生政策，开展预防保健、健康教育、传染病防控等公共卫生服务。通过建立健全公共卫生服务体系，提高人民群众的身心健康水平，降低疾病发生率。

（九）科研与教学流程

鼓励医疗卫生机构开展科研活动，提升医疗服务技术水平。加强与医学院校、科研院所的合作，实现资源共享和优势互补。同时，开展医学教育，培养高素质的医学人才，为医疗卫生服务发展提供人才支持。

（十）质量监督与改进流程

持续关注医疗卫生服务管理体系的质量问题，设立专门的监督部门或委托第三方进行质量监督。根据监督结果，提出改进措施，不断优化管理流程和服务质量，提升患者满意度。

（十一）横向协作与资源共享流程

促进医疗卫生服务管理体系内各机构之间的横向协作，实现医疗资源的有效整合和共享。通过建立区域性医疗联盟、开展多学科合作等模式，提高医疗服务质量和效率，降低医疗成本。

通过以上几个方面的运行机制与流程，医疗卫生服务管理体系能够更好地为人民群众提供高效、优质、安全的医疗服务，实现医疗卫生事业的健康发展。

综上所述，医疗卫生服务管理体系的优化和完善是一个持续不断的过程。在实际运行过程中，各医疗卫生机构应根据自身实际情况，不断完善和优化管理体系，以适应不断变化的医疗需求和社会环境。同时，加强与国内外先进医疗机构的学习和交流，不断提高自身的服务水平和竞争力，为人民群众提供更加优质、高效、安全的医疗服务。

四、管理体系的监督与评估

为确保医疗卫生服务管理体系的有效运行，需对其进行持续的监督与评估。以下将详细介绍监督与评估的方法和流程。

（一）监督与评估的目的

监督与评估的目的是对管理体系的运行效果进行定期评估，及时发现存在的问题和不足，提出改进建议，促进管理体系的持续改进和优化。

（二）监督与评估的方法

监督与评估的方法包括内部监督、外部审核和第三方评估等。

1. 内部监督

由机构内部的审计部门或质量管理部门负责，定期对管理体系的运行情况进行检查和评估，发现问题及时整改。

2. 外部审核

由外部专家或第三方机构对管理体系进行审核，客观地评估管理体系的有效性和符合性，提出改进建议。

3. 第三方评估

由独立的第三方机构对管理体系进行全面评估，为机构提供客观、公正的评价结果和建议。

（三）监督与评估的流程

监督与评估的流程包括制定评估计划、实施评估、问题整改和跟踪验证等步骤。

1. 制定评估计划

根据管理体系的需求和机构实际情况，制定评估计划，明确评估目的、范围、方法和时间安排。

2. 实施评估

按照评估计划进行现场调查、资料收集和分析，形成初步的评估报告。

3. 问题整改

针对评估报告中提出的问题和建议，制定整改措施，并进行整改。

4. 跟踪验证

对整改措施的落实情况进行跟踪验证，确保问题得到有效解决。

（四）持续改进

通过监督与评估，发现管理体系中存在的问题和不足，及时进行整改和完善。同时，结合医疗服务的实际情况和发展需求，持续优化和完善管理体系，提高医疗服务的质量和效率。

综上所述，医疗卫生服务管理体系是保障医疗服务质量、安全和效率的关键因素。通过建立科学、规范的管理体系，并加强监督与评估，不断完善和优化管理体系，是提高医疗服务水平、增强患者满意度的重要途径。

（汪兆来）

第五节 医疗卫生服务管理的理论基础

医疗卫生服务管理作为一个复杂的系统，涉及多个理论领域。在其发展过程中，形成了以医学、管理学、社会学、经济学、法律学、心理学等多个学科为基础的理论体系。这一系列的理论基础为医疗服务管理提供了指导和实践的框架。

一、医学理论

医学理论是医疗卫生服务管理的基础，为医疗卫生服务提供了专业的知识和技能。医学理论主要包括临床医学、预防医学、康复医学等，这些学科为医疗卫生服务管理提供了关于疾病诊断、治疗、预防及康复等方面的知识，有助于提高医疗卫生服务的质量和水平。医学理论指导着医疗机构的服务提供、业务拓展和技术创新，确保医疗卫生服务的高质量和高效率。

二、管理学理论

管理学理论在医疗卫生服务管理中发挥着重要作用。主要包括：科学管理理论、人际关系理论、系统理论、权变理论等。这些理论为医疗卫生服务管理提供了有效的方法和手段，有助于提高医疗卫生服务组织的运行效率和协调能力。

三、医疗卫生管理学理论

这是一门研究医疗卫生领域的管理理论和方法的学科，涉及医疗卫生政策、组织管理、人力资源管理、财务管理、信息管理等方面。它的目标是提高医疗卫生服务的质量和效率。

四、社会学理论

社会学理论从宏观和微观层面分析和探讨了社会结构、社会行为和社会心理等方面的问题，为医疗卫生服务管理提供了丰富的理论资源。社会学理论有助于分析社会因素对医疗卫生服务的影响，如医疗保障制度、医疗卫生资源配置、城乡差距等。运用社会学理论，可以更好地解决医疗卫生服务中的不公平和歧视现象，提高服务的可及性和公平性。

五、心理学理论

心理学理论在医疗卫生服务管理中具有重要意义。主要包括：行为心理学、认知心理学、心理测量学等。这些学科为医疗卫生服务管理提供了关于患者心理、医务人员心理以及团体心理等方面的知识，有助于提高医疗卫生服务的满意度，提升患者的依从性。

六、公共卫生理论

公共卫生理论关注人群健康状况、疾病流行规律和卫生政策研究。公共卫生理论为医疗卫生服务管理提供了关于疾病防控、卫生监督、健康教育等方面的理论依据。通过运用公共卫生理论，医疗卫生服务管理能够更好地实现疾病防治关口前移、提高群众健康素养和降低社会疾病负担。

七、健康管理理论

健康管理理论关注个体和群体的健康需求，通过评估、改善和保障个体和群体的健康水平，达到预防疾病和维护整体健康的目的。该理论强调对个体和群体的健康状况进行全面监测、分析和评估，提供针对性的健康指导和干预措施，从而有效控制疾病风险，提高个体和群体的健康水平。

八、医疗服务理论

医疗服务理论是为医疗服务提供管理的理论框架。它关注医疗服务的需求、供给和效率，旨在优化医疗服务的提供方式，提高医疗服务的可及性和质量。医疗服务理论涉及医疗服务体系的设计、医疗服务的组织和管理、医疗服务的质量和安全等方面。

九、卫生经济学理论

卫生经济学理论是研究卫生服务和健康领域的经济现象和经济行为的学科。它关注如何利用有限的卫生资源实现最大的健康产出，旨在提高卫生服务的效率和质量，同时降低卫生服务的成本。卫生经济学理论为医疗卫生服务管理提供了经济学视角和方法，帮助管理者进行资源配置和决策分析。

十、卫生组织管理理论

卫生组织管理理论是关于医疗卫生机构的管理和运营的理论框架。它关注如何有效地组织和管理医疗卫生机构，以提高服务质量和效率。该理论涉及组织结构、组织文化、人力资源管理、战略管理等方面，为医疗卫生机构的管理者提供了一套管理和运营的理论和方法。

十一、卫生政策学理论

卫生政策学理论是研究卫生政策的学科，旨在揭示卫生政策的制定、实施和评估过程及其对社会和个人的影响。该理论为制定科学合理的卫生政策提供了理论支持和实践指导，帮助政策制定者了解政策背景、分析政策问题、制定政策方案和评估政策效果。

十二、质量管理理论

质量管理理论是医疗卫生服务管理的核心，旨在通过一系列的管理方法和手段，提高医疗服务的质量和安全性。质量管理理论包括全面质量管理（TQM）、标准化管理、质量控制管理和六西格玛管理等方面。其分支医疗质量管理理论是关于医疗质量管理和改进的理论框架，它关注医疗服务的全过程，包括预防、诊断、治疗和康复等环节的质量控制和质量改进。

十三、医疗法律法规理论

医疗法律法规理论是研究医疗领域的法律规范和法律制度的学科。它关注医疗服务的法律框架和法律责任，为医疗卫生机构的管理者和医务人员提供法律指导和规范。医疗法律法规理论旨在保障患者的权益，规范医疗行为，提高医疗服务的合规性和合法性。

十四、医疗卫生信息化理论

医疗卫生信息化理论是关于医疗卫生信息化建设和管理的理论框架。它关注利用信息技术手段改进医疗服务的质量和效率，促进医疗卫生服务的数字化和智能化发展。医疗卫生信息化理论涉及电子病历系统、远程医疗、移动医疗等方面，为医疗卫生服务管理提供了信息化的视角和方法。

十五、社区医学

这是一门以社区为对象的医学学科，重点是以社区为基础进行健康数据的收集和分析，制定并实施疾病预防和健康促进计划，同时对社区居民进行综合医学、公共卫生和社会科学方面的培训和教育。它为社区卫生服务管理提供了实践依据。

十六、卫生服务管理学

这是行政管理学的一个分支，主要研究医疗机构的组织管理和经营管理，以及医疗保健资源的分配和利用。它为社区卫生服务管理提供了理论依据和方法论。

总之，医疗卫生服务管理涉及多个学科的理论知识，这些理论相互关联，相互支持，共同构成了医疗卫生服务管理的理论基础和实践框架。这些理论知识为医疗卫生服务管理提供了科学的指导，有助于提高医疗卫生服务的质量和水平，实现医疗卫生服务目标。在实际应用中，管理者需要综合运用这些理论，结合实际情况，制定科学合理的管理策略和方法，以提供更加高效、安全和高质量的医疗服务。同时，管理者也需要关注新兴理论的发展和趋势，不断完善和更新管理理念和方法，以适应不断变化的医疗卫生服务环境。

（汪兆来）

第六节　医疗卫生服务政策环境

医疗卫生服务政策环境是影响医疗卫生服务管理体系的重要外部因素。本节将详细介绍医疗卫生服务政策的制定过程与影响因素、国内外医疗卫生政策的比较分析、政策环境对医疗卫生服务管理的影响以及政策执行与反馈机制。

一、医疗卫生服务政策的制定过程与影响因素

医疗卫生服务政策是国家为了保障国民健康权益、促进医疗卫生事业发展而制定的一系列规划和措施。医疗卫生服务政策的制定是一个涉及多层面、多角度的决策过程。它不仅需要考虑到医学科学的发展、医疗技术的进步，还需要充分考虑社会经济状况、人口结构变化、公众健康需求以及国际医疗卫生发展趋势等多种因素。因此，医疗卫生服务政策的制定必须是一个科学、民主、透明的过程，需要广泛听取各方意见，充分平衡各方利益。

（一）制定医疗卫生服务政策的主要步骤

1. 需求识别

首先识别社会、经济和健康需求，以及存在的问题和挑战。

2. 数据收集与分析

收集相关的健康数据、经济数据和人口统计数据，分析现有情况。

3. 政策制定

基于上述分析，制定初步的政策框架和政策目标。

4. 公众参与与咨询

通过公开听证会、问卷调查等方式，收集公众和利益相关者的意见。

5. 政策草案发布

发布政策草案，并再次收集公众反馈。

6. 修订与完善

根据公众反馈，对政策草案进行修订和完善。

7. 最终政策发布

经过多轮修订后，发布最终政策。

（二）影响因素

在制定医疗卫生服务政策的过程中，政府需要充分考虑各种影响因素，以确保医疗卫生服务政策能够切实解决实际问题。影响因素方面，除了上述提到的医学科学发展、医疗技术进步等内部因素外，还有政治、经济、社会、法律等外部因素。政治因素主要包括政府的执政理念、政策取向以及政治稳定性等；经济因素主要包括经济发展水平、财政投入力度、医疗保障制度等；社会因素主要包括人口结构变化、公众健康意识提高、社会期望值上升等；法律因素主要包括相关法律法规的完善程度、执法力度等。这些因素相互作用、相互影响，共同构成了医疗卫生服务政策制定的复杂环境。

二、国内外医疗卫生服务政策的比较分析

不同国家和地区的医疗卫生服务政策因其历史背景、文化传统、政治体制、经济状况等的差异而呈现出不同的特点。比较分析国内外医疗卫生服务政策，可以从不同角度揭示各国政策的优劣得失，为我国医疗卫生服务政策的制定和完善提供借鉴和参考。

在国内外医疗卫生服务政策的比较分析中，我们可以发现一些共同的趋势和特点。例如，随着全球老龄化趋势的加剧，各国都面临着日益严峻的医疗保障挑战；随着医疗技术的不断进步和创新，各国都在积极探索如何将最新技术应用于临床实践中；随着公众健康意识的提高和社会期望值的上升，各国都在努力提升医疗服务质量和效率等。

然而，不同国家在具体政策上却呈现出明显的差异。通过对国内外医疗卫生服务政策的比较分析，可以发现不同国家在政策制定和实施方面存在一定的差异。

（一）卫生体系结构

不同国家的卫生体系结构存在较大差异，如以公立医院为主导的体系、混合型体系和市场主导的体系等。

（二）医疗资源配置

各国在医疗资源分配方面存在差异，包括医院和诊所的数量、医生和护士的分布等。

（三）医保政策

各国的医保政策不同，涉及医保覆盖范围、报销比例和支付方式等。一些国家实行全民医保制度，通过政府财政投入和社保基金等方式为公民提供全面的医疗保障；而另一些国家则实行市场化运作模式，通过商业保险等方式为公民提供多样化的医疗服务选择。这些差异反映了不同国家在政治体制、经济状况、文化传统等方面的差异。

（四）价格管制政策

一些国家对医疗服务价格实行管制，以控制医疗费用上涨。

（五）卫生技术评估

部分国家在制定卫生服务政策时，会进行卫生技术评估，以确保技术的安全性和有

效性。

通过比较分析国内外医疗卫生服务政策，我们可以借鉴其他国家的成功经验，避免走弯路；结合本国实际情况，不断完善和优化医疗卫生服务政策。同时也可以发现其他国家的不足之处，为我国医疗卫生政策的制定和完善提供警示和反思。例如，我们可以借鉴一些国家在医保制度改革、医疗服务创新、医疗质量提升等方面的成功经验；同时也可以关注一些国家在医疗资源分配不均、医疗服务效率低下等方面的问题和挑战。

三、政策环境对医疗卫生服务管理的影响

政策环境是医疗卫生服务管理的重要外部因素之一，对医疗服务体系的运行和发展具有深远的影响。政策环境的变化会直接影响到医疗服务管理的理念、模式、手段等方面，进而影响到医疗服务的质量和效率。

（一）政策环境的变化会引导医疗服务管理理念的创新

随着医疗卫生政策的不断调整和完善，传统的管理理念已经难以适应新的形势和要求。因此，医疗服务管理者需要不断更新观念、创新思路，以更加开放、包容、创新的态度来面对新的挑战和机遇。例如，在医保制度改革中，管理者需要转变以往的"以药养医"观念，积极探索新的盈利模式和服务模式；在医疗服务创新中，管理者需要鼓励和支持新技术、新项目的研发和应用等。

（二）政策环境的变化会推动医疗服务管理模式的转型

随着医疗卫生政策的深入实施和推进，传统的医疗服务管理模式已经难以适应新的形势和要求。因此，医疗服务管理者需要积极探索新的管理模式和手段，以实现更加高效、便捷、优质的管理服务。例如，在医疗资源分配方面，管理者需要打破以往的"条块分割"模式，实现跨地区、跨机构的资源共享和协作；在医疗服务流程优化方面，管理者需要借助信息化手段提高服务效率和质量等。

（三）政策环境的变化也会对医疗服务管理手段的创新产生影响

随着信息化技术的不断发展和应用，传统的医疗服务管理手段已经难以满足新的需求和要求。因此，医疗服务管理者需要积极探索新的管理手段和方法，以实现更加精细化、智能化、人性化的管理服务。例如，在医疗质量管理方面，管理者可以利用大数据技术进行数据挖掘和分析，发现潜在问题和风险；在患者服务方面，管理者可以利用移动互联网下的社交媒体等新技术提供更加便捷、高效的服务等。

四、政策执行与反馈机制

政策执行是将政策目标转化为实际行动的过程，是实现政策目标的关键环节。然而，由于各种因素的影响和制约，政策执行往往面临着诸多困难和挑战。为了确保政策的有效执行和及时调整完善，需要建立健全政策执行与反馈机制。

（一）执行机制

建立有效的政策执行机制，确保政策得到贯彻落实，包括制定实施细则、建立执行机构、加强监督检查等。

1. 在政策执行方面需要明确执行主体和责任分工

各级政府部门、医疗机构、社会组织等都应该承担起相应的执行责任和义务。政府部门作为政策制定的主体和领导者，需要加强对政策执行的监督和管理；医疗机构作为医疗服务的提供方和执行者，需要积极参与到政策执行中来并承担相应的任务；社会组织则可以发挥自身优势和作用参与到政策宣传、普及等方面的工作中来。

2. 在政策执行过程中需要建立完善的监测评估体系

通过对政策执行情况的定期监测和评估可以及时发现执行过程中存在的问题和困难并采取相应的措施加以解决和改进。监测评估体系应该包括指标体系构建、数据采集分析、问题诊断等多个方面并结合实际情况进行调整和完善。

（二）反馈机制

建立政策反馈机制，及时收集和分析政策执行过程中的问题和建议，为政策调整和优化提供依据。

在政策反馈方面需要建立畅通的渠道和机制。政策执行过程中难免会出现各种问题和挑战，需要及时向相关部门和人员反馈并寻求解决方案。因此，需要建立畅通的反馈渠道和机制，以便及时收集和处理各方面的意见和建议，促进政策的不断完善和优化。同时也可以通过公开透明的方式接受社会公众的监督和评价，提高政策的公信力和可执行性。

（汪兆来）

第七节　医疗卫生资源配置

医疗卫生资源配置是指合理分配医疗卫生资源以满足人们的健康需求。医疗卫生资源配置是一个涉及多个方面和层次的复杂系统，旨在确保不同地区和不同人群都能获得适当、高效、公平的医疗服务。合理的医疗卫生资源配置应该根据不同地区和机构的需求，全面考虑各种资源的协调发展，以提高医疗卫生服务的整体效益。本节将详细介绍医疗卫生资源的分类与评估、资源配置的原则与方法、资源配置的优化策略与实践案例以及资源配置的监管与动态调整。

一、医疗卫生资源的分类与评估

（一）分类

医疗卫生资源可以根据其性质和功能进行分类，包括但不限于人力资源（如医生、护士、药师、卫生技术人员等）、物质资源（如医疗设备、药品、卫生材料、医疗设施等）、财力资源（如政府投入、社会捐赠、医疗保险基金等）以及信息资源（如健康信息系统、大数据、互联网＋、医疗数据、科研成果、健康教育资料等）、技术资源（如医学研究、新技术应用）等。

（二）评估

对这些资源进行合理评估是优化配置的前提。评估医疗卫生资源的主要目的是了解资源的数量、质量、结构、分布和利用效率，为合理配置和利用提供依据。这通常涉及数据收集、分析和解释，以确定资源是否满足当前和未来的医疗需求。评估方法包括定量评估和定性评估。定量评估主要通过数据和指标进行分析，如人力资源的配置状况、物资的储备和利用情况、财务状况等。定性评估则侧重于对医疗卫生服务质量和效益的评价，如患者满意度、医务人员工作满意度等。此外，评估方法可能包括问卷调查、现场观察、专家咨询等。

二、资源配置的原则与方法

（一）公平性原则

确保不同地区和不同社会群体的人们都能获得基本相同的医疗资源和医疗卫生服务，不受社会地位、经济条件或其他因素的影响。实施方法包括制定公平的资源配置标准、加强监管等。

（二）效率性原则

通过合理的资源配置，实现医疗服务的最大化效益，避免资源的浪费和过度使用。合理利用资源，提高医疗服务的质量和效率。实施方法包括优化流程、提高技术和管理水平等。

（三）可及性原则

确保人们能够在需要时及时获得医疗服务，无论他们身在何处。实施方法包括合理布局医疗机构、提高服务可及性等。

在实践中，应综合考虑这些原则，制定科学合理的资源配置方案，以满足人们的健康需求和提高医疗服务的整体效益。

三、资源配置的优化策略与实践案例

医疗卫生资源在我国社会发展中占据着举足轻重的地位，它关乎人民群众的健康福祉和国家医疗事业的繁荣兴盛。然而，医疗卫生资源的配置问题一直是困扰我国医疗卫生体系的一大难题。为了实现医疗卫生资源的合理配置，我们需要采取一系列优化策略。以下是几种常见的优化策略和实践案例：

（一）优先发展基层卫生

加强基层医疗机构建设，提高基层医疗服务水平，引导患者分流，减轻大医院的负担。实践案例包括建立全科医生制度、推行家庭医生服务等。

（二）强化区域医疗中心建设

在区域范围内集中优势资源，建设高水平医院，提高区域整体医疗服务水平。实践案例包括建设国家医学中心、省级医学中心等。

（三）促进医疗资源共享

通过建立医疗联合体、医共体等形式，实现医疗资源共享，提高资源利用效率。实践案例包括开展远程医疗、共建共用实验室等。

（四）创新医疗服务模式

通过开展多学科联合诊疗、定制化服务等模式，提高医疗服务的质量和效率。实践案例包括开展快速诊疗通道、建立患者服务中心等。

（五）加强人才培养与引进

通过加强医学教育和培训、引进高层次医学人才等措施，提高医疗技术水平和人才储备。实践案例包括实施医学人才引进计划、开展继续医学教育等。

（六）推动医疗卫生信息化

利用现代信息技术，提高医疗卫生服务效率和质量。通过构建全面的医疗卫生信息平台，可以实现患者信息、医疗资源、医疗机构等方面的共享，为患者提供更加便捷、个性化的医疗服务。实践案例包括建设电子病历系统、推广移动医疗服务平台等。

通过以上多种优化策略和实践案例，我们可以实现医疗卫生资源的合理配置，提高医疗服务质量和效率，为人民群众提供更加便捷、安全、高效的医疗卫生服务。

四、资源配置的监管与动态调整

为了确保医疗卫生资源配置的合理性和有效性，需要加强监管并建立动态调整机制。以下是监管与动态调整的主要内容和方法：

（一）制定配置标准与规范

政府应制定医疗卫生资源配置的标准和规范，明确各类资源的数量和质量要求，为资源配置提供依据。

（二）加强监管力度

政府应加强对医疗卫生资源配置的监管，确保资源配置符合标准与规范，防止资源浪费和不合理配置。监管手段包括审计、检查和评估等。

（三）建立动态调整机制

根据社会经济发展水平、医疗技术进步和健康需求变化等因素，政府应定期调整医疗卫生资源配置的标准和规范，以确保资源的合理性和有效性。调整机制应灵活应对变化，及时进行调整和完善。

（四）引入市场竞争机制

在一定范围内引入市场竞争机制，鼓励医疗机构之间展开良性竞争，通过市场竞争实现资源的优化配置。竞争机制能够激发医疗机构提高服务质量和效率的积极性，促进行业整体水平的提升。

医疗卫生资源配置是保障人民健康安全的重要环节。通过明确资源分类、遵循配置原则、实施优化策略和实践监管机制，我国正不断推进医疗卫生资源配置的公平性、效率性和可及性，为全民健康事业提供有力保障。

（汪兆来）

第八节 医疗卫生服务流程管理

医疗卫生服务流程管理是提升医疗服务质量、服务效率与患者满意度的重要手段。本节将深入探讨医疗卫生服务流程的设计原则与优化方法，关键环节与风险控制，以及患者体验与满意度提升等内容。

一、医疗卫生服务流程的设计原则与优化方法

（一）设计原则

医疗卫生服务流程的设计原则是基于医疗行业的特殊性，以及患者和医疗服务提供者的需求而制定的。在医疗卫生服务中，流程设计应以患者需求为中心，确保医疗服务的及时性、准确性和连续性。设计时应遵循以下几点原则：

1. 效率优先

优化流程，患者至上，医疗服务流程的首要目标是满足患者的需求。这意味着流程设计应考虑到患者的便利性、安全性和舒适性。从患者的视角出发，简化流程，减少不必要的步骤，使者在获得医疗服务的过程中感到方便和舒适。所有流程应以患者为中心，满足患者的诊疗需求。

2. 质量保证

医疗服务流程的设计必须确保医疗质量和安全。这意味着流程中的每一步都必须符合医疗标准和规范，确保患者接受的医疗服务是专业和可靠的。

3. 标准化操作

确保流程的每一步都有明确的操作标准和责任人。

4. 可扩展性

设计时应考虑到未来可能的业务扩展和服务创新。

5. 灵活性

由于医疗服务的多样性和复杂性，流程设计需要具有一定的灵活性。这意味着流程应能够适应不同患者和病情的差异，以及医疗技术和环境的变化。

（二）优化方法

在设计和优化医疗卫生服务流程时，可以采用以下方法：

1. 流程映射

通过绘制流程图，可以清晰地展示整个服务流程，包括各个环节、步骤和决策点。这有助于识别流程中的瓶颈、冗余环节和潜在改进空间。

2. 数据分析

利用数据分析工具，可以对流程中的各个环节进行深入研究，找出效率低下的原因。利用数据分析识别流程中的瓶颈和低效环节。通过收集和分析数据，可以确定哪些

环节需要改进，以及如何改进。

3. 员工参与

医疗服务的提供者，即医护人员，是流程优化的关键参与者。他们的专业知识和经验对于识别问题和提出改进建议至关重要。因此，应该鼓励员工积极参与流程优化工作。

4. 持续改进

流程优化是一个持续的过程。即使经过一次优化，也需要定期评估流程的效果，根据反馈和数据进行调整。通过持续改进，可以确保医疗服务流程始终保持高效、安全令患者满意。

5. 标杆学习

学习行业内外优秀实践案例，引入最佳实践。

二、流程管理中的关键环节与风险控制

（一）关键环节

在医疗卫生服务流程中，存在一些关键环节，这些环节对于整个流程的顺畅运行和患者的安全至关重要。以下是几个关键环节：

1. 患者接待与登记

这是医疗服务流程的第一步，也是与患者建立联系的关键环节。在这一环节，需要确保患者信息准确无误，以便为后续的服务提供基础数据。同时，还需要为患者提供温馨、舒适的接待环境，以增强他们的信任感。

2. 诊断与治疗

这是医疗服务流程的核心环节，直接关系到患者的健康和安全。在这一环节，需要确保诊断的准确性和治疗的有效性，避免误诊和误治。同时，还需要加强医护人员的专业培训，提高他们的诊断和治疗水平。

3. 药品与设备管理

药品和设备是医疗服务的重要支撑。在这一环节，需要确保药品和设备的质量和安全，避免使用过期、不合格或假冒伪劣的产品。同时，还需要建立完善的药品和设备管理制度，确保它们的有效性和可追溯性。

4. 患者出院与随访

这是医疗服务流程的最后一个环节，也是与患者建立长期联系的关键环节。在这一环节，需要确保患者得到充分的出院指导和随访关怀，以便他们能够在出院后继续保持良好的健康状况。

（二）风险控制

在医疗卫生服务流程中，潜在的风险点无处不在，这些风险点可能对患者的安全和医疗质量产生负面影响。为了确保患者的安全和提高医疗质量，我们需要采取一系列针对性的风险控制措施，降低这些风险的发生概率。以下是一些风险控制措施：

1. 制定严格的规章制度和操作规范

医疗卫生服务涉及众多专业领域，医护人员在提供服务时需要遵循一定的标准和规

范。通过制定严格的规章制度和操作规范，可以确保医护人员在执行诊疗、护理等任务时遵循规范，降低医疗事故和纠纷的发生。此外，定期对医护人员进行规范化培训和考核，以确保他们具备必要的专业知识和技能。

2. 明确岗位职责

在医疗卫生服务机构中，明确各岗位的职责至关重要。清晰的职责划分可以避免职责重叠或空白，确保每个岗位的工作人员能够专注于自己的工作，提高工作效率。此外，对医护人员进行合理排班，确保他们在高强度工作后得到充足的休息，降低因疲劳导致的工作失误。

3. 建立风险评估与监测机制

为了及时发现并处理医疗卫生服务过程中的风险，有必要建立一套完善的风险评估与监测机制。通过实时监测关键环节，对可能出现的隐患进行排查，确保医疗安全。此外，还可加强信息管理，实现医疗数据的共享与传递，为风险评估提供有力支持。

4. 完善应急预案

针对可能出现的紧急情况，制定详细的应急预案至关重要。应急预案应涵盖各种突发状况，如医疗设备故障、突发事件导致的医疗资源紧张等。通过定期组织应急演练，提高医护人员的应变能力，确保在紧急情况下能够迅速启动应急预案，最大限度地保障患者安全。

5. 加强患者安全教育

患者及家属对医疗风险的认识和防范意识对风险控制具有重要意义。医疗卫生机构应加强患者安全教育，提高患者对医疗风险的认知，引导患者积极参与风险防控。例如，通过健康教育、宣传栏等形式，普及医疗安全知识。

6. 强化医疗质量监督与评价

建立完善的医疗质量监督与评价体系，对医疗卫生服务质量进行持续监测和评估，发现问题及时整改。通过医疗质量评价结果，激励医护人员不断提高服务质量，降低风险。

7. 引入现代化技术

利用先进的医疗技术和管理系统，如电子病历、远程医疗等，提高医疗服务效率和质量，减少人为错误和信息传递的延误。

8. 加强团队建设与沟通协作

医护人员之间的有效沟通是降低风险的关键。通过加强团队建设，提高医护人员之间的协作能力，确保信息畅通，及时发现并处理问题。通过加强内部沟通和协作，可以确保各个环节之间的顺畅衔接和信息的准确传递，减少因沟通不畅而导致的医疗事故和纠纷。

9. 建立风险报告与反馈机制

鼓励医护人员主动报告医疗风险和不良事件，对报告进行及时分析，找出根本原因，采取有效措施进行整改，防止类似事件再次发生。

10. 提高医护人员的风险意识

定期开展风险意识教育，使医护人员充分认识到风险控制的重要性，增强责任感和使命感。同时，关注医护人员的心理健康，避免因工作压力过大导致的医疗事故。

11. 建立第三方监管机制

引入第三方监管机构对医疗卫生服务进行监督和评估，确保风险控制措施的有效实施。通过第三方监管，可以更加客观地发现问题，提出改进建议。

三、流程管理中的患者体验的提升

（一）患者体验的重要性

在医疗卫生服务流程中，患者体验是指患者在接受医疗服务过程中所感受到的整体印象和满意度。良好的患者体验可以提高患者的满意度和忠诚度，进而提升医疗机构的声誉和竞争力。因此，优化流程以提升患者体验是医疗服务提供者的重要任务之一。

（二）提升患者体验的策略

为了提升患者体验，医疗机构可以采取以下策略：

1. 优化服务流程

通过简化流程、减少等待时间和提高服务效率，可以减轻患者的负担和焦虑感，从而提升他们的体验。

2. 提供温馨舒适的医疗环境

医疗机构可以通过改善设施、提高清洁度和提供舒适的休息区等方式，为患者创造一个温馨舒适的就诊环境。

3. 加强医患沟通

医护人员应该主动与患者沟通，了解他们的需求和期望，并提供清晰、易懂的医疗信息。通过有效的沟通，可以增强患者的信任感和满意度。

4. 提供个性化服务

医疗机构可以根据患者的不同需求和偏好，提供个性化的服务方案。例如，为老年患者提供便利的设施和服务，为残障人士提供无障碍设施等。

（三）持续改进与反馈机制

为了持续提升患者体验，医疗机构需要建立一个持续改进和反馈机制。这包括定期收集患者的反馈意见和建议，对流程进行持续评估和改进，以及定期对医护人员进行培训和教育。通过不断地改进和创新，医疗机构可以不断提升患者体验，提高患者的满意度和忠诚度。

四、流程管理的持续改进与创新

（一）持续改进的必要性

在医疗卫生服务流程管理中，持续改进不仅是响应外部环境变化的需要，更是提升内部运营效率和患者满意度的关键。随着医疗技术的不断进步和患者需求的日益多样化，医疗机构必须时刻保持对服务流程的审视和优化，以确保自身在激烈的市场竞争中保持领先。

持续改进的必要性体现在以下几个方面：

1. 适应外部环境变化

政策法规、行业标准、技术进步等外部环境的变化都可能对医疗卫生服务流程产生影响。持续改进能够使医疗机构及时适应这些变化，确保服务流程始终符合外部要求。

2. 提升内部运营效率

通过对服务流程的持续改进，医疗机构可以消除冗余环节，减少资源浪费，提高工作效率，从而降低成本，增强竞争力。

3. 提高患者满意度

患者满意度是衡量医疗机构服务质量的重要指标。持续改进能够不断优化患者体验，提高患者对医疗服务的整体满意度。

（二）持续改进的方法

要实现持续改进，医疗机构可以采取以下具体方法：

1. 建立完善的反馈机制

通过定期收集患者、医护人员和其他利益相关者的反馈意见，医疗机构可以及时发现服务流程中存在的问题和不足，为改进提供依据。

2. 制定明确的改进目标

在收集到反馈意见后，医疗机构需要制定明确的改进目标，确保改进措施能够有针对性地解决问题，达到预期效果。

3. 实施持续改进计划

制定改进计划后，医疗机构需要确保计划的有效实施。这包括分配资源、明确责任、设定时间表等。

4. 定期评估改进效果

实施改进措施后，医疗机构需要定期评估改进效果，确保改进措施取得了预期成果。如果效果不佳，需要及时调整改进策略。

（三）创新的重要性

在快速变化的医疗行业中，创新是驱动持续改进和保持竞争力的关键。创新不仅意味着引入新技术、新设备和新方法，更包括对传统服务流程和管理模式的颠覆性思考。

创新的重要性体现在以下几个方面：

1. 驱动服务流程优化

通过创新，医疗机构可以打破传统思维定式，发现服务流程中的新问题和新机会，推动服务流程的不断优化。

2. 提高服务质量和效率

创新可以带来新的技术、方法和理念，帮助医疗机构提高服务质量和效率，满足患者日益增长的需求。

3. 增强竞争力

在激烈的市场竞争中，创新能够使医疗机构脱颖而出，形成独特的竞争优势，吸引更多的患者和资源。

（四）创新的方法

要实现创新，医疗机构可以采取以下具体方法：

1. 鼓励创新思维

医疗机构需要营造一个开放、包容、鼓励创新的文化氛围，激发员工的创新精神和创造力。

2. 加强研发投入

通过加大研发投入，医疗机构可以推动新技术、新设备和新方法的研发和应用，为服务流程创新提供有力支持。

3. 开展合作与交流

医疗机构可以与其他医疗机构、科研机构、高校等开展合作与交流，共享创新资源和经验，推动服务流程创新的不断深入。

4. 关注行业趋势和前沿技术

医疗机构需要密切关注行业趋势和前沿技术的发展动态，及时将新技术、新理念引入服务流程中，推动服务流程的不断创新和发展。

综上所述，持续改进和创新是医疗卫生服务流程管理的核心要素。通过持续改进，医疗机构可以不断优化服务流程，提高服务质量和效率，满足患者需求；通过创新，医疗机构可以打破传统思维定式，发现新机会和新问题，推动服务流程的不断优化和发展。只有不断追求卓越、勇于创新，医疗机构才能在激烈的市场竞争中立于不败之地。

五、人工智能在医疗卫生服务流程管理中的应用

随着人工智能技术的不断发展，其在医疗卫生服务流程管理中的应用也日益广泛。人工智能技术可以帮助医疗机构优化服务流程、提高工作效率、降低成本，从而为患者提供更加优质的医疗服务。

（一）智能导诊系统

通过人工智能技术，智能导诊系统能够根据患者症状和诊疗需求，为其推荐合适的科室和医生。这不仅可以提高患者就诊的精准度，还能减轻医务人员的工作负担。

（二）智能病历管理

通过自然语言处理技术，智能病历管理系统能够自动提取患者病历信息，提高病历查询和使用的效率。同时，智能病历管理系统还能对病历数据进行深度挖掘和分析，为医疗质量控制和患者安全管理提供有力支持。

（三）智能影像诊断

人工智能技术可以帮助医生快速、准确地解读影像检查结果，提高诊断的准确性和效率。此外，通过深度学习技术，智能影像诊断系统还能自动识别病变，为早期发现和治疗提供支持。

（四）智能健康管理

通过人工智能技术，医疗机构可以为用户提供个性化的健康管理服务。例如，通过智能可穿戴设备监测用户生理指标，为其提供健康建议和预警服务；通过大数据分析技术，为用户推荐合适的诊疗方案和药物。

总之，人工智能在医疗卫生服务流程管理中具有广阔的应用前景。通过人工智能技术的引入，医疗机构可以优化服务流程、提高工作效率、降低成本，从而为患者提供更加优质的医疗服务。

（汪兆来）

第九节 医疗卫生服务质量控制

医疗卫生服务质量控制是保障医疗服务质量的重要手段，也是提高医疗水平、保障患者权益的重要措施。本节将详细探讨医疗卫生服务质量的控制，包括质量的标准与指标体系、质量管理体系的建立与实施步骤、质量监测与评估的方法与工具，以及质量改进策略与案例分析。

一、医疗卫生服务质量的标准与指标体系

医疗卫生服务质量的标准与指标体系是评估医疗卫生机构服务水平和衡量医疗服务质量的重要依据。建立科学、合理的医疗卫生服务质量标准和指标体系，有助于提升医疗卫生机构的服务质量，保障人民群众的健康权益。

（一）标准概述

医疗卫生服务质量标准是确保医疗服务提供者按照既定要求和规范提供服务的基础。这些标准不仅涵盖了医疗技术的准确性和安全性，还包括了服务流程的效率、患者体验的满意度以及医疗结果的有效性等方面。国际标准如 ISO9001 为医疗机构提供了一套质量管理原则；而特定于医疗行业的标准，如 JCI 国际认证，则更加深入地关注了患者安全、医疗流程和服务质量等方面。

（二）指标体系构建

为了全面评估和提升医疗卫生服务质量，需要建立一套科学、合理的指标体系。这些指标通常分为结构指标（如设施、设备、人员配置）、过程指标（如服务流程、诊疗规范遵循情况）和结果指标（如治愈率、并发症率、患者满意度）。这些指标不仅要有代表性，能够反映服务的关键方面，还需要具备可测量性，以便于定期监测和评估。

（三）指标的应用与意义

医疗卫生服务质量指标的应用广泛，它们不仅用于内部质量管理和改进，也是向公众展示医疗机构服务水平和透明度的重要工具。通过定期收集和分析这些指标数据，医疗机构可以识别服务中的强项和弱项，制定针对性的改进措施，并监测改进效果。同时，这些指标也是监管机构进行行业监管和制定政策的重要依据。

二、医疗卫生服务质量管理体系的建立与实施步骤

医疗卫生服务质量管理体系是一套系统化、结构化的管理方法和工具，旨在确保医疗卫生组织能够持续提供满足或超越客户期望的产品和服务。医疗卫生服务质量管理体系是确保医疗卫生机构服务质量和患者安全的基础。建立质量管理体系并有效实施，是

医疗卫生机构发展的重要任务。体系的建立与实施步骤：

（一）准备与规划

首先，明确建立质量管理体系的目标和宗旨，获得领导层的支持。制定详细的工作计划，包括时间线、人员配置和培训等。同时，向全体员工宣传质量管理体系的重要性，确保他们理解并接受新的管理体系。

（二）体系建立

在准备阶段完成后，开始正式建立质量管理体系。包括确定质量方针和目标，调整组织结构以明确各部门职责，编制质量手册和程序文件以规范工作流程，以及建立质量记录系统以便追溯和持续改进。

（三）实施与监控

按照建立好的质量管理体系实施开展工作，确保所有工作都符合质量要求。同时，进行定期的监督检查和内部审核，以评估体系的有效性和符合性。对于发现的问题，及时进行整改并采取相应的纠正和预防措施。

（四）评估与改进

在实施过程中不断收集反馈和数据，对质量管理体系进行评估。通过管理评审、患者满意度调查等方式，了解体系运行的效果和存在的问题，以便进行持续改进。同时，也要关注行业标准和法规的变化，及时更新和调整质量管理体系。

以上步骤构成了一个循环的过程，通过不断地计划、实施、检查和行动（PDCA循环），医疗卫生服务质量管理体系不断完善和提高。

三、医疗卫生服务质量监测与评估的方法与工具

（一）监测与评估的重要性

质量监测与评估是确保医疗卫生服务质量持续符合标准的关键环节。通过定期收集和分析数据，可以及时发现服务中的问题和不足，从而采取纠正措施防止问题扩大或再次发生。同时，监测与评估也是展示机构服务水平和透明度的重要方式，有助于增强公众对机构的信任度。

（二）常用方法与工具介绍

在医疗卫生领域，质量监测与评估的方法与工具丰富多样，旨在保障医疗服务的安全性、有效性和效率。常用的质量监测与评估的方法与工具包括患者满意度调查、临床审计、不良事件报告系统、临床路径管理、疾病分类与编码、医疗质量数据统计分析等。以下是对这些常用方法与工具的详细阐述：

1. 患者满意度调查

患者满意度调查是衡量医疗服务质量的重要手段之一。通过收集患者对医疗服务的感知和期望，可以了解患者的需求，为改进服务提供宝贵依据。患者满意度调查不仅可以评估医护人员的服务水平，还可以挖掘患者对医疗设施、就诊流程、护理服务等方面的意见和建议。医疗机构可以根据调查结果，制定相应的改进措施，以提高患者满意度，提升服务质量。

2. 临床审计

临床审计是一种全面评估医疗服务安全、有效性和效率的方法。它通过对医疗过程和结果的审查，发现潜在的风险和改进机会。临床审计可以帮助医疗机构识别出医疗服务中存在的缺陷和不足，从而采取针对性的措施进行改进。同时，临床审计还可以为医疗机构提供证据，以评估实施改进措施后的效果，为持续改进医疗服务质量奠定基础。

3. 不良事件报告系统

不良事件报告系统是收集、分析和报告医疗服务中不良事件的重要工具。通过这一系统，医疗机构可以及时发现并处理患者在诊疗过程中发生的不良事件，防止类似事件的再次发生。不良事件报告系统鼓励医护人员主动报告不良事件，以便于医疗机构全面了解医疗质量状况，提高医疗服务的安全性。

4. 临床路径管理

临床路径管理是一种以疾病为基础的诊疗规范，旨在确保患者在就诊过程中得到规范化、高质量的医疗服务。通过制定临床路径，医疗机构可以明确诊疗过程中的关键环节和质量要求，从而提高医疗服务效率。临床路径管理还可以促进多学科合作，提高医疗团队协作能力，为患者提供更加优质的医疗服务。

5. 疾病分类与编码

疾病分类与编码是一种对疾病、病情和治疗方式进行分类和编码的方法，有助于医疗数据的统计和分析。疾病分类与编码可以反映医疗机构的诊疗水平和医疗服务质量，为医疗政策的制定和医疗机构的考核提供数据支持。同时，疾病分类与编码还有助于医疗机构内部进行医疗质量控制和持续改进。

6. 医疗质量数据统计分析

医疗质量数据统计分析是对医疗机构的医疗数据进行收集、整理、分析和评价的过程。通过对医疗质量数据的统计分析，可以揭示医疗机构在医疗服务过程中的优点和不足，为改进医疗服务提供依据。医疗质量数据统计分析还可以为医疗机构提供有关医疗资源配置、医护人员绩效等方面的信息，有助于医疗机构提高管理水平。

7. 标杆管理

标杆管理是一种有效的质量改进工具，通过与行业内最佳实践进行比较，识别出医疗机构在医疗服务质量方面的差距，并制定相应的改进措施。标杆管理有助于激发医疗机构的竞争意识，提高其改进医疗服务的积极性。同时，标杆管理还可以促进医疗行业整体水平的提升，为患者提供更加优质的医疗服务。

总之，医疗卫生领域中的质量监测与评估的方法与工具有助于提高医疗服务质量，保障患者安全。通过运用这些方法与工具，医疗机构可以全面了解自身在医疗服务质量方面的表现，及时发现问题，制定针对性的改进措施，为患者提供更加安全、有效、高效的医疗服务。

（三）方法与工具的应用实例

以患者满意度调查为例，医疗机构可以设计问卷或访谈提纲，涵盖服务流程、医疗技术、人员态度等方面的问题。通过定期收集和分析这些数据，可以了解患者对服务的整体满意度以及具体哪些方面需要改进。这些数据不仅可以用于内部质量改进，也可以作为向公众展示服务水平的依据。类似地，临床审计和不良事件报告系统也可以提供宝贵的数据支持，帮助医疗机构持续改进服务质量。

四、质量改进策略与案例分析

质量改进是医疗卫生机构持续发展的核心任务。在复杂多变的医疗卫生环境中，持续进行质量改进是提升竞争力的关键。随着医疗技术的不断进步和患者需求的日益多样化，医疗机构需要不断适应变化并提升服务质量以满足患者期望。同时，质量改进也是提高员工士气、减少浪费、提高效率的重要途径。因此，制定并实施有效的质量改进策略对于医疗机构的长期发展至关重要。

（一）质量改进策略

1. 零缺陷管理

零缺陷管理是一种以预防为核心的质量管理理念，要求医疗机构在服务过程中，始终以患者为中心，关注每一个细节，从而实现医疗服务质量的全面提升。通过培养员工的责任心、提高工作标准和加强培训，医疗机构可以降低缺陷发生的概率，提高患者满意度。

2. 持续改进计划

持续改进计划（CIP）是一种通过定期评估和改进医疗服务过程，以提高质量和效率的管理方法。医疗机构可以通过设立专门的改进小组、制定明确的改进目标和行动计划，以及持续跟踪和评估改进效果，实现医疗服务质量的持续提高。

3. 六西格玛管理法

六西格玛管理法是一种数据驱动的质量改进方法，旨在通过降低变异性和提高一致性，实现医疗服务质量的显著提升。医疗机构可以运用六西格玛管理法对关键业务流程进行优化，降低医疗差错，提高患者安全性。

4. 根本原因分析

根本原因分析（RCA）是一种回溯性分析方法，用于找出导致医疗服务质量问题的根本原因。医疗机构可以通过组建根本原因分析团队、分析事故案例、制定并实施改进措施，从而避免类似问题的再次发生，提高医疗服务质量。

（二）质量改进案例分析

1. 案例1：某三级甲等医院质量改进实践

某三级甲等医院为了提高医疗服务质量，降低患者投诉率，采用了多种质量改进策略。首先，医院成立了质量管理委员会，明确了质量改进的目标和任务。其次，医院引入了持续改进计划，对各个临床科室的服务质量进行定期评估和跟踪。同时，医院还开展了零缺陷管理培训，提高员工的服务意识和责任心。此外，医院运用六西格玛管理法对关键流程进行优化，降低医疗差错。最后，医院开展根本原因分析，找出并解决了导致患者投诉的潜在问题。

通过一系列质量改进措施的实施，该三级甲等医院的医疗服务质量得到了显著提高，患者满意度上升，医院竞争力得到了提升。这充分说明了质量改进策略在医疗机构中的应用价值和重要性。

2. 案例2：持续改进计划的应用

某大型医院决定实施持续改进计划以提升其手术室的工作效率和患者满意度。首先，医院成立了一个由多学科人员组成的改进团队，包括外科医生、护士、麻醉医生、行政人员等。团队通过收集和分析手术室的工作流程数据、患者等待时间、手术取消率等关键指标，识别出了几个问题点，如手术准备时间过长、设备故障率高、沟通不畅等。

针对这些问题，团队制定了一系列的改进措施，如优化手术排程系统、加强设备维护和培训、建立有效的沟通机制等。然后，他们开始实施这些措施，并定期监测和评估改进效果。通过几轮迭代和优化，医院发现手术室的工作效率明显提高，患者等待时间缩短，手术取消率也大幅下降。同时，员工满意度和团队协作也得到了显著提升。

这个案例展示了持续改进计划在医疗卫生服务质量控制中的重要作用。通过组建跨学科团队、收集和分析数据、制定和实施改进措施以及持续监测和评估效果，医疗机构可以系统地提升其服务质量和效率。

3. 案例3：根本原因分析的应用

该案例涉及一家儿科医院，该医院近期发生了一起严重的用药错误事件。为了深入了解事件原因并防止类似事件再次发生，医院决定采用根本原因分析方法进行调查。

首先，医院成立了一个由医生、护士、药师和管理人员组成的调查团队。团队通过收集事件相关的所有数据和信息，包括患者病历、用药记录、员工访谈等，开始逐步还原事件经过。在分析了直接原因（如人为错误、系统缺陷）后，团队进一步探讨了这些原因背后的更深层次因素，如培训不足、工作压力大、沟通不畅等。

最终，团队确定了几个关键的原因，并提出了相应的改进措施，如加强员工培训、优化工作流程、改善沟通机制等。医院迅速采取行动，实施这些措施，并定期跟进和评估改进效果。通过根本原因分析方法的应用，医院不仅成功解决了这起用药错误事件，还从根本上提升了其服务质量和患者安全。

4. 案例4：六西格玛管理法在医疗服务中的应用

某地区的一家大型综合医院面临着患者等待时间过长、医疗服务流程不畅的问题。为了改善这一状况，医院决定引入六西格玛管理法进行优化。

医院首先成立了由不同部门人员组成的六西格玛团队，并进行了系统的培训，确保团队成员掌握六西格玛的方法和工具。接下来，团队通过定义、测量、分析、改进、控制（DMAIC）五个阶段来开展工作。

在定义阶段，团队明确了患者等待时间作为主要改进指标，并设定了具体的目标。

在测量阶段，他们收集了大量关于患者等待时间的数据，并进行了详细的分析，确定了关键流程中的瓶颈和变异源。

进入分析阶段，团队运用统计工具和技术，如流程图、因果图、假设检验等，深入剖析了造成患者等待时间过长的根本原因。他们发现，问题主要集中在挂号、检查和取药等环节。

在改进阶段，团队提出了一系列具体的改进措施，如优化挂号系统、增加检查设备、改进药品管理流程等。这些措施经过小范围试验后，被证明能够有效减少患者等待时间。

最后，在控制阶段，团队制定了一套监控机制，确保改进措施能够持续有效地实施。通过定期的监测和评估，医院发现患者等待时间得到了显著缩短，医疗服务流程也更加顺畅。

这个案例展示了六西格玛管理法在医疗服务质量改进中的有效性和实用性。通过系统的方法论和数据分析工具，医疗机构可以精准地识别问题、制定改进措施并监控实施效果，从而实现服务质量的持续提升。

通过以上案例可以看出，质量改进策略在医疗卫生服务质量控制中发挥着重要作用。无论是持续改进计划还是根本原因分析，都需要医疗机构建立一种持续改进的文化和氛围，鼓励员工积极参与并承担责任。同时，领导层的支持和承诺也是确保质量改进工作成功的关键因素之一。

在实际的医疗卫生服务质量控制工作中，单一的质量改进策略往往难以解决所有问题。因此，综合运用多种策略通常更为有效。比如，可以将持续改进计划与六西格玛管理法相结合，通过持续改进计划的系统性改进框架和六西格玛的数据分析工具，共同推动服务质量的提升。同时，根本原因分析也可以作为辅助工具，用于深入剖析问题根源并制定针对性的改进措施。

五、未来发展趋势展望

医疗卫生服务质量控制是提升医疗卫生服务水平、保障人民群众健康权益的重要途径。通过不断完善质量标准与指标体系、建立有效的质量管理体系、运用科学的质量监测与评估方法、实施有效的质量改进策略，我们能够为人民群众提供更加优质、高效的医疗卫生服务，为建设健康中国做出更大的贡献。随着科技的进步和社会的发展，医疗卫生服务质量控制正面临着新的挑战和机遇。未来，质量控制将更加注重预防和预测，利用大数据、人工智能等先进技术实现精准化管理。同时，质量控制将更加关注患者体验，以患者为中心，提供更加人性化、个性化的服务。

（汪兆来）

第十节　医疗卫生服务绩效评估

绩效评估在医疗卫生服务领域具有重要意义，它不仅能够帮助医疗机构识别服务中的不足，提升服务质量，还能够为政策制定者提供决策依据，优化资源配置。因此，本节将从多个维度对医疗卫生服务绩效评估进行深入探讨。

一、绩效评估的目的与原则

绩效评估在医疗卫生服务领域具有举足轻重的地位。它不仅是衡量医疗机构服务质量的关键指标，更是对医疗资源配置、政策执行效果以及医疗服务效率的全面评估。

（一）绩效评估的目的

在医疗卫生领域，绩效评估的目的主要包括以下几点：

1. 提高医疗卫生服务质量

绩效评估有助于医疗机构发现服务过程中的问题和不足，从而有针对性地进行改进，提高患者满意度。这对于确保人民群众享有高质量、安全的医疗服务具有重要意义。

2. 保障人民群众健康权益

通过绩效评估，可以促使医疗机构关注患者需求，优化服务流程，确保人民群众享有公平、可及的医疗卫生服务。

3. 促进医疗卫生资源合理配置

绩效评估为政策制定者提供有力依据，有助于实现医疗资源的合理配置，提高医疗资源利用效率。

4. 推动医疗卫生体制改革

绩效评估可以反映医疗卫生体制存在的问题，为改革提供有益参考，促进医疗卫生体制的不断完善。

5. 增强医疗机构的透明度与公信力

公开绩效评估结果，有助于提高医疗机构的运营透明度，增强公众对医疗服务的信任。

（二）绩效评估原则及实施方法

在医疗卫生服务绩效评估中，我们需要遵循一系列原则以确保评估的公正、准确和有效。这些原则包括：

1. 公平性与公益性

评估过程应始终保持公正无私，不受任何外部因素的干扰。这意味着我们要确保评估结果的客观性和公正性，以实现医疗卫生服务的公平分配。此外，我们还要关注群众的基本需求，体现医疗卫生服务的公益性导向。因此，在评估过程中，我们要关注弱势群体，确保他们能够享受到公平的医疗卫生服务。

2. 科学性与实用性

评估方法和指标体系应基于科学原理和实践经验构建，以确保评估结果的准确性和可靠性。评估指标应具有科学性和实用性，能够真实反映医疗卫生服务的现状。这样，我们才能为政策制定者提供有力的决策依据，推动医疗卫生服务的持续改进。

3. 客观性与公正性

在进行绩效评估时，我们要遵循客观、公正的原则，避免主观臆断和偏颇。这意味着我们要充分挖掘和利用数据，以客观事实为依据，确保评估结果公正可靠。

4. 动态性与持续性

医疗卫生服务状况不断变化，因此，绩效评估也应随之调整，形成持续改进的机制。评估应成为医疗机构的常规工作，不断进行并不断完善，以反映医疗机构服务质量的动态变化。这有助于我们及时发现和解决问题，提升医疗卫生服务的质量和水平。

5. 可操作性

评估方法和指标体系应具有可操作性，方便评估人员进行实际操作和数据收集。这有助于提高评估效率，确保评估结果的有效性和及时性。

6. 公开与透明性

评估过程和结果应当公开透明，让所有利益相关者都能够了解评估的依据、方法和结果。这样可以增强公众对医疗卫生服务的信任度，提高评估的公信力。

7. 系统性与完整性

评估应全面考虑医疗卫生服务的各个方面，确保评估的完整性和系统性。这有助于我们全面了解医疗卫生服务的现状，发现潜在的问题和改进空间。

8. 及时性与准确性

评估结果应及时反馈，以便医疗机构能够及时调整和改进服务。同时，评估结果要准确反映实际情况，为决策提供可靠依据。

总之，在医疗卫生服务绩效评估中，遵循这些原则是至关重要的。遵循这些原则，我们可以更准确、公正地评估医疗卫生服务的绩效，为推动医疗卫生服务的发展提供有力支持。通过持续改进评估方法和指标体系，我们可以不断提高医疗卫生服务的质量和水平，为人民群众的健康福祉做出更大的贡献，这也符合我国医疗卫生事业的发展方向，有助于提高人民群众的健康水平，实现健康中国的战略目标。

在实际操作中，可以采用以下几种方法进行绩效评估：

1. 定量评估

通过收集医疗机构的各项数据，运用数学模型和统计方法进行定量分析。

2. 定性评估

通过专家访谈、问卷调查等方法，收集医疗机构在服务质量、患者满意度等方面的定性信息。

3. 对比分析

将评估对象与同行业其他医疗机构进行对比，分析其优劣势。

4. 动态评估

定期对医疗机构进行绩效评估，关注其服务质量和运营状况的变化，为政策调整提供依据。

通过以上方法，可以全面、客观地评估医疗机构的绩效，为政策制定者和管理者提供有力支持。

二、绩效评估的指标体系构建

绩效评估指标体系是评估工作的基础和核心。一个科学、合理的指标体系能够全面、客观地反映医疗卫生服务的质量和效率。在构建指标体系时，需要综合考虑过程指标、结果指标和满意度指标。

（一）过程指标

过程指标主要反映医疗服务过程中的各个环节和流程，如诊断准确性、治疗规范性、医疗安全等。这些指标能够直接反映医疗服务的质量和效率。

（二）结果指标

结果指标主要反映医疗服务的效果和患者健康状况的改善程度，如治愈率、好转率、并发症发生率等。这些指标能够反映医疗服务的实际成效。

（三）满意度指标

满意度指标主要反映患者对医疗服务的满意程度，包括服务态度、沟通能力、环境设施等。这些指标能够反映患者对医疗服务的整体感受和评价。

三、绩效评估的方法与工具

在医疗卫生服务绩效评估中，选择合适的方法和工具至关重要。绩效评估方法大致可分为定量分析和定性评价两大类。

（一）定量分析

定量分析是通过收集、整理和分析大量的数值数据，以揭示医疗服务绩效的内在规律和趋势。常用的定量分析方法包括：

1. 描述性统计分析

通过计算平均数、标准差、频数等指标，描述医疗服务绩效的基本情况。

2. 回归分析

探讨医疗服务绩效与各种影响因素之间的关系，找出影响绩效的关键因素。

3. 方差分析

比较不同组别或条件下的医疗服务绩效差异。

4. 时间序列分析

分析医疗服务绩效随时间变化的趋势和周期性规律。

定量分析具有客观性、精确性和可重复性等优点，能够为政策制定者提供科学决策依据。但同时，定量分析对数据的质量和数量要求较高，且难以处理非数值型数据。

（二）定性评价

定性评价是通过深入调查、访谈、观察等方式，收集非数值型数据，对医疗服务绩效进行主观判断和评价。常用的定性评价方法包括：

1. 关键绩效指标分析

通过设定关键绩效指标（KPI），对医疗服务绩效进行重点评价。

2. 平衡计分卡

平衡计分卡（BSC）从财务、客户、内部流程、学习与成长四个维度综合评价医疗服务绩效。

3. 案例分析法

选取典型案例进行深入分析，了解医疗服务绩效的实际情况。

4. 专家评价法

邀请专家对医疗服务绩效进行评价，利用专家的知识和经验进行决策。

定性评价具有灵活性、深入性和直观性等优点，能够更全面地了解医疗服务绩效的实际情况。但同时，定性评价受主观因素影响较大，评价结果可能存在一定的偏差。

在实际应用中，应根据具体情况选择合适的评估方法和工具。对于大量数值型数据，可采用定量分析；对于非数值型数据或需要深入了解实际情况的情况，可采用定性评价。同时，也可将定量分析和定性评价相结合，形成综合性的绩效评估体系。

四、绩效评估结果的应用与激励机制

绩效评估结果的应用是绩效评估工作的关键环节。一个完善的绩效评估体系不仅应该能够准确评价医疗服务绩效，还应该能够将评估结果有效应用于实际工作中，促进医疗服务质量的持续提升。

（一）绩效评估结果的应用

1. 反馈与改进

将绩效评估结果反馈给医疗机构和医务人员，帮助他们了解自身在服务过程中存在的问题和不足，从而有针对性地进行改进。

2. 资源配置

根据绩效评估结果，优化医疗资源的配置，确保有限的资源能够用于最需要的地方，提高医疗服务的整体效率。

3. 政策制定

将绩效评估结果作为政策制定的参考依据，为政府制定医疗卫生政策提供科学依据。

4. 公众监督

公开绩效评估结果，增强医疗机构的透明度，接受公众监督，提高公众对医疗服务的信任度。

（二）激励机制的设计

激励机制是促进医疗服务质量提升的重要手段。通过设计合理的激励机制，可以激发医务人员的工作积极性，提高医疗服务质量。常见的激励机制包括：

1. 经济激励

通过设立奖金、津贴等方式，对表现优秀的医务人员进行物质奖励。

2. 职业发展激励

为医务人员提供晋升机会、培训机会等职业发展支持，激发他们的工作热情和创新精神。

3. 精神激励

对表现优秀的医务人员进行表彰、荣誉授予等精神奖励，增强他们的职业荣誉感和归属感。

4. 负向激励

对绩效评估结果不佳的医务人员进行约谈、警告等负向激励，督促他们改进工作。

在设计激励机制时，需要充分考虑医务人员的实际需求和特点，确保激励机制的针对性和有效性。同时，还需要注意激励机制的公平性和可持续性，避免产生负面影响。

五、绩效评估在我国医疗卫生领域的实践

我国高度重视医疗卫生领域的绩效评估，积极推动医疗卫生体制改革。近年来，我

国在绩效评估方面开展了以下工作：

（一）建立健全绩效评估制度

制定相关政策和法规，明确绩效评估的目标、原则和方法。

（二）完善绩效评估指标体系

结合我国医疗卫生行业的特点，构建科学、合理的绩效评估指标体系。

（三）开展绩效评估试点

选取部分地区和医疗机构开展绩效评估试点，总结经验，逐步推广。

（四）强化绩效评估结果的应用

将评估结果与医疗机构的资源配置、薪酬待遇、人员选拔等挂钩，激励医疗机构提高服务质量。

（五）加强绩效评估的监督与反馈

定期对绩效评估工作进行监督检查，确保评估过程的公正性和评估结果的准确性。

通过这些措施，我国在医疗卫生领域的绩效评估取得了初步成效，但仍需进一步加强绩效评估制度建设，完善评估指标体系，提高评估的科学性和公正性，以促进医疗卫生服务质量和医疗资源的优化配置。

六、绩效评估的未来发展趋势

随着医疗卫生服务领域的不断发展和技术进步，绩效评估也将迎来新的发展机遇和挑战。未来，绩效评估可能会呈现以下发展趋势：

（一）数据驱动的绩效评估

随着大数据、人工智能等技术的不断发展，未来的绩效评估将更加依赖于数据驱动。通过收集和分析大量的医疗数据，可以更准确地评估医疗服务绩效，发现服务中的不足和短板。

（二）多维度、全方位的绩效评估

未来的绩效评估将更加注重多维度、全方位的评估。除了传统的医疗服务质量和效率外，还将考虑患者满意度、医疗安全、医疗成本等多个方面，以更全面、客观地反映医疗服务的整体绩效。

（三）绩效评估与质量改进的深度融合

未来的绩效评估将更加注重与质量改进的深度融合。通过持续的绩效评估，发现服务中的问题和不足，制定针对性的改进措施，并实施持续改进机制，推动医疗服务质量的不断提升。

（四）绩效评估的标准化和规范化

未来的绩效评估将更加注重标准化和规范化建设。通过制定统一的评估标准、方法和工具，确保评估结果的客观性和可比性；同时加强评估过程的规范化和透明化建设，提高评估结果的可信度和认可度。

综上所述，绩效评估在医疗卫生服务领域具有重要的意义和价值。通过不断完善和优化绩效评估体系，以及加强结果应用与激励机制的设计与实践，可以更好地推动医疗服务质量的提升，为人民群众提供更加优质、高效的医疗卫生服务。同时我们也需要认识到绩效评估面临的挑战和问题，积极应对和解决这些挑战和问题，以推动绩效评估工作的持续发展和进步。

（汪兆来）

第十一节　医疗卫生服务管理创新实践与评价体系构建

随着科技和社会进步，传统医疗卫生服务管理模式已难以适应复杂多变的医疗环境。创新实践和构建科学的评价体系成为提升医疗卫生服务质量和效率的关键。

一、创新实践的关键要素及作用

医疗卫生服务管理创新实践的关键要素包括：政策环境、服务体系、技术手段、协同合作和评价体系。这些要素相互关联，共同推动医疗卫生服务管理的创新与发展。其中，政策环境是基础，为创新实践提供制度保障和政策支持；服务体系是核心，关乎群众就医需求和满意度；技术手段是支撑，助力医疗服务质量和效率的提升；协同合作是关键，促进资源整合和共享；评价体系是保障，确保创新实践的持续优化和成效体现。

二、创新实践评价体系的构建与应用

构建科学、合理的医疗卫生服务管理创新实践评价体系对于推动创新实践具有重要意义。评价体系应包括以下几个方面：

（一）政策环境评价

评估政策支持力度、实施效果及完善程度，确保政策环境有利于创新实践的推进。

（二）服务体系评价

评估服务体系完整性、服务质量、服务满意度等，关注患者就医体验和需求满足。

（三）技术手段评价

评估技术创新能力、技术应用水平、技术成果转化等，促进医疗技术发展和应用。

（四）协同合作评价

评估跨部门、跨领域合作效率、效果及可持续性，促进医疗卫生服务资源有效整合。

（五）患者满意度评价

评估患者对创新实践的满意度及反馈意见，以患者需求为导向，持续优化创新实践。

三、创新实践案例与评价体系应用分析

下面将重点关注医疗卫生服务管理领域的创新实践案例，如城市医疗集团、远程医疗服务等，并结合评价体系对其进行深入剖析。通过研究这些案例，我们可以更加全面

地了解创新实践在提升医疗服务质量、满足群众需求、降低医疗成本等方面所取得的积极成果，为我国医疗卫生服务管理创新提供有益的借鉴。

（一）城市医疗集团创新实践案例分析

城市医疗集团创新实践案例涉及政策环境、服务体系、技术手段、协同合作等多个方面。首先，政策环境的支持为创新实践提供了有力的保障。政府出台了一系列政策，鼓励城市医疗集团的发展，创新医疗服务模式。其次，服务体系的建设是提高医疗服务质量的关键。城市医疗集团通过整合各类医疗资源，建立了全面的服务体系，满足了群众多元化的医疗需求。此外，技术创新和协同合作的推进也发挥了重要作用。通过信息技术的应用，实现了医疗信息共享和资源优化配置，提升了医疗服务效率。最后，患者满意度的提升是衡量创新实践成效的重要指标。城市医疗集团创新实践取得了显著的成果，患者满意度持续提升，为医疗卫生服务管理创新提供了成功经验。

（二）远程医疗服务创新实践案例分析

远程医疗服务创新实践案例同样具有政策环境、服务体系、技术手段、协同合作等方面的优势。政策环境的优化为远程医疗服务创新提供了强大支持，推动了远程医疗服务的快速发展。服务体系的建设方面，远程医疗服务创新实践通过构建全面、高效的服务体系，实现了医疗资源的合理配置，满足了患者需求。技术创新方面，远程医疗服务充分利用互联网、大数据等先进技术，提升了医疗服务质量和效率。协同合作方面，远程医疗服务创新实践打破了地域和医疗机构之间的壁垒，实现了医疗资源共享和互补。患者满意度方面，远程医疗服务创新实践取得了良好的成效，患者满意度不断提高。

对比分析这两个案例，可发现医疗卫生服务管理创新实践具有以下经验和启示：

1）政策环境的支持是医疗卫生服务管理创新实践的基础，政府部门应持续关注医疗卫生服务领域的发展，出台相关政策，为创新实践提供有力保障。

2）服务体系的建设是提高医疗服务质量的关键，医疗卫生机构应不断完善服务体系，满足群众多元化的医疗需求。

3）技术创新和协同发展是提高医疗服务效率的重要途径，医疗卫生服务领域应积极引入先进技术，推动医疗机构之间的协同发展。

4）患者满意度的提升是衡量创新实践成效的重要标准，医疗卫生服务管理创新实践应始终关注患者需求，以提高患者满意度为目标。

5）评价体系的建立和完善对创新实践的持续优化具有重要意义。医疗卫生服务领域应建立健全评价体系，及时反馈创新实践的成果，为持续优化提供依据。

（汪兆来）

第十二节　医疗卫生服务管理的未来发展趋势

随着我国社会经济的快速发展，人口老龄化问题日益凸显，对医疗卫生服务管理带来了前所未有的挑战。为了更好地应对这一挑战，我们需要深入分析老龄化现状及趋势，了解老龄化对医疗卫生服务需求的影响，并提出针对性的应对策略与措施。

一、人口老龄化对医疗卫生服务管理的影响

（一）老龄化的现状及趋势分析

我国人口老龄化程度不断加剧，根据国家统计局数据，截至 2023 年，我国 60 岁及以上人口已达 2.54 亿，占总人口的 18.3%。预计到 2035 年，我国老龄人口将在 3 亿左右，占总人口的比重将超过 30%。老龄化问题已成为制约我国经济社会发展的重大课题。

（二）老龄化对医疗卫生服务的需求

随着老龄化问题的加剧，医疗卫生服务的需求呈现出以下特点：

1. 慢性病发病率上升

老龄化人群中，慢性病患者比例较高，对医疗服务需求较大。据统计，我国老年人群中，高血压、糖尿病、心脏病等慢性病的发病率呈上升趋势。

2. 康复护理需求增加

老年人因疾病、残疾等原因，康复护理需求较大。随着老龄化问题的加剧，康复护理服务需求将持续增长。

3. 心理健康需求增加

老年人心理健康问题日益凸显，心理关爱和心理疏导成为老龄化背景下医疗卫生服务的重要内容。

4. 居家养老医疗服务需求上升

随着家庭结构的变化，居家养老成为老龄化背景下的重要养老方式。因此，居家养老医疗服务需求逐渐凸显，迫切需要完善相关服务体系。

（三）应对策略与措施

针对老龄化对医疗卫生服务管理的影响，我国应采取以下措施：

1. 完善老龄化政策体系

制定适应老龄化发展的政策，加大对老年医疗卫生服务的投入，提高医疗服务质量和水平。

2. 优化医疗卫生资源配置

加大对基层医疗卫生服务的支持力度，提高基层医疗卫生服务能力，满足老年人基本医疗卫生需求。

3. 发展多元化养老模式

推动居家养老、社区养老和机构养老等多种养老方式的融合发展，为老年人提供全方位、多层次的养老服务。

4. 加强康复护理服务体系建设

加大对康复护理服务的支持力度，完善康复护理服务标准，提高康复护理服务质量。

5. 提高老年人医疗保障水平

完善老年人医疗保障制度，提高老年人医疗保障待遇，降低老年人看病负担。

6. 加强老年人心理健康服务

加大对老年人心理健康服务的投入，建立健全心理健康服务体系，提高老年人心理健康水平。

7. 加强医疗卫生服务人才队伍建设

加大人才培养力度，提高医疗卫生服务人才队伍的整体素质，为老年人提供优质的医疗卫生服务。

二、个性化、精准化医疗卫生服务发展趋势与实践

（一）个性化、精准化服务需求背景

随着我国经济社会的快速发展，人民生活水平不断提高，人们对健康的需求也越来越高。传统的医疗卫生服务已经无法满足人们日益增长的健康需求，特别是在疾病预防和健康管理方面。在这样的背景下，个性化、精准化医疗卫生服务应运而生。个性化、精准化服务以个体为中心，注重患者的特异性需求，旨在为每个人提供最适合其自身需求的医疗卫生服务。这不仅可以提高患者的治疗效果，还能有效降低医疗资源浪费，提升整体医疗服务水平。

（二）发展趋势及前景展望

1. 政策支持

近年来，我国政府高度重视个性化、精准化医疗卫生服务的发展，出台了一系列政策措施加以推动。例如，国家《"十三五"卫生与健康规划》明确提出要发展个性化、精准化医疗服务，为相关领域的发展提供了有力保障。

2. 科技创新

个性化、精准化医疗服务离不开先进的技术支持。生物科技、信息技术、大数据等领域的发展，为医疗卫生服务提供更多创新可能性。基因检测、人工智能等技术在医疗卫生领域的应用，使医生能够对患者进行更为精准的诊断和治疗，提高疗效。

3. 市场需求

随着人们健康意识的增强，越来越多的人开始关注个性化、精准化医疗服务。尤其是在老龄化社会背景下，慢性病防治、健康管理等方面的需求迅速增长，为个性化、精准化医疗服务提供了广阔的市场空间。

4. 社会资本参与

随着医疗卫生体制改革的深入，社会资本逐渐进入医疗卫生领域，推动个性化、精准化医疗服务的发展。各类医疗机构通过合作、重组等方式，提升服务能力和水平，满足患者的个性化需求。

未来，个性化、精准化医疗卫生服务将呈现以下发展趋势：一是服务范围不断扩大，涵盖预防、诊疗、康复等多个环节；二是技术手段不断创新，推动医疗卫生服务模式变革；三是行业竞争加剧，服务质量得到进一步提高。

（三）典型案例分享与启示

1. 典型案例

某医疗机构通过构建大数据平台，实现患者健康信息的全面、深度挖掘，为患者提供个性化、精准化的健康管理服务。平台可根据患者基因信息、生活习惯等因素，为其制定合适的预防、治疗方案，提高患者生活质量。

2. 启示

从上述案例可以看出，个性化、精准化医疗服务的发展需依托先进的技术手段，实现患者健康信息的全面收集和分析。同时，医疗机构要注重搭建资源共享平台，提高服务质量和效率。此外，政府、企业、社会各方要共同参与，形成推动个性化、精准化医疗服务发展的合力。

总之，个性化、精准化医疗卫生服务是未来医疗卫生领域的重要发展方向。我国已经具备了良好的发展基础，但仍需在政策支持、技术创新、市场拓展等方面加大投入，推动医疗卫生服务模式的变革。通过典型案例的分享与分析，为我国个性化、精准化医疗卫生服务的发展提供借鉴和启示。

三、智能化技术在医疗卫生服务管理中的应用前景与挑战

（一）智能化技术应用现状

1. 智能化技术在医疗卫生服务中的具体应用

1）电子病历系统：电子病历系统可以实现患者病历的数字化管理，提高医疗信息的准确性和完整性，为医生提供更为详细的诊断依据。

2）医疗大数据分析：通过对海量医疗数据的挖掘和分析，为临床决策提供数据支持，提高医疗服务质量和效率。

3）智能诊断系统：借助人工智能技术，计算机可以辅助医生进行诊断，提供更为精准的治疗方案。

4）远程医疗服务：通过网络技术，实现医疗资源的优化配置，让患者在家就能享受到优质的医疗服务。

5）智能医疗器械：如智能床、智能药盒等，这些设备可以实现对患者生活的自动化管理，降低医护人员的劳动强度。

2. 各类医疗卫生机构智能化技术的采纳程度和应用

在我国，大中型医疗卫生机构在智能化技术的采纳和应用方面相对较为积极，部分小型医疗卫生机构也在逐步跟进。然而，仍有部分基层医疗卫生机构由于资金、技术等原因，智能化技术的应用程度较低。

3. 智能化技术在医疗卫生服务中的优势和局限性

1）优势

（1）提高医疗服务质量：智能化技术可以实现医疗资源的优化配置，提高诊断和治疗的准确性。

（2）提高医疗效率：通过自动化和信息化手段，降低医护人员的工作负担，提高工作效率。

（3）降低医疗成本：智能化技术可以实现医疗设备、药品等资源的合理利用，降低医疗成本。

（4）改善患者体验：智能化技术有助于实现患者就诊的便捷化和个性化，提高患者满意度。

2）局限性

（1）技术瓶颈：部分智能化技术尚处于发展阶段，技术成熟度较低，可能影响其在医疗卫生服务中的应用效果。

（2）信息安全问题：医疗卫生信息涉及患者隐私，如何确保信息安全是一个亟待解决的问题。

（3）医疗资源分布不均：智能化技术在医疗卫生服务中的应用可能加剧医疗资源分布的不均衡，加大基层医疗卫生机构的压力。

（4）医护人员适应问题：智能化技术的广泛应用可能导致部分医护人员面临职业挑战，需要加强培训和适应。

总之，智能化技术在医疗卫生服务管理中的应用具有广阔的前景，但仍需克服一系列挑战，推动医疗卫生服务向更高质量、更高效率的方向发展。

（二）应用前景及优势

1. 智能化技术在医疗卫生服务中的发展趋势

随着科技的飞速发展，智能化技术逐渐融入医疗卫生服务领域。从现状来看，智能化技术在医疗卫生服务中的发展趋势主要表现在以下几个方面。

1）大数据与人工智能的深度融合：大数据技术在医疗卫生领域的应用为人工智能提供了丰富的数据来源，使得医疗决策更加精准。通过深度学习、自然语言处理等人工智能技术，实现对医疗数据的挖掘和分析，为临床诊断、治疗和预防提供有力支持。

2）远程医疗与智能设备的普及：远程医疗技术的发展使得患者可以在家接受诊断和治疗，降低医疗成本。同时，智能设备的广泛应用（如智能手环、智能手表等）为患者提供实时健康数据，便于医生对患者病情进行监测和评估。

3）个性化医疗与精准治疗：基于基因测序、生物信息学等技术的快速发展，个性化医疗逐渐成为现实。通过对患者基因信息的分析，为患者提供个性化的治疗方案，实现精准医疗。

2. 医疗卫生服务领域对智能化技术的需求和期望

在医疗卫生服务领域，智能化技术具有广泛的应用前景，可满足以下几个方面的需求和期望：

1）提高医疗服务质量：通过智能化技术，提高医疗诊断和治疗的准确性，降低误诊率，确保患者得到及时、有效的治疗。

2）提高医疗服务效率：利用智能化技术优化医疗资源配置，缩短患者等待时间，降低医疗机构运营成本。

3）改善患者就医体验：通过智能化手段，实现患者信息查询、预约挂号、在线咨询等功能，方便患者就医。

4）加强医疗安全管理：利用智能化技术对医疗数据进行监测和分析，发现异常情况及时预警，防范医疗安全风险。

3. 智能化技术为医疗卫生服务带来的潜在优势和变革

智能化技术在医疗卫生服务领域的应用将带来以下几个方面的优势和变革：

1）医疗决策更加精准：借助大数据和人工智能技术，医疗决策将更加科学、精准，提高医疗服务的质量和效率。

2）医疗资源优化配置：智能化技术有助于实现医疗资源的精细化管理和优化配置，提高医疗服务水平，满足人民群众日益增长的医疗需求。

3）医疗服务模式创新：智能化技术推动医疗服务从传统的"以疾病为中心"向"以健康为中心"转变，实现预防、诊疗、康复等全过程的健康管理。

4）医疗产业链整合：智能化技术促进医疗产业链上下游企业协同发展，实现医疗、医药、医保等领域的深度融合，推动医疗卫生服务体系建设。

（三）面临挑战与解决思路

1. 智能化技术在医疗卫生服务中面临的困难和问题

智能化技术在医疗卫生服务中的应用虽然为医疗服务带来了诸多便利，但也存在一些困难和问题。

首先，技术层面的问题。当前，我国的智能化技术在医疗卫生服务中的应用尚处于起步阶段，技术研发和实际应用之间的衔接存在一定的滞后性。此外，技术的成熟度和稳定性也有待提高，以满足医疗卫生服务的高标准要求。

其次，智能化技术在医疗卫生服务中的应用面临着数据质量和标准化的问题。医疗卫生数据量大、种类繁多，但质量参差不齐，给智能化技术的应用带来了困难。此外，数据标准化程度低，不同系统之间的数据交换和共享存在障碍，限制了智能化技术在医疗卫生服务中的发挥。

2. 相关政策法规和标准体系的完善与调整

为应对智能化技术在医疗卫生服务中带来的挑战，我国需要不断完善和调整相关政策法规和标准体系。一方面，加强顶层设计，出台相关政策鼓励和支持智能化技术在医疗卫生服务中的应用；另一方面，制定和完善相关技术标准和规范，确保智能化技术在医疗卫生服务中的安全、有效和可持续。

3. 智能化技术在医疗卫生服务中的安全保障和隐私保护

随着智能化技术在医疗卫生服务中的广泛应用，信息安全成为不容忽视的问题。医疗卫生数据涉及患者的隐私，如何确保数据安全成为关键挑战。为此，我国需加强信息安全防护措施，建立完善的数据安全体系和隐私保护机制，确保患者信息安全。

4. 跨学科合作与人才培养，提升医疗卫生服务智能化水平

智能化技术在医疗卫生服务中的应用需要跨学科的合作与支持。医疗卫生领域与信息技术领域的专家和实践者需要加强交流与合作，共同推动医疗卫生服务智能化的发展。此外，培养一批具备医疗卫生知识和智能化技术能力的专业人才，成为提升医疗卫生服务智能化水平的关键。

5. 智能化技术在医疗卫生服务中的推广策略与实践

为加快智能化技术在医疗卫生服务中的应用，我国需要制定切实可行的推广策略与实践。首先，在政策层面，加大对智能化技术在医疗卫生服务中的应用的支持力度，推动医疗卫生机构开展智能化技术试点项目。其次，通过宣传教育、培训等方式，提高医疗卫生人员对智能化技术的认知和应用能力。最后，发挥市场机制作用，鼓励和引导社会资本投入智能化医疗卫生服务领域，形成多元化的投资和发展格局。

四、跨部门、跨领域协同合作与创新路径探索

（一）协同合作的重要性

随着社会的发展和医疗技术的进步，医疗卫生服务管理面临着越来越多的挑战。这些挑战不仅来自于医疗资源的分配和利用，还来自于医疗卫生服务需求的不断增长和医疗保健体制的改革。在这种背景下，跨部门、跨领域的协同合作成为推动医疗卫生服务管理创新和发展的重要手段。

跨部门协同合作可以有效整合不同部门之间的资源，形成合力，提高医疗卫生服务管理的效率。通过政府、医疗机构、企业、社会组织等多方共同参与，可以实现信息共享、技术交流和资源互补，为医疗卫生服务管理提供全方位的支持。

（二）创新路径与方法

在跨部门、跨领域协同合作的基础上，医疗卫生服务管理需要探索创新路径与方法，以应对日益严峻的挑战。以下是一些建议：

1. 政策创新

制定有利于医疗卫生服务管理创新的政策，鼓励部门间、领域间的合作，为创新提供制度保障。

2. 技术创新

推动医疗卫生技术与现代科技相结合，例如大数据、人工智能、物联网等，提高医疗服务质量和效率。

3. 服务创新

探索多元化、个性化的医疗服务模式，如家庭医生、远程医疗等，满足人民群众多样化的健康需求。

4. 管理创新

引入现代管理理念和方法，如精细化管理、绩效考核等，提升医疗卫生服务管理水平。

5. 人才培养创新

加强医疗卫生人才培养，提高医疗服务队伍的整体素质，为医疗卫生服务管理创新

提供人才支持。

6. 文化创新

传承和发扬中华优秀传统文化，培育健康文化，提高公众的健康素养。

（三）成功案例分享与启示

1. 案例一

某城市建立全民健康信息平台，通过政府、医疗机构、企业等多方合作，实现医疗资源共享、信息互通，方便群众就医，提高医疗服务效率。

2. 案例二

某地区开展"家庭医生"服务模式，通过医生与患者建立长期稳定的服务关系，提供个性化、连续性的医疗服务，满足群众多样化健康需求。

3. 案例三

某医疗机构与互联网企业合作，探索"互联网＋"医疗服务，实现线上预约、远程会诊等功能，方便患者就医，提高医疗服务质量。

4. 案例四

某省份加强公共卫生体系建设，通过跨部门协同合作，提高应对重大疫情和突发公共卫生事件的能力。

从这些成功案例中，我们可以看到跨部门、跨领域协同合作与创新路径探索在医疗卫生服务管理中的重要作用。他山之石，可以攻玉。通过不断学习和借鉴成功经验，我国医疗卫生服务管理必将迎来更加美好的未来。

五、医疗卫生服务管理创新实践与评价体系构建

（一）创新实践的关键要素及作用

医疗卫生服务管理创新实践的关键要素包括政策环境、服务体系、技术手段、协同合作和评价体系。这些要素相互关联，共同推动医疗卫生服务管理的创新与发展。其中，政策环境是基础，为创新实践提供制度保障和政策支持；服务体系是核心，关乎群众就医需求和满意度；技术手段是支撑，助力医疗服务质量和效率的提升；协同合作是关键，促进资源整合和共享；评价体系是保障，确保创新实践的持续优化和成效体现。

（二）创新实践与评价体系的构建与应用

构建科学、合理的医疗卫生服务管理创新实践评价体系对于推动创新实践具有重要意义。评价体系应包括以下几个方面：

1. 政策环境评价

评估政策支持力度、政策实施效果及政策完善程度，确保政策环境有利于创新实践的推进。

2. 服务体系评价

评估服务体系完整性、服务质量、服务满意度等，关注患者就医体验和需求满足。

3. 技术手段评价

评估技术创新能力、技术应用水平、技术成果转化等，促进医疗技术的发展和应用。

4. 协同合作评价

评估跨部门、跨领域协同合作的效率、效果及可持续性，推动医疗卫生服务资源的有效整合。

5. 患者满意度评价

评估患者对医疗卫生服务管理创新实践的满意度及反馈意见，以患者需求为导向，持续优化创新实践。

（三）创新实践案例与评价体系的应用分析

下面将重点关注医疗卫生服务管理领域的创新实践案例，如城市医疗集团、远程医疗服务等，并结合评价体系对其进行深入剖析。通过研究这些案例，我们可以更加全面地了解创新实践在提升医疗服务质量、满足群众需求、降低医疗成本等方面所取得的积极成果，为我国医疗卫生服务管理创新提供有益的借鉴。

1. 城市医疗集团创新实践案例分析

城市医疗集团创新实践案例涉及政策环境、服务体系、技术手段、协同合作等多个方面。首先，政策环境的支持为创新实践提供了有力的保障。政府出台了一系列政策，鼓励城市医疗集团的发展，创新医疗服务模式。其次，服务体系的建设是提高医疗服务质量的关键。城市医疗集团通过整合各类医疗资源，建立了全面的服务体系，满足了群众多元化的医疗需求。此外，技术创新和协同合作的推进也发挥了重要作用。通过信息技术的应用，实现了医疗信息共享和资源优化配置，提升了医疗服务效率。最后，患者满意度的提升是衡量创新实践成效的重要指标。城市医疗集团创新实践取得了显著的成果，患者满意度持续提升，为医疗卫生服务管理创新提供了成功经验。

2. 远程医疗服务创新实践案例分析

远程医疗服务创新实践案例同样具有政策环境、服务体系、技术手段、协同合作等方面的优势。政策环境的优化为远程医疗服务创新提供了强大的支持，推动了远程医疗服务的快速发展。服务体系的建设方面，远程医疗服务创新实践通过构建全面、高效的服务体系，实现了医疗资源的合理配置，满足了患者的需求。技术创新方面，远程医疗服务充分利用互联网、大数据等先进技术，提升了医疗服务质量和效率。协同合作方面，远程医疗服务创新实践打破了地域和医疗机构之间的壁垒，实现了医疗资源的共享和互补。患者满意度方面，远程医疗服务创新实践取得了良好的成效，患者满意度不断提高。

对比分析这两个案例，我们可以发现医疗卫生服务管理创新实践具有以下经验和启示：

1）政策环境的支持是医疗卫生服务管理创新实践的基础。政府部门应持续关注医疗卫生服务领域的发展，出台相关政策，为创新实践提供有力保障。

2）服务体系的建设是提高医疗服务质量的关键。医疗卫生机构应不断完善服务体系，满足群众多元化的医疗需求。

3）技术创新和协同发展是提高医疗服务效率的重要途径。医疗卫生服务领域应积极引入先进技术，推动医疗机构之间的协同发展。

4）患者满意度的提升是衡量创新实践成效的重要标准。医疗卫生服务管理创新实践应始终关注患者需求，以提高患者满意度为目标。

5）评价体系的建立和完善对创新实践的持续优化具有重要意义。医疗卫生服务领域应建立健全评价体系，及时反馈创新实践的成果，为持续优化提供依据。

（汪兆来）

第四章　卫生政策与法规

　　卫生政策与法规是医疗卫生管理的基础，包括国家制定的卫生法律、法规和政策，以及医疗机构内部的规章制度。这些政策和法规为医疗卫生服务提供了指导和规范。政府通过制定和实施卫生政策、卫生法规和标准、规划，对医疗卫生服务进行宏观调控和指导，确保医疗服务的公平性、有效性、可及性和高质量。这些政策、法规涉及医疗卫生资源的配置、医疗卫生服务的提供、医疗卫生行业的监管等方面，旨在保障人民群众的基本医疗卫生需求得到满足。

第一节　概　述

　　随着社会的快速发展和人民生活水平的不断提高，健康已成为人们关注的话题之一。医疗卫生管理作为保障人民健康的重要手段，其重要性日益凸显。而卫生政策与法规作为医疗卫生管理的重要组成部分，对于规范医疗服务行为、提高医疗卫生服务质量、保障人民健康权益具有十分重要的作用。

一、卫生政策与法规的定义与重要性

（一）卫生政策与法规的定义

　　卫生政策是指国家或政府为了保障人民健康、提高医疗卫生服务水平、优化卫生资源配置而制定的一系列方针、原则、措施和办法。它涉及公共卫生、医疗服务、药品管理、医疗保障等多个领域，是医疗卫生事业发展的指导和保障。

　　卫生法规是指调整人们在医疗卫生活动中所形成的各种社会关系的法律规范的总称。它包括国家卫生法律法规、地方卫生法规与规章以及国际卫生法规等，是规范医疗卫生服务行为、维护医疗市场秩序、保障人民群众健康的重要法律依据。

（二）卫生政策与法规的重要性

　　卫生政策与法规是国家对卫生领域进行规范化管理的重要手段，其重要性在我国社会发展中具有不言而喻的地位。以下是卫生政策与法规重要性的一些具体体现：

　　1. 保障人民群众身体健康

　　卫生政策与法规的主要目的就是保障人民群众的身体健康。卫生政策与法规为医疗卫生事业的发展提供了指导和保障，确保了医疗卫生服务的公平、可及和质量，通过对医疗卫生服务、公共卫生事件、食品安全、药品管理等领域的规范，确保人民群众能够享受到安全、有效、优质的医疗卫生服务，预防、控制和消除疾病，降低疾病发生率，提高全民健康水平。

　　2. 促进医疗卫生事业健康发展

　　卫生政策与法规对于医疗卫生事业的健康发展具有重要的引导和保障作用。卫生政策与法规的制定和实施，有助于完善医疗卫生服务体系，优化医疗卫生资源配置，提高医疗卫生服务质量，推动医疗卫生科技创新，从而确保医疗卫生事业在可持续发展的轨道上前进。

3. 维护社会公平正义

卫生政策与法规在维护社会公平正义方面发挥着重要作用。通过保障公民享有基本医疗卫生服务、加大对基层医疗卫生事业的投入、促进医疗卫生资源均衡配置等措施，有助于缩小城乡、区域之间的医疗卫生服务差距，实现全体人民公平享有医疗卫生服务，促进社会公平正义。

4. 提高国家公共卫生水平

卫生政策与法规对国家公共卫生水平的提升具有至关重要的作用。通过对公共卫生事件进行有效防控、加强疫苗管理、提高环境卫生水平等措施，有助于预防和控制各类传染病、慢性病等疾病的发生，降低公共卫生风险，保障国家安全和人民生命财产安全。

5. 引导和规范医疗卫生行业行为

卫生政策与法规对于医疗卫生行业行为的规范具有不可或缺的作用。通过对医疗卫生机构、医务人员、药品企业等的行为进行规范，遏制医疗卫生行业的不正之风和腐败现象，维护医疗卫生行业的良好秩序，规范了医疗服务行为，提高了医疗卫生服务质量，保障了人民的健康权益。

总之，卫生政策与法规在我国社会发展中具有举足轻重的地位。我们应当充分认识其重要性，不断加强卫生政策与法规的制定和实施，为构建更加完善的医疗卫生体系、保障人民群众身体健康、促进社会公平正义、提高国家公共卫生水平、引导和规范医疗卫生行业行为、促进国际交流与合作提供有力支持。

二、研究背景与意义

当前，我国医疗卫生事业面临着诸多挑战和问题，如医疗资源分布不均、医疗服务质量参差不齐、医疗费用负担过重等。这些问题的存在严重制约了我国医疗卫生事业的发展和人民健康水平的提高。因此，加强卫生政策与法规的研究和实践显得尤为重要。

（一）研究卫生政策与法规的背景

卫生政策与法规对于保障国民健康安全、促进国家医疗卫生事业的发展具有重要意义。随着我国社会经济的快速发展，人民生活水平的不断提高，对医疗卫生服务的需求也日益增长；随着医学模式的转变和人民健康需求的提高，传统的医疗卫生管理模式已经难以适应新形势下的需求。与此同时，全球卫生问题的复杂性和不确定性日益凸显，卫生政策与法规的研究成为我国卫生事业发展的关键环节。

一方面，卫生政策与法规需要不断适应国家发展和社会需求的变化。例如，在新冠疫情背景下，我国政府高度重视卫生政策的研究与制定，出台了一系列针对疫情防控、救治、康复等方面的政策法规，为战胜疫情提供了有力保障。另一方面，卫生政策与法规还需要应对国际卫生合作、贸易往来等方面的挑战。世界贸易组织涉及卫生的有关工作，就需要我们积极参与和应对。

通过深入研究卫生政策与法规，不断完善相关体系，有助于应对国内外卫生挑战，保障国民健康安全，推动我国医疗卫生事业持续发展。

（二）研究卫生政策与法规的意义

在当今社会，卫生政策与法规的研究显得尤为重要。卫生政策与法规是保障人民群众健康权益、维护国家公共卫生安全、促进医疗卫生事业发展的基石。深入研究卫生政策与法规，对于完善我国医疗卫生体系、提高医疗服务质量和效率、促进社会和谐与进步具有深远意义。

首先，通过深入研究和探讨卫生政策与法规的理论和实践问题，可以为我国医疗卫生事业的发展提供科学依据和决策支持，研究卫生政策与法规有助于提高卫生政策的科学性和合理性。卫生政策与法规的制定需要充分考虑社会、经济、文化和卫生领域的实际情况，通过研究国内外卫生政策的发展趋势、成功经验和存在问题，可以为政策制定者提供有力依据，确保卫生政策更好地服务于人民群众。

其次，研究卫生政策与法规有助于完善医疗卫生法规体系。医疗卫生法规是卫生政策的具体化和法制化，对于规范医疗卫生行为、保障医疗卫生服务质量和安全具有重要意义。通过对卫生法规的研究，可以发现现有法规的不足和漏洞，为完善法规体系提供参考，从而确保医疗卫生活动的合法性、合规性；通过不断完善和创新卫生政策与法规体系，可以更好地保障人民的健康权益，提高人民的健康水平和生活质量。

再次，研究卫生政策与法规有助于加强医疗卫生监管力度。卫生政策与法规是医疗卫生监管的依据和保障，只有深入了解和掌握卫生政策与法规，才能更好地开展监管工作，保障医疗卫生服务质量和安全。此外，研究卫生政策与法规还有助于提高医疗卫生行业自律意识，引导医疗卫生机构和服务人员遵守法规，树立良好的行业风气。

最后，研究卫生政策与法规有助于提升国家公共卫生安全水平。公共卫生安全是国家安全的重要组成部分，研究卫生政策与法规可以为国家公共卫生安全提供有力保障。在全球化背景下，研究国际卫生政策与法规，有助于应对跨国传播的疾病疫情，加强国际合作，共同维护全球公共卫生安全。

总之，研究卫生政策与法规具有重要的现实意义。只有深入研究卫生政策与法规，才能更好地保障人民群众健康权益，促进医疗卫生事业的发展，维护国家公共卫生安全，为实现全面建设社会主义现代化国家的目标做出积极贡献。

（汪兆来）

第二节　卫生政策概述

一、卫生政策的定义与分类

卫生政策是指国家、政府或相关机构为了保障和提高公众健康水平而制定的一系列方针、策略、计划和行动。它旨在指导和影响医疗卫生领域的行为和决策，通过规范、引导、协调和优化卫生资源配置，改善医疗卫生服务，预防和控制疾病，提高人民的生活质量。它是保障人民健康、促进卫生事业发展的重要手段。

卫生政策可以根据不同的维度进行分类，如：

1. 按政策层级分类

国家级卫生政策、地方级卫生政策、区域卫生政策等。

2. 按政策领域分类

公共卫生政策、医疗服务政策、药品政策、医疗保障政策等。

3. 按政策目标分类

健康促进政策、疾病预防控制政策、医疗卫生服务改善政策等。

二、卫生政策的发展历程

卫生政策的发展通常与国家的经济社会发展、人民健康需求的变化以及医学科技的进步密切相关。一般来说，卫生政策的发展可以分为以下几个阶段：

1. 传统医疗保健阶段

以个体治疗为主，卫生政策侧重于医疗服务和药品管理。

2. 公共卫生阶段

19世纪末至20世纪初，传染病防控成为卫生政策的核心任务，卫生防疫机构逐渐建立。

3. 社会卫生阶段

20世纪中期至后期，卫生政策关注社会卫生保障体系的建设，包括医疗保障、医疗服务等。

4. 全面健康促进阶段

20世纪末至今，卫生政策强调预防为主，倡导全社会参与，促进健康公平。

在全面健康促进阶段，我国卫生政策的发展取得了显著成果。首先，政策层面高度重视人民健康，将健康中国战略纳入国家发展规划，明确提出建设健康中国的目标。在此基础上，我国制定并实施了一系列相关法律法规，以确保人民群众的健康权益得到有效保障。

其次，卫生服务体系不断完善。在这个阶段，我国大力加强基层医疗卫生服务体系建设，提升基层医疗卫生服务能力，使城乡居民能够享受到更加便捷、高效、安全的医疗服务。同时，通过深化医改，创新医疗服务模式，推动医疗卫生事业高质量发展，为人民群众提供更加优质的健康服务。

再次，公共卫生事业得到长足发展。我国在防控传染病、慢性病等方面取得了世界瞩目的成果。通过加强疫情监测、完善疫苗接种制度、提高卫生防护设施水平等措施，成功应对了多次疫情挑战，确保了人民群众的生命安全和身体健康。

此外，健康教育和健康促进活动广泛开展。政府、企事业单位、社会组织和公民个人共同参与，推动健康生活方式和健康观念的普及，提高全民健康素养，形成全民关注健康、追求健康的社会氛围。

在未来，我国卫生政策将继续与时俱进，适应社会发展需求。一方面，要继续完善医疗卫生体系，提高医疗服务质量和效率，满足人民群众多样化、个性化的健康需求。

另一方面，要加强健康政策研究与创新，积极探索适应人口老龄化、慢性病患者增加等新形势的卫生政策，为全体人民提供更加全面、周到的健康保障。

总之，我国卫生政策发展历程展示了我国在医疗卫生领域取得的巨大成就。在新的历史阶段，我国将继续秉持人民至上、健康至上的原则，不断优化卫生政策，努力提高人民群众的健康水平，为实现中华民族伟大复兴的中国梦奠定坚实健康基础。

三、卫生政策制定的原则与程序

（一）卫生政策制定的原则

卫生政策的制定应遵循一定的原则，以确保政策的科学性、合理性和可行性。这些原则包括：

1. 民生导向

以人民群众健康需求为导向，保障人民基本卫生服务需求。

2. 公平性原则

卫生政策应确保所有人都能公平地获得医疗卫生服务，促进卫生资源合理配置，消除健康不平等现象。

3. 可持续性原则

卫生政策应考虑到经济、社会和环境的可持续性，确保其在长期内能够稳定实施，适应社会经济发展变化。

4. 科学性原则

卫生政策应基于科学的证据和数据进行制定，充分运用医学、卫生经济学等学科知识，确保政策合理性和有效性。

5. 参与性原则

卫生政策制定过程应广泛听取各方意见，确保利益相关者的参与，确保政府、企业、社会组织和公众共同参与卫生政策制定和实施。

（二）卫生政策制定的程序

1. 调研与评估

对现有卫生状况、资源配置、政策实施效果等进行全面调查和评估。

2. 制定目标与战略

根据调研结果，明确卫生政策目标和战略方向。

3. 拟定政策草案

相关部门起草政策文件，明确政策措施和实施步骤。

4. 征求意见

广泛征求各级政府、相关部门、专家学者和公众的意见。

5. 审批与发布

政策草案经过完善后，报请上级部门审批，正式发布实施。

6. 政策实施与监督

相关部门和地方政府负责落实政策，定期对实施情况进行监督检查。

7. 评估与调整

根据政策实施效果，对卫生政策进行评估和调整，不断完善。

通过以上对卫生政策的定义、发展历程、制定原则与程序的阐述，我们可以更好地理解卫生政策在我国卫生事业发展中的重要地位和作用。卫生政策对于推动卫生事业改革与发展，保障人民群众健康权益具有举足轻重的作用。在新时代背景下，我们需要不断完善和优化卫生政策，为构建更加完善的卫生体系，实现全民健康目标共同努力。

（汪兆来）

第三节　卫生法规体系

卫生法规体系是国家法律法规体系的重要组成部分，它为保障人民群众身体健康、维护公共卫生安全、促进卫生事业发展提供了有力的法制保障。

一、卫生法规的概念

卫生法规是指国家制定或认可，并由国家强制力保障实施，用以调整卫生领域中各种社会关系的法律规范的总和。是为了保障人民的身体健康，发展卫生事业而制定的有关卫生工作的法律、法令、条例、规程等具有法律规范性文件的总称。

二、卫生法规的层次

在我国，卫生法规体系健全且层次分明，涵盖了从国家法律、行政法规、地方性法规、部门规章、规范性文件以及行业标准等多个层次。这些法规为我国卫生事业的发展和公共卫生安全提供了有力的法制保障。

（一）国家法律

卫生领域的最高法律法规，具有权威性和强制性。如《中华人民共和国宪法》《中华人民共和国传染病防治法》《中华人民共和国食品安全法》等，这些法律为全国范围内的卫生工作提供了法律依据。

（二）行政法规

国务院颁布的具有法律效力的规范性文件，对全国范围内的卫生工作具有重要指导作用。如《突发公共卫生事件应急条例》《疫苗流通和预防接种管理条例》等。

（三）地方性法规

各省级人民代表大会及其常委会根据本地区的实际情况，制定的卫生相关法规。如《北京市食品安全条例》《上海市公共卫生条例》等，这些法规为地方卫生工作提供了法律依据。

（四）部门规章

国务院各部门、各省（自治区、直辖市）人民政府有关部门制定的，针对本部门或本地区卫生工作的规范性文件。如国家卫生健康委员会发布的《医疗机构管理条例实施细则》《卫生监督执法检查规范》等。

（五）规范性文件

各级政府、政府部门和卫生机构发布的关于卫生工作的政策文件、通知等。如国家卫生健康委员会、国家中医药管理局发布的《关于加强中医药工作的意见》等。

（六）行业标准

卫生行业内部制定的，对卫生工作具有指导意义的标准。如国家卫生健康委员会发布的《医疗机构基本标准》《医用卫生材料生产质量管理规范》等。

卫生法规的层次结构清晰，相互衔接，形成了我国卫生法治体系的重要组成部分。这些法规在保障人民群众身体健康、维护公共卫生安全、促进卫生事业发展等方面发挥了重要作用。在今后的卫生工作中，我们应继续完善卫生法规体系，为构建更加健康的中国贡献力量。

（汪兆来）

第四节　卫生政策与法规的实践应用

卫生政策与法规的实践应用涉及公共卫生、医疗服务、药品与器械管理以及医疗保障等多个领域，下面分别对这些领域内的政策与法规的实践应用进行概述。

一、公共卫生政策与法规的实践应用

（一）传染病防治

建立传染病监测与报告系统，实施强制性的隔离和治疗措施，开展大规模的疫苗接种计划，加强国际合作和信息共享等。这些实践都是基于《传染病防治法》等相关法规的要求，以确保有效预防和控制传染病的传播。

（二）健康教育与促进

开展健康知识普及活动，制定健康教育和健康促进计划，推广健康生活方式，提供健康咨询和服务等。这些实践旨在提高公众的健康意识和自我保健能力，减少疾病的发生和传播。

二、医疗服务政策与法规的实践应用

（一）医疗机构管理

建立医疗机构设置规划和管理制度，实施医疗机构分类管理，加强医疗机构的监管和评估等。这些实践旨在确保医疗机构的合理布局和高效运行，提高医疗服务的质量和可及性。

（二）医疗服务质量与安全

制定医疗服务质量和安全标准，建立医疗质量管理和控制体系，实施医疗事故处理和纠纷调解机制等。这些实践旨在保障患者的权益和安全，提升医疗服务的质量和效率。

三、药品与器械管理政策与法规的实践应用

（一）药品审批与监管

建立药品注册审批制度，实施药品生产、流通和使用的全程监管，加强药品不良反应监测和召回制度等。这些实践旨在确保药品的安全性、有效性和质量可控性，保障公众用药安全。

（二）医疗器械注册与使用

建立医疗器械注册制度，实施医疗器械生产、流通和使用的监管，加强医疗器械不良事件监测和处置等。这些实践旨在确保医疗器械的安全性和有效性，提高医疗服务的水平和质量。

四、医疗保障政策与法规的实践应用

（一）医疗保险制度

建立覆盖全民的医疗保险制度，实施医疗保险费用的筹集、支付和管理等。这些实践旨在减轻患者的经济负担，提高医疗服务的可及性和公平性。

（二）医疗救助与社会福利

建立医疗救助制度，为贫困患者提供医疗费用补助；实施社会福利政策，为特殊群体提供医疗服务和健康保障等。这些实践旨在关注弱势群体，促进社会公平与和谐。

（汪兆来）

第五节　卫生政策与法规案例分析与讨论

一、国内外卫生政策与法规典型案例

（一）国内案例：中国的医疗卫生体制改革

1. 背景

自改革开放以来，中国的医疗卫生体制经历了多次改革，旨在提高医疗服务质量、效率和公平性。

2. 主要政策与法规

包括《关于深化医药卫生体制改革的意见》《"健康中国2030"规划纲要》等。

3. 实施效果

通过医疗保险制度改革、公立医院改革、基层医疗服务体系建设等措施，中国的医疗卫生服务能力和水平得到了显著提升，人民健康水平不断提高。

（二）国外案例

1. 美国的奥巴马医改（ACA）

1）背景：在奥巴马总统任期内，为了解决美国医疗保健系统存在的问题，如高昂的医疗费用、未保险人群等，推动了全面的医疗改革。

2）主要政策与法规：奥巴马医改法案于 2010 年签署成为法律，主要包括扩大医疗保险覆盖、改革保险市场、提高医疗服务质量等措施。

3）实施效果与争议：虽然该法案在一定程度上减少了未保险人群的数量，并提高了医疗保险的可及性，但同时也面临着诸多争议和挑战，如保险费用上涨、部分州政府反对等。

2. 英国的国家医疗服务体系（NHS）

1）背景：NHS 是英国公共医疗卫生服务体系的总称，自 1948 年建立以来，一直是英国卫生政策的核心。

2）主要政策与法规：NHS 提供全面的医疗服务，包括初级保健、二级保健（医院服务）以及长期护理等。其核心原则是基于需要而非支付能力来提供医疗服务。

3）实施效果：NHS 被认为是全球最成功的公共卫生系统之一，尽管面临着资金短缺和日益增长的需求压力。

3. 日本的医疗保健制度

1）背景：日本拥有世界上最为先进和高效的医疗保健系统。

2）主要政策与法规：日本的医疗保健制度包括强制性的社会保险计划（如健康保险和国民健康保险），以及公共和私人医疗服务提供者。政府通过一系列法规和政策来监管医疗服务的质量和价格。

3）实施效果：日本公民享有高质量、可负担的医疗服务，且预期寿命居世界前列。

4. 德国的社会医疗保险制度

1）背景：德国的社会医疗保险制度是其社会保障体系的重要组成部分。

2）主要政策与法规：德国的社会医疗保险制度是基于强制性的社会贡献，覆盖了大约 90％ 的人口。政府通过法律规定医疗保险的范围、条件和待遇。

3）实施效果：德国的医疗保险制度为其公民提供了全面、高质量的医疗服务保障。

5. 法国的医疗卫生体系

1）背景：法国的医疗卫生体系被认为是世界上最有效的医疗卫生体系。

2）主要政策与法规：法国政府通过法律规定了医疗服务的提供、质量控制和融资机制。其医疗卫生体系包括公立医院、私立医院和社区卫生服务中心等。

3）实施效果：法国公民享有平等、高质量的医疗服务，且政府在医疗卫生方面的支出占国内生产总值的比例较高。

这些国家的卫生政策与法规案例各具特色，但都体现了政府对公民健康福祉的重视和承诺。通过比较和分析这些案例，可以为其他国家的医疗卫生改革提供有益的借鉴和启示。

二、案例分析与讨论

（一）中国的医疗卫生体制改革

1. 分析

中国的医疗卫生体制改革历经数十年，其核心目标是提高医疗服务质量、效率和公平性。通过政府主导的一系列改革措施，如医疗保险制度改革、公立医院改革和基层医疗服务体系建设，中国的医疗卫生服务能力和水平得到了显著提升。

2. 讨论

1）成效显著：改革使得更多人能够享受到基本医疗服务，医疗保险覆盖率大幅提高，医疗服务质量也有所提升。

2）面临的挑战：尽管取得了显著成效，但中国的医疗卫生体制仍面临一些挑战，如城乡之间、地区之间的医疗资源分配不均，以及医疗服务价格上涨等问题。

3）未来方向：未来，中国需要进一步优化医疗资源配置，加强基层医疗服务能力，推进医疗卫生信息化建设，以及深化公立医院改革等，以持续提高医疗服务质量和效率。

（二）美国的奥巴马医改

1. 分析

奥巴马医改是美国历史上一次重大的医疗卫生体制改革。其核心目标是扩大医疗保险覆盖，降低医疗费用，并提高医疗服务质量。通过一系列政策措施，如强制个人购买医疗保险、扩大医疗补助计划的覆盖范围、设立医疗保险交易所等，奥巴马医改在一定程度上实现了其目标。

2. 讨论

1）取得的成果：奥巴马医改使得更多没有医疗保险的美国人获得了保障，降低了未保险率。同时，通过一些措施控制了医疗费用的增长。

2）面临的争议与挑战：奥巴马医改在实施过程中也面临了诸多争议和挑战。一方面，保险费用的上涨使得一些人对医改的成效产生怀疑；另一方面，医改政策在共和党主导的州政府中遭遇抵制和诉讼。

3）未来展望：随着政治环境的变化和医疗技术的进步，美国的医疗卫生体制仍需不断改革和完善。未来，美国政府需要在平衡各方利益、控制医疗费用增长和提高医疗服务质量等方面做出更多努力。同时，也可以借鉴其他国家的成功经验，以寻求更有效的解决方案。

（三）英国的国家卫生服务

1. 分析

NHS自建立以来，始终坚持为全体公民提供基于需求的免费医疗服务。这一制度确保了公民在面临健康问题时，不会因经济原因而无法获得必要的医疗服务。NHS的成功在于其全面的覆盖范围和以患者为中心的服务理念。

2. 讨论

1）制度优势：NHS 的核心理念是公平和普遍主义，确保所有人都能获得高质量的医疗服务，无论其社会地位和经济状况如何。这种制度的优势在于减少了社会不平等在健康领域的体现。

2）可持续性挑战：随着人口老龄化和医疗技术的进步，NHS 面临着日益增长的需求和资金压力。如何保持 NHS 的可持续性和服务质量，是英国政府面临的重要挑战。

3）国际借鉴：其他国家可以从 NHS 中学习如何建立全面覆盖的医疗卫生体系，并注重以患者为中心的服务理念。同时，也需要关注如何应对日益增长的医疗需求和资金压力。

（四）日本的医疗保健制度

1. 分析

日本的医疗保健制度以其高效、高质量和低负担而著称。通过强制性的社会保险计划和严格的医疗服务监管，日本实现了全民覆盖和高水平的医疗服务。此外，日本还注重预防保健和健康教育，以降低医疗需求和成本。

2. 讨论

1）制度特色：日本的医疗保健制度强调政府、保险机构和医疗服务提供者之间的紧密合作与监管。这种制度特色确保了医疗服务的公平性和高质量。

2）面临的挑战：尽管日本的医疗保健制度运行良好，但随着人口老龄化和医疗需求的增长，如何保持制度的可持续性和服务质量成为重要议题。

3）国际启示：其他国家可以从日本的医疗保健制度中学习如何建立高效、公平的医疗卫生体系，并注重预防保健和健康教育的重要性。

（五）德国的社会医疗保险制度

1. 分析

德国的社会医疗保险制度是其社会保障体系的重要组成部分，覆盖了大约 90% 的人口。该制度以法定保险为主，辅以私人保险，确保了公民在面临健康问题时能够得到全面的保障。德国的社会医疗保险制度注重公平性和团结互助原则。

2. 讨论

1）制度优势：德国的社会医疗保险制度在保障公民健康权益方面发挥了重要作用。其全面的覆盖范围和以团结互助为原则的理念，确保了所有人都能享受到高质量的医疗服务。

2）面临的挑战：随着人口老龄化和医疗需求的增长，德国的社会医疗保险制度也面临着资金压力和服务质量等方面的挑战。

3）国际经验：其他国家可以从德国的社会医疗保险制度中学习如何建立全面覆盖、公平可持续的医疗卫生保障体系，并注重团结互助原则在其中的作用。

（六）法国的医疗卫生体系

1. 分析

法国的医疗卫生体系以其平等、高质量的服务和全面的覆盖范围而著称。政府通过法律规定了医疗服务的提供标准和质量控制机制，确保了公民能够享受到高水平的医疗服务。法国还注重预防保健和公共卫生教育，以降低医疗需求和成本。

2. 讨论

1）制度特色：法国的医疗卫生体系强调政府的主导作用和全面覆盖的目标。通过公立医院、私立医院和社区卫生服务中心等多层次的服务提供体系，满足了不同人群的医疗需求。

2）面临的挑战：尽管法国的医疗卫生体系在保障公民健康权益方面取得了显著成效，但随着人口老龄化和慢性疾病的增加，如何保持制度的可持续性和服务质量成为重要议题。

3）国际借鉴与启示：其他国家可以从法国的医疗卫生体系中学习如何建立全面覆盖、高质量的服务提供体系，并注重预防保健和公共卫生教育在其中的作用。同时，也需要关注如何应对人口老龄化和慢性疾病等挑战。

（汪兆来）

第六节　卫生政策与法规在医疗卫生管理中的作用

卫生政策与法规是国家对医疗卫生领域进行规范化管理的重要手段。在我国，卫生政策与法规在医疗卫生管理中发挥着至关重要的作用。它们是确保医疗卫生体系有效、公平和可持续运行的基础。

一、卫生政策在医疗卫生管理中的重要性

卫生政策是政府为了保障人民健康、改善医疗卫生服务质量和促进医疗卫生事业发展而制定的指导性措施。在医疗卫生管理中，卫生政策具有以下重要作用：

（一）引导资源配置

卫生政策能够指导政府部门和企业对医疗卫生资源进行合理配置，以确保医疗卫生服务供需平衡，提高服务质量和效率。

（二）促进公平与可及

卫生政策有利于缩小城乡、地区之间的医疗卫生服务差距，促进医疗卫生服务公平和可及，使全体人民都能享受到基本的医疗卫生服务。

（三）确立发展目标

卫生政策明确国家医疗卫生事业发展的方向和目标，为医疗卫生改革和发展提供指导依据。

（四）营造良好环境

卫生政策有利于营造一个对医疗卫生事业发展良好的政策环境和社会氛围，推动医疗卫生事业的健康发展。

二、卫生法规在医疗卫生管理中的作用

卫生法规是规范医疗卫生行为、维护医疗卫生秩序和保障人民健康的重要法律依据。在医疗卫生管理中，卫生法规具有以下作用：

（一）保障人民健康权益

卫生法规明确了公民享有基本医疗卫生服务的权利，保障了人民健康权益的实现。

（二）规范医疗卫生行为

卫生法规对医疗卫生机构和从业人员的行为进行规范，确保医疗卫生服务的安全、有效和合规。

（三）维护医疗卫生秩序

卫生法规有助于建立健全医疗卫生秩序，打击非法医疗卫生行为，保障医疗卫生服务市场的健康发展。

（四）促进医疗卫生事业发展

卫生法规为医疗卫生改革和创新提供了法律保障，有利于医疗卫生事业的健康发展。

三、卫生政策与法规在医疗卫生管理中的实践应用

在实际工作中，卫生政策与法规相互配合、相互支持，共同推动医疗卫生管理工作的开展。具体表现在以下几个方面：

（一）制定和实施医疗卫生规划

依据卫生政策与法规，政府部门制定医疗卫生发展规划，明确医疗卫生事业发展的目标、任务和措施。

（二）优化医疗卫生资源配置

根据卫生政策与法规，政府部门对医疗卫生资源进行优化配置，促进医疗卫生服务体系建设。

（三）保障医疗卫生服务质量

通过卫生政策与法规，加强对医疗卫生服务质量的监管，确保人民群众享受到安全、有效的医疗卫生服务。

（四）加强医疗卫生人才培养和科研创新

依据卫生政策与法规，加大对医疗卫生人才培养和科研创新的投入，提高医疗卫生事业整体水平。

（五）推进医疗卫生改革

卫生政策与法规为医疗卫生改革提供法律和政策支持，推动医疗卫生体制的创新与发展。

（六）应对公共卫生事件

在公共卫生事件发生时，卫生政策与法规为政府应对疫情、灾情等紧急情况提供依据，确保及时、有效地开展医疗卫生救援工作。

（汪兆来）

第七节　结语和未来发展趋势与改革方向展望

一、结语

卫生政策与法规是保障人民健康、促进医疗卫生事业发展的重要基石。在新的历史时期，我们应深入理解卫生政策与法规在医疗卫生管理中的作用，不断完善相关政策与法规，创新实施方式，以更好地满足人民群众的健康需求，推动医疗卫生事业的持续发展。同时，我们应积极应对挑战，加强国际合作与交流，共同应对全球性的卫生问题，为构建人类卫生健康共同体贡献力量。

二、未来发展趋势与改革方向

（一）更加强调预防和健康管理

随着对疾病预防和健康促进重要性的认识加深，未来的卫生政策和法规将更加注重预防和健康管理，通过健康教育、健康筛查和早期干预等措施，降低疾病发病率和医疗成本。

（二）数字化和智能化转型

随着信息技术和人工智能的快速发展，卫生系统也将朝着数字化和智能化的方向转型。未来的卫生政策和法规需要适应这一趋势，为电子健康记录、远程医疗、健康监测等新型医疗服务模式提供法律支持和监管框架。

（三）更加注重公平性和可及性

为了实现全民健康覆盖的目标，未来的卫生政策和法规将更加注重公平性和可及性。包括通过财政补贴、医疗保险制度改革等措施，降低贫困人群的医疗负担；通过优化资源配置和区域卫生规划，提高基层和农村地区的医疗服务能力。

（四）加强国际合作与交流

面对全球性的卫生挑战，如新冠疫情的暴发、跨国公共卫生事件等，各国需要加强在卫生政策和法规领域的合作与交流。通过分享经验、共同研究和制定国际标准等方式，共同应对全球卫生问题。

（汪兆来）

第五章　全球视角下的医疗卫生服务管理比较

随着全球化的深入发展，各国医疗卫生服务管理体系逐渐呈现出多样化的特点。由于历史文化、经济水平、政策法规等多方面因素的影响，不同国家和地区的医疗卫生服务管理在体制、模式、资源配置等方面存在显著差异。这些差异不仅影响着各国医疗卫生服务的质量和效率，也对全球公共卫生事件的应对和跨国医疗合作产生了深远影响。

在此背景下，本文从全球视角出发，对不同国家和地区的医疗卫生服务管理进行比较研究。通过深入分析各国医疗卫生服务管理的特点、优势与挑战，期望为政策制定者、医疗机构管理者和学者提供有价值的参考与启示，以推动全球医疗卫生服务管理的持续改进与创新发展。

第一节　全球医疗卫生服务管理概述

一、医疗卫生服务管理的基本概念与特点

医疗卫生服务管理是指在医疗卫生领域中，通过对各类资源、要素和环节进行有计划、有组织、有协调的管理活动，以实现医疗卫生服务目标的过程。医疗卫生服务管理具有以下基本概念与特点：

（一）基本概念

医疗卫生服务管理，作为一个综合性的学科和实践领域，主要关注于规划、组织、监督和改进医疗和卫生服务的交付。其核心目标在于提高人民的健康水平，确保医疗系统的效率、公平性和质量。为了实现这些目标，医疗卫生服务管理涵盖了多个方面，包括医疗卫生服务提供、医疗卫生政策制定、医疗卫生资源配置、医疗卫生服务质量和效益评估等。在全球范围内，医疗卫生服务管理的核心目标是提高人民健康水平，降低疾病负担，实现医疗卫生服务的公平与可及。

（二）特点

从特点上看，医疗卫生服务管理具有显著的复杂性和多样性。这种管理的复杂性和多样性表现在以下几个方面。

首先，由于不同国家和地区的经济、文化、社会和历史背景的差异，医疗卫生服务管理体系和实践呈现出多样化的特点。例如，发达国家和发展中国家的医疗卫生服务管理在政策制定、资源配置、服务提供等方面存在明显差异。同时，即使在同一国家，不同地区由于地域、民族、宗教等因素，医疗卫生服务管理也需要因地制宜，采取适合当地实际的需求和特点的措施。

其次，医疗卫生服务管理面临的挑战也呈现出复杂性。随着全球化和科技革命的推进，医疗卫生服务管理不仅要应对传统的疾病预防和治疗任务，还要应对新兴的健康问题和医疗服务模式的变化。例如，传染病防控、慢性病管理、心理健康等领域的问题日益凸显，给医疗卫生服务管理带来了新的挑战。

再次，人口老龄化现象的加剧使医疗卫生服务管理更加复杂。在全球范围内，人口老龄化导致老年人口增加，医疗卫生服务需求持续上升。这不仅对医疗服务的提供提出了更高的要求，还需要医疗卫生服务管理在政策制定、资源配置、人才培养等方面做出调整和改革，以满足老龄化带来的挑战。

此外，医疗技术的快速发展和医疗资源的分布不均也使得医疗卫生服务管理愈发复杂。一方面，医疗技术的不断创新为疾病预防和治疗提供了新的手段，但也使得医疗卫生服务管理需要不断更新知识和技能，以适应技术发展的步伐。另一方面，医疗资源的分布不均导致不同地区和人群享受到的医疗卫生服务存在差距，医疗卫生服务管理需要在资源配置和优化方面下功夫，以实现公平可及的服务。

总之，医疗卫生服务管理在全球范围内呈现出复杂性和多样性的特点。在面对经济、文化、社会和历史背景的差异、人口老龄化、医疗技术发展和医疗资源分布不均等挑战时，医疗卫生服务管理需要不断创新和调整，以适应不断变化的环境和需求。只有这样，才能更好地为人民提供高质量的医疗卫生服务，促进人类健康事业的发展。

二、全球医疗卫生服务管理的发展历程和发展趋势

（一）全球医疗卫生服务管理的发展历程

随着全球经济的发展和科技进步，医疗卫生服务管理也在不断地演进和完善。从传统的医疗模式向现代化医疗体系转变，全球医疗卫生服务管理的发展历程可以分为以下几个阶段：

1. 传统医疗模式

在古代，医疗卫生服务主要依靠传统医学和宗教信仰。这一阶段的医疗卫生服务管理较为简单，主要以医疗机构和医生为核心，患者就诊主要依靠口碑和地域特色。诊疗方法以经验为主，缺乏标准化和规范化的管理。

2. 工业化时代的医疗卫生服务管理

工业化时代，医疗卫生服务管理开始走向现代化。这一阶段的特点是医疗机构的规模化、医疗服务的标准化和专业化。随着医学研究的深入，新的诊疗技术和药物不断涌现，医疗卫生服务管理逐渐形成了一套完整的体系。然而，这一时期医疗卫生服务管理仍以疾病治疗为主，预防保健意识较弱。

3. 福利国家时期的医疗卫生服务管理

福利国家时期，医疗卫生服务管理强调全民覆盖和公平性。政府加大对医疗卫生事业的投入，建立了全民医疗保障体系，医疗卫生服务逐渐普及。此阶段，预防保健得到了重视，公共卫生事业得到了长足发展。然而，这一时期的医疗卫生服务管理仍面临资源分配不均和效率低下的问题。

4. 现代化医疗卫生服务管理

近年来，全球医疗卫生服务管理进入了现代化阶段。信息化、数字化和智能化的管理手段得到了广泛应用。医疗机构通过大数据、云计算和人工智能等技术，实现了医疗资源的优化配置、医疗服务质量和效率的提升。此外，全球范围内的医疗卫生合作和交流愈发密切，跨国医疗服务逐渐兴起。这一阶段的医疗卫生服务管理更加注重个体化、

全面化和连续性的健康管理。

（二）未来发展趋势

随着科技的进步和全球化的深入，医疗卫生服务管理正面临着前所未有的变革。以下是几个关键的未来发展趋势：

1. 数字化与智能化

1）人工智能在医疗服务中的应用：随着人工智能技术的成熟，其在医疗服务中的应用日益广泛，如智能诊断系统能够辅助医生进行疾病识别和分类，提高诊断准确性；智能护理机器人可以24小时不间断地监测患者状况，提供及时有效的护理服务。

2）大数据在医疗决策支持、预测分析中的作用：大数据技术使得医疗机构能够收集、存储和分析海量的患者数据，为医疗决策提供更全面的支持。通过对大数据的挖掘和分析，医疗机构还可以预测疾病发病率、流行趋势等，为公共卫生政策制定提供科学依据。

2. 全球合作与交流

1）国际医疗卫生服务管理经验的分享与交流：各国在医疗卫生服务管理方面都有自己的成功经验和独特做法。通过国际的交流与合作，可以互相学习借鉴，共同提高医疗卫生服务管理水平。

2）跨国医疗合作项目的推动与发展：随着全球化的深入，跨国医疗合作项目日益增多。这些项目不仅促进了国际的技术交流与合作，还为患者提供了更多元化、高质量的医疗服务选择。

3. 个性化与精准医疗

1）以患者为中心的个性化医疗服务模式：未来的医疗服务将更加注重患者的个体差异和需求。医疗机构将根据患者的基因、生活习惯、健康状况等因素，提供定制化的预防、诊断和治疗方案。

2）精准医疗技术的发展与应用：随着基因测序、细胞治疗等技术的不断进步，精准医疗已成为医疗卫生领域的重要发展方向。这些技术可以帮助医生更准确地诊断疾病、制定治疗方案，从而提高治疗效果和患者生活质量。

4. 可持续性与绿色医疗

1）医疗资源的可持续利用与管理：面对有限的医疗资源，如何实现其可持续利用和管理是医疗卫生服务管理面临的重要挑战。未来，医疗机构将更加注重资源的循环利用、节能减排等方面的工作。

2）绿色医疗技术的推广与应用：环保型医疗设施、可再生能源等绿色医疗技术将在未来得到更广泛的推广和应用。这些技术不仅可以降低医疗机构的运营成本，还可以减少对环境的污染和破坏。

5. 社会参与与多元化治理

1）社会资本在医疗卫生服务中的参与度提升：随着公众对健康的关注度不断提高，社会资本在医疗卫生服务中的参与度也将逐渐提升。未来，更多的社会资本将进入医疗卫生领域，为公众提供更多元化、高质量的医疗服务选择。

2）多元利益相关者共同参与的医疗服务治理体系：未来的医疗服务治理体系将更

加注重多元利益相关者的参与和协作。政府、医疗机构、社会组织、企业和个人等各方将共同参与到医疗服务的治理中来，形成多元化的治理格局。这种治理模式将有助于提高医疗服务的效率和质量，并更好地满足公众多样化的健康需求。

（汪兆来）

第二节　不同国家医疗卫生服务管理比较

不同国家因其历史、文化、经济和政治背景的差异，形成了各具特色的医疗卫生服务管理体系。以下是对美国、英国、德国、日本和中国医疗卫生服务管理的简要比较，以及对各国优势与挑战的分析。

一、美国：商业主导的医疗保险模式

美国医疗卫生服务管理以商业医疗保险为主导，私立医疗机构占比较大。该模式注重市场竞争，鼓励创新和服务质量提升。然而，这也导致了医疗成本高昂、资源分配不均等问题。优势在于其先进的医疗技术和高质量的专业服务；挑战则在于如何控制医疗成本、扩大保险覆盖并改进医疗卫生服务的可及性。

二、英国：国家医疗服务体系

英国实行 NHS，提供全民免费医疗服务。该体系注重公平性和可及性，通过政府主导和集中管理实现资源的高效利用。然而，这也可能导致服务效率不高和创新能力不足。英国的优势在于其广泛的医疗服务覆盖和高效的资源管理；挑战则在于如何应对不断增长的医疗需求和维护服务质量。

三、德国：社会医疗保险模式

德国实行社会医疗保险制度，由法定医疗保险和私人医疗保险共同构成。该模式注重社会公平和团结互助，通过强制性的医疗保险实现全民覆盖。德国的优势在于其稳定的医疗保险制度和高质量的医疗卫生服务；挑战则在于如何控制医疗成本上涨和应对人口老龄化的压力。

四、日本：全民医疗保险制度

日本实行全民医疗保险制度，包括国民健康保险和社会保险两部分。该制度注重全民覆盖和公平性，通过政府补贴和共同支付降低个人负担。日本的优势在于其全面的医疗保险覆盖和高效的医疗卫生服务体系；挑战则在于如何应对不断增长的医疗成本和维护医疗服务质量。

五、中国：多元化医疗卫生服务体系

中国医疗卫生服务管理呈现出多元化的特点，包括公立医疗机构、私立医疗机构以及社区卫生服务等。近年来，中国进行了一系列医疗卫生体制改革，旨在提高服务质量和效率。中国的优势在于其庞大的医疗资源和政府的大力支持；挑战则在于如何实现医疗资源的均衡分布、提升基层医疗服务能力以及应对不断增长的医疗需求。

六、比较分析：各国的优势与挑战

综上所述，不同国家医疗卫生服务管理各有优势与挑战。美国以商业医疗保险为主导，注重市场竞争和创新；英国实行国家医疗服务体系，注重公平性和可及性；德国以社会医疗保险为主，注重社会公平和团结互助；日本实行全民医疗保险制度，注重全民覆盖和公平性；而中国则呈现出多元化的特点，并在改革中不断提升服务质量和效率。各国在相互借鉴和学习的基础上，应结合自身国情和发展阶段，不断完善医疗卫生服务管理体系以应对未来的挑战。

（汪兆来）

第三节 医疗卫生服务管理的主要领域比较

医疗卫生服务管理涉及多个关键领域，包括医疗资源管理、医疗服务质量管理、医疗费用管理与控制以及信息技术在医疗卫生服务管理中的应用。以下是对这些领域在不同国家之间的比较。

一、医疗资源管理

医疗资源管理是医疗卫生服务管理的重要组成部分，主要包括以下两个方面：

（一）医疗设施建设与分布

医疗设施是提供医疗卫生服务的基础，其建设与分布直接影响到医疗服务可及性和公平性。

1. 发达国家

通常拥有先进的医疗设施，且分布相对均衡。例如，美国、德国和日本在医疗设施建设方面投入巨大，形成了覆盖城乡的高效网络。

2. 发展中国家

往往面临医疗设施不足和分布不均的问题。中国近年来在提升基层医疗设施方面取得了显著进展，但城乡差距仍然存在。我国政府高度重视医疗设施的建设与优化布局，通过新建、改扩建、整合等多种方式，提高医疗设施的总量和质量，以满足人民群众日益增长的医疗需求。

（二）医护人员培养与配置

医护人员是医疗卫生服务的主体，其培养和配置对于提高医疗卫生服务水平具有重要意义。

1）欧美国家注重医护人员的专业教育和持续培训，拥有较为完善的职业发展路径。

2）亚洲国家在医护人员数量上可能占有优势，但在高端医学人才和专家培养方面仍需加强。

3）我国在加强医学教育体制改革的同时，加大人才培养力度，优化医护人才队伍结构，提高医护人员的专业素质和综合能力。

二、医疗服务质量管理

医疗服务质量管理关乎患者的生命安全和健康，其核心在于保障医疗卫生服务的安全、有效、便捷和满意。以下是其两个关键方面：

（一）诊断与治疗标准的差异

诊断和治疗标准是衡量医疗服务质量的重要指标，不同地区、不同医疗机构之间可能存在一定的差异。

1）不同国家在制定和实施诊断与治疗标准时存在差异，这受到医疗文化、传统和科技进步的影响。例如，美国和欧洲在采用新技术和新疗法方面通常更为积极。

2）我国正逐步推进诊断和治疗标准的规范化、标准化工作，以减少误诊、误治现象，提高医疗卫生服务水平。

（二）患者满意度与医疗纠纷处理机制

1）北欧国家以其高效的患者满意度调查和医疗纠纷处理机制而闻名。

2）其他国家在提升患者满意度和建立公正、透明的医疗纠纷处理机制方面仍面临挑战。

3）我国在加强医疗机构内部管理、提高医疗服务质量的同时，不断完善医疗纠纷处理机制，保障患者合法权益。

三、医疗费用管理与控制

医疗费用管理与控制是医疗卫生服务管理中的关键环节，对于减轻人民群众医疗负担、保障医保基金安全具有重要意义。主要包括以下两个方面：

（一）医保支付制度与成本控制策略

1）单一支付者系统（如英国 NHS）政府作为主要支付者，对医疗费用有较强的控制能力。

2）多元支付者系统（如美国）私人保险、公共保险和自费支付并存，费用控制更为复杂。

3）医保支付制度是影响医疗费用的重要因素，我国正逐步推进按病种付费、按绩效付费等多元化支付方式，引导医疗机构合理控制成本，提高医疗服务效率。

（二）药品价格监管与药品政策比较

1）多数国家都实行某种形式的药品价格监管，但在具体政策和执行力度上存在差异。例如，欧洲国家通常对药品价格设定较为严格的限制。

2）药品价格监管是控制医疗费用过快增长的重要手段，我国通过实施药品集中采购、建立药品价格监测体系等措施，加大药品价格监管力度。同时，不断完善药品政策，促进药品研发和创新，提高药品供应保障能力。

四、信息技术在医疗卫生服务管理中的应用

（一）电子病历系统的发展与应用

电子病历系统是医疗卫生信息化建设的重要组成部分，有助于提高医疗卫生服务的规范性、安全性和可追溯性

1）先进国家已广泛采用电子病历系统，实现了医疗信息的数字化和共享。

2）其他国家可能仍在电子病历系统的推广和完善阶段。

3）我国积极推进电子病历系统的建设和应用，实现医疗机构间的信息共享，为患者提供全程医疗卫生服务。

（二）远程医疗与互联网医疗卫生服务的普及程度

远程医疗和互联网医疗卫生服务有助于打破地域限制，提高医疗卫生服务便捷性。

受新冠疫情影响，远程医疗和互联网医疗卫生服务在全球范围内得到了快速发展。然而，在普及程度、服务质量和监管政策方面，不同国家之间仍存在显著差异。例如，北欧国家在远程医疗方面处于领先地位，而一些发展中国家则在这方面仍有待提升。

我国通过政策扶持、资金投入等措施，加快了远程医疗和互联网医疗卫生服务的发展，促进了医疗资源下沉，提高了医疗卫生服务可及性。

（汪兆来）

第四节 影响医疗卫生服务管理的因素

医疗卫生服务管理作为一个复杂的社会系统，受到多种因素的影响。从全球视角来看，政治体制与政策环境、经济因素、社会文化因素以及技术进步与创新都是影响医疗卫生服务管理的重要因素。

一、政治体制与政策环境

不同国家的政治体制和政策环境对医疗卫生服务管理产生深远影响。例如，社会主义国家通常强调公平性和普遍性，倾向于建立全面的国家医疗服务体系；而资本主义国家则更注重市场竞争和私人部门的参与。政策环境方面，政府对医疗卫生领域的投入、法规制定和执行力度等都会直接影响医疗服务的质量和效率。

二、经济因素：人均收入与医疗支出水平

经济因素是影响医疗卫生服务管理的另一个关键因素。人均收入水平决定了个人和社会对医疗服务的支付能力，进而影响医疗服务的可及性和质量。同时，医疗支出水平也反映了国家对医疗卫生领域的重视程度和投入力度。一般来说，经济发达的国家在医疗卫生领域的投入更多，医疗服务水平也相对较高。

三、社会文化因素：医疗价值观与健康观念的差异

社会文化因素对医疗卫生服务管理的影响也不容忽视。不同国家和地区对医疗价值观和健康观念的理解存在差异，这导致了对医疗服务需求和期望的不同。例如，一些文化可能更强调预防保健和自然疗法，而另一些文化则可能更注重药物治疗和手术干预。这些差异对医疗服务提供者的行为和服务模式产生了影响。

四、技术进步与创新对医疗服务管理的影响

随着科技的不断进步和创新，医疗卫生领域也发生了翻天覆地的变化。新技术、新设备和新疗法的不断涌现为医疗服务提供了更多可能性和选择。例如，远程医疗、电子病历、人工智能等技术的应用正在改变传统的医疗服务模式和管理方式。这些技术进步不仅提高了医疗服务的效率和质量，也为患者带来了更便捷、个性化的医疗体验。同时，技术进步也带来了新的挑战和问题，如数据安全和隐私保护等，需要医疗服务管理者予以关注和解决。

（汪兆来）

第五节　研究结论与建议、启示

在全球视角下对医疗卫生服务管理进行比较分析后，可以得出一些共性与差异结论，以及未来发展的建议和对相关利益方的启示。

一、研究结论

在全球视角下，各国的医疗卫生服务管理存在共性，如提高医疗服务质量、降低成本、满足不断增长的医疗需求、确保公平可及等共同挑战。同时，随着全球化进程加速和人口老龄化趋势加剧，国际卫生合作与交流变得日益重要。但在具体实施路径上，由于政治体制、经济水平、社会文化和技术进步等因素的影响，各国在医疗卫生服务管理的具体实践和政策制定上呈现出显著的差异。全球医疗卫生服务管理在共性与差异之间，为我国提供了丰富的借鉴经验。在充分认识到国际卫生合作重要性之余，我国应结合自身国情，发挥政治体制、社会文化和技术进步等方面的优势，不断探索和创新医疗

卫生服务管理模式，为全民健康福祉贡献力量。

二、对未来发展的建议

（一）提高医疗服务质量

建立完善的医疗服务质量管理体系，制定统一的诊疗标准和操作规范，加强医护人员的专业培训和继续教育，提高患者的满意度和信任度。

（二）降低成本

通过优化医疗资源配置、提高医疗服务的效率、推广使用性价比高的医疗技术和药品等措施，降低医疗成本，减轻患者和社会的经济负担。

（三）促进国际合作与交流

加强与国际医疗卫生政策的交流与协作，分享成功经验和创新成果，共同应对全球性的卫生挑战，如新发突发传染病、非传染性疾病等。同时，推动跨国医疗机构的合作与交流，促进医疗技术和人才的国际流动。

三、对政策制定者、医疗机构管理者和学者的启示

（一）政策制定者

在制定医疗卫生政策时，应充分考虑本国的实际情况和国际发展趋势，平衡各方利益诉求，确保政策的科学性、合理性和可持续性。同时，加强与国际社会的沟通与协作，共同推动全球医疗卫生事业的发展。

（二）医疗机构管理者

应关注国际先进的医疗管理理念和方法，不断提升自身的专业素养和管理能力。在医疗机构内部建立科学的管理体系和完善的服务流程，提高医疗服务的效率和质量。同时，积极参与国际交流与合作项目，拓展医疗机构的国际影响力。

（三）学者

应深入研究医疗卫生服务管理的理论和实践问题，探索适合本国国情的医疗卫生服务模式和管理方法。同时，加强与国际学者的交流与合作研究，共同推动医疗卫生服务管理领域的学术进步和创新发展。

（汪兆来）

第六章　大数据在医疗卫生服务管理中的价值挖掘

第一节 概 述

随着信息技术的飞速发展，我们进入了一个全新的时代——大数据时代。在这个时代，数据已成为各行各业发展的关键要素，大数据已经渗透到社会的各个角落，为各个行业带来了前所未有的变革。大数据不仅仅指数据量的庞大，更是指数据的多样性、实时性和相关性。大数据的出现，使得我们能够以前所未有的方式处理和分析信息，挖掘出隐藏在数据背后的巨大价值。医疗卫生服务管理作为社会的重要组成部分，同样面临着前所未有的机遇和挑战。

一、医疗卫生服务管理面临的挑战与机遇

医疗卫生服务管理面临着众多的挑战，如医疗资源分配不均、医疗服务质量参差不齐、疾病预防与控制的压力增大等。同时，随着人口老龄化和慢性病的增多，医疗卫生服务管理的压力日益加大。然而，大数据的出现为医疗卫生服务管理带来了巨大的机遇。通过大数据的分析，可以更加精准地预测疾病趋势，优化资源配置，提高医疗服务效率和质量。

二、大数据在医疗卫生服务管理中的重要性和价值

大数据在医疗卫生服务管理中具有极高的价值。首先，通过大数据分析，可以深入了解患者需求，为个性化医疗提供数据支持。其次，大数据可以帮助医疗机构优化资源配置，提高医疗服务的效率和质量。此外，大数据还可以助力医学研究，推动医学进步。因此，深入挖掘大数据在医疗卫生服务管理中的价值，对于提高医疗服务水平、满足人民健康需求具有重要意义。

（汪兆来）

第二节 大数据在医疗卫生服务管理中的应用现状

随着我国科技水平的不断提升，大数据在医疗卫生服务领域的应用日益广泛，对提高医疗服务质量、提升群众就医满意度等方面发挥了重要作用。以下是大数据在医疗卫生服务管理中的应用现状。

一、大数据在医疗业务活动中的应用

大数据技术在医疗业务活动中的应用主要体现在以下几个方面：

（一）病历管理

通过大数据技术，医疗机构可以实现患者病历的电子化和标准化，提高病历的质量，为患者提供更加安全、高效的医疗服务。

（二）医学研究

大数据技术在医学研究中的应用为研究人员提供了海量数据资源，有助于发现新的医学规律，加快医学研究的进展。

（三）智能诊断

借助大数据分析和人工智能技术，医生可以对患者的病情进行快速、准确的诊断，提高诊疗水平。

（四）医疗资源优化

大数据技术可以帮助医疗机构分析患者就诊需求，合理配置医疗资源，提高医疗服务效率。

二、大数据在健康体检中的应用

大数据技术在健康体检领域的应用有助于提高体检服务质量，为民众提供个性化、精准化的健康管理服务。主要应用包括：

（一）健康数据管理

通过大数据技术，体检机构可以实现患者健康数据的收集、分析和整理，为患者提供全面、准确的身体健康状况评估。

（二）风险评估

大数据技术可以帮助体检机构对患者进行个性化风险评估，早期发现潜在的健康问题，提前进行干预。

（三）健康管理方案

根据患者健康数据和风险评估结果，大数据技术可以为患者制定个性化的健康管理方案，提高健康管理效果。

三、大数据在公共卫生服务中的应用

大数据技术在公共卫生服务领域的应用有助于提高公共卫生服务水平，保障人民群众身体健康。主要应用包括：

（一）疫情监测与分析

大数据技术可以实时收集和分析疫情相关信息，为政府部门制定针对性的防控策略提供数据支持。

（二）疫苗接种管理

通过大数据技术，政府部门可以掌握疫苗接种情况，优化疫苗接种服务，提高接种率。

（三）慢性病管理

大数据技术可以帮助医疗机构对慢性病患者进行长期随访和健康管理，提高慢性病防治效果。

总之，大数据技术在医疗卫生服务管理中的应用现状展示了其在提高医疗服务质量、保障人民群众身体健康方面的巨大潜力。随着大数据技术的不断发展和完善，其在医疗卫生领域的应用将更加广泛，为人民群众提供更加优质、便捷的医疗卫生服务。未来，我们需要进一步挖掘大数据的潜力，推动医疗卫生服务管理的不断创新和发展。

（汪兆来）

第三节　大数据在医疗卫生服务管理中的作用

大数据技术可以帮助医疗卫生机构提高服务质量、优化资源配置、降低运营成本，同时为政策制定者提供决策依据。在医疗卫生服务管理中，大数据的价值挖掘具有重要意义。

一、提高医疗服务效率与质量

（一）数据分析优化医疗资源配置，提高医疗服务效率

通过大数据分析，医疗机构可以更准确地了解各科室、各医生的工作负荷和效率，从而优化医疗资源的配置。例如，可以根据数据分析结果调整医生的工作时间、分配更多的医疗资源给繁忙的科室，以提高整体医疗服务效率。

（二）实时监控医疗服务过程，提升医疗服务质量

大数据可以实时监控医疗服务的各个环节，包括患者就诊流程、医疗服务质量等。通过数据分析，医疗机构可以及时发现服务中的问题，并采取相应措施进行改进，从而提升医疗服务质量。

二、医疗质量与安全监测

（一）大数据在医疗质量监测中的应用

通过对海量医疗数据的挖掘和分析，可以实时监测医疗质量指标，如住院死亡率、手术并发症发生率等。这些数据有助于医疗机构及时发现潜在的质量问题，采取针对性的措施进行改进，从而提高整体医疗质量。

（二）大数据在医疗安全监测中的应用

大数据技术可以实时收集和分析医疗安全相关数据，如不良事件、医疗纠纷等。通过对这些数据的深入挖掘，医疗机构可以找出医疗安全问题的关键环节，加强安全管理，降低医疗安全风险。

三、加强疾病预防与控制

（一）大数据分析助力疾病预测与预警

通过对大数据的挖掘和分析，可以预测某些疾病的流行趋势，为疾病预防提供科学依据。例如，通过分析历史病例数据、人口流动数据等，可以预测某个地区某种疾病的发病率，从而提前采取相应的防控措施。

（二）个性化健康管理方案的制定与实施

基于大数据的分析结果，可以为每个人制定个性化的健康管理方案。这些方案可以包括定期的健康检查、健康生活方式建议等，帮助人们预防疾病、保持健康。

（三）疾病监测和风险评估

通过对各类医疗数据的整合和分析，我们可以实时掌握疾病的动态变化，及时发现疫情暴发的风险。这将有助于公共卫生部门迅速采取措施，减轻疫情对社会的危害。

四、促进医学研究与创新

（一）大数据在医学研究中的应用案例分析

大数据为医学研究提供了海量的数据资源，使得研究人员可以从更广阔的视角和更深入的层次研究疾病的成因、病理过程等。通过案例分析，可以展示大数据在医学研究中的具体应用和取得的成果。

（二）大数据助力医学创新，推动医疗科技进步

大数据不仅为医学研究提供了丰富的数据资源，还为医学创新提供了新的思路和方法。通过大数据分析，可以发现新的疾病标志物、药物靶点等，为医学创新提供数据支持。同时，大数据还可以帮助研究人员优化实验设计、提高实验效率，推动医疗科技的进步。

总之，大数据技术在医疗卫生服务管理中具有广泛的应用前景。通过挖掘和分析海量医疗数据，可以提高医疗服务效率与质量，保障医疗安全，加强疾病预防与控制，促进医学研究与创新。我国应加大大数据在医疗卫生领域的应用力度，为人民群众提供更加优质、高效的医疗卫生服务。

（汪兆来）

第七章 人工智能在医疗卫生服务管理中的应用

近年来，我国政府高度重视人工智能在医疗卫生领域的应用。中共中央办公厅、国务院办公厅印发《关于进一步完善医疗卫生服务体系的意见》，明确提出积极运用互联网、人工智能等技术，持续优化医疗卫生服务流程，提高医疗服务效率。此外，国家卫生健康委员会等部门也出台了一系列政策，鼓励和支持人工智能在医疗卫生领域的创新应用。在政策的大力支持下，我国人工智能在医疗卫生服务管理领域的发展态势迅猛，各类创新技术和应用层出不穷。本节将详细介绍人工智能在医疗卫生服务管理中的应用。

第一节 概 述

一、人工智能定义与发展概况

人工智能（AI）是一种通过模拟人类智能来实现机器自主学习、推理和判断的技术。自 20 世纪 50 年代以来，人工智能已经经历了多次发展浪潮，逐渐成为我国经济社会发展的重要驱动力。从算法、计算能力、大数据等方面来看，人工智能技术已经取得了显著的成果，并在众多领域展现出巨大的应用潜力。

二、医疗卫生服务管理面临的挑战与需求

随着我国人口老龄化、疾病谱变化以及医疗资源分布不均等问题日益突出，医疗卫生服务管理面临着巨大的挑战。在医疗资源供给方面，基层医疗卫生服务能力不足，优质医疗资源紧缺；在医疗服务需求方面，患者就医难、看病贵等问题长期存在。因此，借助人工智能技术提升医疗卫生服务管理水平，成为当前我国医疗卫生体系改革的重要需求。

三、人工智能在医疗卫生服务管理中的应用价值

人工智能技术在医疗卫生服务管理领域的应用，有助于提高医疗服务质量、降低医疗成本、优化医疗资源配置、提升患者满意度。具体表现在以下几个方面：

（一）智能医疗诊断

通过人工智能技术，实现医学影像、病理检测等数据的快速分析和诊断，提高医疗专家的工作效率，降低误诊率。

（二）医疗资源优化

借助人工智能算法，实现医疗资源调度和患者分流的优化，提高医疗服务体系的整体运行效率。

（三）智能健康管理

通过可穿戴设备、移动医疗等手段，实现患者健康数据的实时采集和分析，为个体

化健康管理提供支持。

（四）医疗科研创新

利用人工智能技术开展生物信息学研究，加速药物研发和临床试验，推动医疗科研创新。

（五）智能医保管理

结合大数据和人工智能技术，实现医保基金的合理使用和监管，防范欺诈骗保等行为。

综上所述，人工智能在医疗卫生服务管理中的应用具有重要的现实意义和发展前景。未来，我国应加大对人工智能技术在医疗卫生领域的投入和支持，推动医疗卫生服务管理模式的创新发展。

（汪兆来）

第二节　人工智能在医疗卫生服务管理中的应用现状

人工智能在医疗卫生服务管理领域的应用已经取得了显著的成果，不仅提高了医疗服务的效率和质量，还为广大患者提供了更加便捷的就医体验。以下是人工智能在医疗卫生服务管理七个方面的应用现状：

一、人工智能在医疗影像诊断中的应用

医疗影像诊断是人工智能在医疗卫生领域的重要应用之一。通过深度学习等技术，人工智能可以快速、准确地分析医学影像，协助医生发现患者的病灶，提高诊断的准确性和效率。此外，人工智能还可以实现医学影像的自动标注和分类，为医生提供更有针对性的诊断依据。在我国，诸如百度、阿里等科技巨头纷纷布局医疗影像领域，推动人工智能技术在医疗影像诊断中的应用。

二、人工智能在临床决策支持系统中的应用

临床决策支持系统（CDSS）是利用人工智能技术，结合大量临床病例和医学知识库，为医生提供诊断、治疗、预防等方面的决策建议。人工智能可以在海量医学数据中挖掘潜在规律，为医生提供精准的病情分析、治疗方案等，降低医疗错误发生的概率。如今，国内外众多企业致力于研发临床决策支持系统，以期提高临床诊疗水平。

三、人工智能在健康管理中的应用

人工智能技术在健康管理方面的应用日益广泛，如智能可穿戴设备、移动医疗 APP 等。通过收集和分析患者的生活习惯、生理指标等数据，人工智能可以实时监测患者的健康状况，为患者提供个性化的健康建议。此外，人工智能还可以结合大数据和云计算

技术，对患者的健康状况进行长期追踪和评估，为慢性病管理、预防保健等领域提供支持。

四、人工智能在药物研发中的应用

药物研发是医疗领域的一项重要任务，其过程耗时较长、成本高昂。借助人工智能技术，研究人员可以更快地筛选潜在药物分子，预测药物作用和副作用，缩短药物研发周期。此外，人工智能还可以通过对大量病例和医疗数据的分析，发现新的疾病治疗靶点，为药物研发提供方向。我国政府和企业在药物研发领域投入巨大，力图推动人工智能技术的应用。

五、人工智能在医疗服务流程优化中的应用

利用人工智能技术，医疗机构可以优化就诊流程，提高医疗服务效率。例如，人工智能可以实现智能分诊，根据患者病情和就诊需求，为其分配合适的医生和科室；在预约挂号、缴费、检查等方面，人工智能也可以提供便捷的在线服务，减少患者在医院的等待时间。此外，人工智能还可应用于医疗咨询、智能语音识别等领域，提升患者就医体验。

六、人工智能在远程医疗服务中的应用

随着互联网技术的发展，远程医疗服务逐渐成为医疗领域的一种重要模式。人工智能技术在远程医疗服务中发挥了重要作用，例如在线咨询、远程诊断等。通过人工智能技术，患者可以在家中就能获得专业医生的诊断和治疗建议，不仅方便了患者，也提高了医疗服务的覆盖范围。在我国，一些医疗机构已经开始尝试利用人工智能技术提供远程医疗服务，取得了良好的效果。

七、人工智能在公共卫生服务管理中的应用

公共卫生服务管理是保障人民群众健康的重要环节。人工智能技术在此领域的应用，可以帮助政府部门实时监测疫情、预测流行病趋势，为防控措施的制定提供科学依据。此外，人工智能还可以协助开展公共健康教育，提高居民的健康意识和自我保护能力。在我国，公共卫生服务管理已经逐步引入人工智能技术，以期提高服务水平和应对突发公共卫生事件的能力。

综上所述，人工智能在医疗卫生服务管理中的应用已经深入到各个环节，为医疗服务的提升和改革提供了强大的技术支持。随着技术的不断进步和应用范围的扩大，人工智能将在医疗卫生领域发挥更加重要的作用，为人类健康事业的发展做出更大的贡献。

（汪兆来）

第三节 人工智能在医疗卫生服务管理中的价值挖掘

随着人工智能技术的不断发展，其在医疗卫生服务领域的应用日益广泛，为提升医疗服务质量、提高医疗效率、降低医疗成本等方面发挥了重要作用。人工智能在医疗卫生服务管理中的价值主要体现在以下几方面：

一、提高医疗服务效率与质量

人工智能技术在医疗卫生领域的应用，可以极大地提高医疗服务效率与质量。通过大数据分析、自然语言处理等技术，人工智能可以帮助医生快速诊断疾病，为患者提供个性化、精准的治疗方案。此外，人工智能还可以协助医生完成烦琐的文书工作，让他们有更多的时间关注患者本身，从而提高医疗服务质量。

二、优化医疗资源配置

在我国，医疗资源分布不均是一个长期存在的问题。人工智能技术可以帮助政府部门和企业更准确地了解各地区医疗资源的需求和供给情况，从而优化医疗资源配置。此外，人工智能还可以通过智能预约、远程医疗等服务，降低患者等待时间，提高医疗服务利用率。

三、降低医疗成本

人工智能的应用可以降低医疗成本，提高医疗机构的运营效率。例如，人工智能可以协助医疗机构进行成本控制、财务管理、物资管理等，降低浪费。此外，通过智能医疗设备的管理和维护，可以降低设备故障率，提高设备使用效率，进一步降低医疗成本。

四、提升患者的就医体验

人工智能技术在医疗卫生领域的应用，可以提升患者的就医体验。例如，智能导诊机器人可以帮助患者快速找到就诊科室，智能问诊系统可以减轻医生的工作压力，让患者得到更细致的关怀。同时，人工智能还可以提供个性化的健康管理和康复方案，让患者在家庭环境下就能享受到高质量的医疗服务。

五、推动医学研究与创新

人工智能技术在医学研究中的应用具有广泛前景。通过对海量医疗数据的挖掘和分析，人工智能可以协助研究人员发现新的疾病规律、治疗方法和药物靶点。此外，人工智能还可以模拟药物研发过程，缩短药物上市时间，降低研发成本。这将有助于推动我国医学研究与创新，提高我国在全球医疗卫生领域的地位。

六、提升公共卫生管理能力

人工智能在公共卫生管理领域也具有广泛的应用前景。通过大数据分析和预测模型，人工智能可以帮助政府部门更准确地预测疫情暴发、流行病趋势等，从而提前制定防控措施。此外，人工智能还可以协助政府部门进行食品安全监管、环境监测等工作，提高公共卫生管理能力。

七、促进跨学科合作与发展

人工智能与医学的结合，促进了跨学科的合作与发展。通过人工智能技术，我们可以将医学与其他学科如物理学、数学、计算机科学等相结合，共同探索新的治疗方法和技术。这种跨学科的合作与发展，有助于推动医学领域的创新和进步。

八、提高医疗服务的公平性

人工智能技术的应用，有助于提高医疗服务的公平性。无论患者身处城市还是乡村，都能通过智能医疗设备和服务获得高质量的医疗服务。此外，人工智能还可以为特殊人群如老年人、残疾人等提供更便利的医疗服务，提高他们的生活质量。

总之，人工智能在医疗卫生服务管理中的具有重要价值。通过应用人工智能技术，我们可以提高医疗服务效率与质量，优化医疗资源配置，降低医疗成本，提升患者就医体验，推动医学研究与创新。

（汪兆来）

第八章　护理服务管理与卫生服务管理

在当今社会，护理服务作为卫生服务系统的核心组成部分，其管理效能与服务质量的提升已成为全球医疗卫生领域关注的焦点。随着社会经济的快速发展与医疗卫生体制的持续深化改革，护理服务的角色与功能日益凸显，不仅在保障患者生命安全、加速健康恢复过程中扮演着无可替代的角色，而且在彰显医疗机构专业水平、塑造良好就医体验方面发挥着关键作用。与此同时，全球老龄化趋势加剧、慢性病发病率攀升、医疗技术日新月异、患者需求日益多元化等多重因素交织，为护理服务管理带来了前所未有的挑战与机遇。因此，深入探究护理服务管理与卫生服务管理之间的内在关联，探索如何在卫生服务政策制定与实施的宏大背景下，寻求科学、有效的护理服务管理创新路径，以实现护理服务的高效、优质、可持续发展，具有深远的社会意义与实践价值。

本章将以护理服务管理与卫生服务管理的互动关系为主线，系统阐述护理服务在卫生服务系统中的战略地位，深入剖析护理服务管理的核心议题，探讨护理服务与卫生服务系统的融合与协同发展，以及展望护理服务管理的未来趋势。旨在为理论研究者、政策制定者和实践工作者提供有价值的理论指导与实践参考，共同推动我国护理服务管理的现代化、专业化、科学化进程，为实现全民健康目标贡献智慧与力量。

第一节　护理服务管理在现代医疗体系中的重要性与角色定位

护理服务管理作为卫生服务管理的一个重要组成部分，其重要性在现代医疗体系中愈发凸显。护理服务不仅仅是医疗技术的一种应用，更是一种人文关怀的体现，是医疗机构与患者之间沟通的桥梁。优质的护理服务不仅关乎患者的身心健康，更关乎医疗机构的声誉和可持续发展。因此，护理服务管理不仅是提升护理服务质量的关键，也是医疗机构整体竞争力的重要组成部分。

一、护理服务管理的基本概念

在当前的卫生服务政策背景下，护理服务管理面临着多重挑战。一方面，随着医疗卫生体制改革的推进，护理服务需要更加关注患者的需求，提高服务效率和质量；另一方面，随着医疗技术的快速发展和患者需求的多元化，护理服务管理需要不断创新，以适应新的形势和要求。因此，下面将深入探讨护理服务管理的内涵、特点和发展趋势，为后续章节的研究和讨论奠定基础。

（一）护理服务管理的内涵

护理服务管理是指对护理服务的计划、组织、指导、协调和控制过程，旨在提高护理服务质量、满足患者需求。其内涵包括护理人员的培训与管理、护理技术的更新与升级、护理服务流程的优化与改进等方面；外延则涉及护理服务与其他医疗服务的协作与配合、护理服务市场的竞争与发展等方面。

（二）护理服务管理的特点

护理服务管理在医疗行业中占据着举足轻重的地位，其特点主要体现在以下几方面。

1. 服务性

护理服务管理以患者为中心，以满足患者需求为出发点和落脚点。这一点体现了护理工作的本质，即以人为本，关心患者的身心健康。护理人员不仅需要具备专业的医学知识和护理技能，还需要拥有良好的职业素养和服务意识。他们应当以患者为中心，提供温馨、周到、专业的护理服务，帮助患者解决在疾病过程中的各种问题和困扰，从而提升患者的满意度和康复效果。

2. 专业性

护理服务管理要求护理人员具备扎实的医学知识、护理技能和丰富的临床经验。护理人员需要不断学习和更新自己的知识体系，以跟上医学领域的发展步伐。他们应当能够准确判断患者的病情，制定科学的护理方案，提供有效的护理服务。这包括病情观察、药物管理、康复指导等多个方面，需要护理人员具备高度的专业素养和责任感。

3. 规范性

护理服务管理需要遵循国家卫生政策和相关法律法规，建立健全的护理服务流程和操作规范。这包括护理人员的行为规范、护理操作的流程规范、护理记录的书写规范等。通过规范化管理，可以确保护理服务的安全性和有效性，减少医疗纠纷和差错事故的发生。规范性管理也有助于提高护理工作的效率和质量，为患者提供更加优质的护理服务。

4. 创新性

护理服务管理需要不断引进新技术、新方法，推动护理服务的升级换代。随着科技的不断进步和医疗技术的不断发展，护理服务也需要不断创新和进步。例如，现代医疗技术如远程护理、智能护理等新型护理模式的应用，可以为患者提供更加便捷、高效的护理服务。同时，创新性管理也有助于提高护理人员的专业素养和综合能力，推动护理行业的持续发展和进步。

总之，护理服务管理具有服务性、专业性、规范性和创新性等特点。这些特点共同构成了护理服务管理的基本框架和核心理念，为提高患者满意度、保障医疗安全、推动护理行业发展提供了有力保障。在未来的发展中，我们应当继续加强护理服务管理的研究和实践，不断完善和创新护理服务模式，为患者提供更加优质、高效的护理服务。

（三）护理服务管理的发展趋势

随着医疗科技的进步和社会对医疗服务需求的不断提高，护理服务管理正面临着前所未有的机遇和挑战。为了更好地满足患者的需求，提升护理服务质量，护理服务管理正在朝着人性化、智能化、信息化和国际化等方向发展。

1. 人性化

在医疗服务中，患者不仅需要得到身体上的治疗，更需要得到心理上的关怀和支持。因此，护理服务管理将更加注重患者的心理需求和精神关怀，通过提供个性化的护理服务，如温馨的沟通、细致的照顾等，来增强患者的归属感和满意度。

2. 智能化

随着人工智能、大数据等现代信息技术不断发展和应用，护理服务管理可以借助这些技术来提高护理服务的智能化水平。通过智能化监测设备来实时监测患者生命体征，通过大数据分析来预测患者可能出现的并发症等。这些技术的应用不仅可以降低护理人员的工作强度，提高护理效率，还可以为患者提供更加精准、个性化的护理服务。

3. 信息化

在信息化时代，护理服务管理需要不断加强信息化建设，实现护理服务的数字化、网络化、智能化。通过建设电子病历系统、护理管理系统等信息化平台，可以实现护理服务的全流程管理，提高护理服务的透明度和可追溯性。同时，通过信息共享和协同工作，可以加强医护之间的沟通和协作，提高医疗服务的整体效率和质量。

4. 国际化

随着全球化发展和国际交流增多，护理服务管理需要积极参与国际交流与合作，引进国际先进的护理理念和技术，提高我国护理服务的国际竞争力。通过与国际接轨，可以学习借鉴国际先进的护理管理经验和技术，推动护理服务管理不断向更高水平发展。

综上所述，护理服务管理正面临着人性化、智能化、信息化和国际化等发展趋势。未来，护理服务管理需要不断创新和完善，以更好地满足患者的需求，提升护理服务质量，推动医疗事业的持续发展。

二、护理服务管理的核心理念与实践

护理服务管理，作为医疗服务体系中的重要组成部分，其核心理念在于以患者为中心，致力于提供优质、安全、高效的护理服务。这一理念体现了对患者权益的尊重，以及对护理职业的高度责任感。

首先，以患者为中心是护理服务管理的出发点和落脚点。这意味着，在护理服务过程中，我们需要时刻关注患者的需求和期望，确保患者在接受护理服务时得到充分的尊重、关爱和照顾。为了实现这一目标，我们需要建立完善的护理服务体系，包括护理人员的培训、护理服务流程的优化、护理服务的信息化建设等方面。

在护理人员培训方面，我们需要注重提高护理人员的专业素养和服务意识。通过定期的培训和学习，使护理人员掌握最新的医学知识和技能，提高他们应对各种复杂病情的能力。同时，我们还需要加强护理人员的职业道德教育，培养他们的责任心和同情心，使他们能够更好地为患者服务。

在优化护理服务流程方面，我们需要关注护理服务效率和质量。通过简化流程、提高效率，确保患者在接受护理服务时能够得到及时、有效的治疗。同时还需建立严格的护理服务质量监控体系，对护理服务过程进行全面、系统评估，及时发现问题并改进。

在护理服务的信息化建设方面，我们需要利用信息技术手段提高护理服务的智能化和个性化水平。通过建立电子病历、护理信息系统等，实现护理服务的数字化、网络化，提高护理服务的效率和质量。同时，我们还可以通过大数据分析等技术手段，对患者的需求和行为进行深入研究，为患者提供更加精准、个性化的护理服务。

此外，加强与患者及其家属的沟通和交流也是护理服务管理的重要一环。通过建立有效的沟通机制，了解患者的需求和反馈，及时解决患者的问题和困难，建立良好的护患关系。这不仅可以提高患者的满意度和信任度，还有助于提升护理服务的整体质量。

在护理服务管理的实践过程中，我们还需要注重创新和发展，不断创新服务模式和服务内容，以满足患者的多元化需求。例如，可以探索开展远程护理服务、智慧护理服务、康复护理服务等新型服务模式，为患者提供更加便捷、高效、个性化的护理服务。

总之，护理服务管理的核心理念是以患者为中心，提供优质、安全、高效的护理服务。在实践层面，我们需要从多个方面入手，加强护理人员的培训和管理、优化护理服务流程、加强护理服务的信息化建设、加强与患者及其家属的沟通和交流等。同时，我们还需要注重创新和发展，不断探索新的服务模式和服务内容，以满足患者的多元化需求。只有这样，我们才能为患者提供更加优质、安全、高效的护理服务，为推动我国医疗事业的发展做出更大的贡献。

三、护理服务管理与卫生服务管理之间的关系

护理服务管理与卫生服务管理之间的关系密切而重要，二者相互依存、相互促进，共同构成了一个完整的医疗服务体系。卫生服务管理作为一个宏观的管理体系，其涵盖了医疗服务流程中的所有环节，从患者的初步接待到最终的治疗康复，无一不包。而护理服务管理，作为这一体系中的关键环节，通过其精细化和人性化的管理方式，不仅直接影响着患者的就医体验，更在无形中推动着整个卫生服务管理效能的提升。

护理服务管理，作为卫生服务管理的核心组成部分，与整体卫生服务管理紧密相连，相互促进。在卫生服务政策制定与实施的宏观框架下，护理服务管理发挥着不可或缺的作用，与卫生服务管理共同推动着医疗服务质量的提升和患者安全的保障。

首先，护理服务管理必须紧密配合卫生服务管理。卫生服务管理是一个综合性的过程，涉及医疗机构、医务人员、医疗资源等多个方面。护理服务管理则关注护士和护理团队的工作流程、服务质量以及患者满意度等方面。因此，护理服务管理需要在卫生服务管理的大框架下，制定相应的策略和标准，确保护理服务与整体医疗服务的质量和安全性相一致。

其次，护理服务管理在遵循卫生服务管理整体框架的同时，还需针对护理服务的特殊性进行深入研究和灵活应对。护理服务的特点在于其直接面对患者，是医疗服务中最为人性化、情感化的一环。因此，护理服务管理在注重效率的同时，更要强调质量，以确保患者能够得到及时、有效、温馨的护理。

再次，护理服务管理需要不断创新。随着医疗技术不断进步和患者需求的不断变化，护理服务管理需要不断探索新的模式和路径。这包括引入先进的护理管理理念和技术手段，以提高护理服务的专业性、服务质量和效率；加强护理团队建设和培训，提升护理人员专业素养和服务能力；加强与患者沟通和交流，提高患者满意度和忠诚度等。这些创新实践不仅有助于提升护理服务质量，也为卫生服务管理提供了有益参考和借鉴。

此外，护理服务管理还需要与卫生服务管理其他环节保持紧密的沟通和协作。例如，与医疗管理、药品管理、后勤保障等部门建立有效的沟通机制，确保患者在整个就

医过程中能够得到连贯、高效的医疗服务。通过这种协同合作，不仅能够提升医疗服务整体效能，还能够为患者创造更加舒适、便捷的就医环境。

最后，护理服务管理还需要充分考虑我国的国情。我国是一个人口众多、地域广阔、医疗资源分布不均的国家。因此，护理服务管理需要结合我国的实际情况，制定符合国情的护理服务政策和标准。例如，针对农村地区医疗资源匮乏问题，可以探索建立远程护理服务模式，利用互联网和移动技术等手段，为农村居民提供便捷、高效的护理服务。

综上所述，护理服务管理与卫生服务管理之间存在着密不可分的关系。它们相互依存、相互促进，共同推动着医疗服务质量的提升和患者满意度的提高。通过精细化、人性化的护理管理，以及与其他环节的紧密协作，护理服务管理不仅能够促进卫生服务整体效能的提升，还能够为患者带来更加优质、高效的医疗服务体验。在未来的发展中，我们需要进一步加强护理服务管理与卫生服务管理之间的合作与协调，共同应对医疗领域的新挑战和机遇，为人民群众提供更加优质、高效的医疗服务。

四、护理服务管理与卫生服务政策的协同发展

随着医疗技术的进步和社会的发展，护理服务管理与卫生服务政策之间的关系越来越密切。护理服务管理不仅关乎患者的生命安全和身体健康，也是卫生服务政策的重要组成部分。因此，护理服务管理与卫生服务政策的协同发展，对于提升整体卫生服务质量和效率至关重要。

卫生服务政策为护理服务管理提供了指导和规范。政府通过制定和实施相关政策和法规，为护理服务发展提供了有力的保障。这些政策和法规不仅规范了护理服务的行为和标准，还为护理服务的创新和发展提供了广阔的空间。例如，政府可以出台相关政策，鼓励医疗机构加强护理人员的培训和管理，提高护理服务的专业水平。同时，政府还可以加大对护理服务的投入，提高护理服务的待遇和地位，吸引更多的人才投身于护理事业。这些措施有助于推动护理服务管理的规范化和专业化，提高护理服务的整体质量。

护理服务管理的实践为卫生服务政策的制定提供了反馈和依据。医疗机构在护理服务管理的实践中，积累了丰富的经验和数据。这些数据可以为政府制定更加科学、合理的卫生服务政策提供重要的参考。例如，医疗机构可以通过对护理服务的需求、满意度等数据进行收集和分析，了解患者对护理服务的期望和需求。这些数据可以为政府制定更加符合患者需求的卫生服务政策提供重要的依据。

实现护理服务管理与卫生服务政策的协同发展，需要政府、医疗机构和社会各方的共同努力。政府应加强对护理服务管理的支持和引导，制定和完善相关政策和法规。医疗机构应积极响应政策号召，加强护理服务管理的创新和实践。同时，社会各方也应积极参与到护理服务管理与卫生服务政策的协同发展中来，共同推动卫生服务系统的整体优化和提升。

此外，加强信息化建设是实现护理服务管理与卫生服务政策协同发展的关键。通过加强信息化建设，可以实现护理服务与卫生服务政策之间的信息共享和协同工作。例

如，可以建立统一的卫生信息平台，实现护理服务与医疗、康复、预防等其他卫生服务之间的数据互通和资源共享。这将有助于提高工作效率和质量，为患者提供更加全面、连续的健康服务。

总之，护理服务管理与卫生服务政策的协同发展是实现卫生服务系统整体优化和提升的关键。通过加强政策支持和引导、创新实践以及信息化建设等措施，可以推动护理服务管理与卫生服务政策的协同发展，为人民群众提供更加优质、高效、便捷的卫生服务。这将有助于提升人民群众的健康水平和生活质量，推动社会的和谐与发展。

（郑晓磊）

第二节　医疗护理服务管理理论基础

一、护理管理的基本理论

护理管理作为卫生服务管理中的一个重要组成部分，其理论基础涉及组织行为理论、质量管理理论及人力资源管理理论等多个方面，为护理服务的高效、优质运行提供了理论指导和实践框架。

（一）组织行为理论在护理管理中的应用

组织行为学是护理管理不可或缺的理论基础。它主要关注护士群体在医疗机构中的行为动机、团队协作以及领导力培养等问题。组织行为学的组织行为理论关注个体、群体和组织在特定环境中行为的产生、发展和影响机制。在护理管理中，这一理论主要应用于对护士群体行为的解析与引导，旨在通过理解护士的行为动机、团队协作模式以及领导力培养，提升护理服务的整体效能。

1. 护士行为动机的解析

护士作为护理服务的直接提供者，其行为动机直接影响到护理服务质量。组织行为理论强调内在动机（如职业认同感、工作满意度、个人成长需求）与外在动机（如薪酬待遇、晋升机会、工作环境）对护士行为的影响，护理管理者需充分了解并调动护士的双重动机，以激发其工作积极性和创新精神。

2. 团队协作模式的构建

在护理工作中，高效的团队协作是确保患者安全、提高服务质量的关键。组织行为理论强调团队目标一致性、角色清晰、沟通有效、冲突管理等要素对团队协作效果的影响。护理管理者应运用团队建设理论，通过设定明确的团队目标、合理分工、促进信息共享、妥善处理内部冲突，构建高绩效的护理团队。

3. 领导力培养与提升

优秀的护理领导者不仅能够指导护士完成日常护理任务，更能在变革管理、战略规划、员工激励等方面发挥关键作用。组织行为理论主张领导风格应与组织环境、任务性质和个人特质相匹配，提倡变革型、授权型、参与型等领导方式。护理管理者应接受领导力培训，学会根据不同情境灵活运用多种领导风格，同时注重培养护士的领导潜能，形成良好的领导梯队。

（二）质量管理理论在护理管理中的应用

质量管理理论为护理服务提供了科学的质量控制方法和持续改进工具。全面质量管理（TQM）是其中最为广泛应用的一种理论，强调全员参与、全过程控制、预防为主、持续改进的质量管理理念。

1. 全面质量管理的实施

在护理工作中，全面质量管理要求将质量意识贯穿于护理服务的各个环节，包括患者接待、病情评估、护理实施、效果评价等。通过制定明确的质量标准、实施严格的质量监控、开展定期的质量评估，确保护理服务达到预期的品质要求。

2. PDCA 循环的应用

PDCA（Plan – Do – Check – Act）循环是全面质量管理的核心工具，用于实现护理质量的持续改进。在护理实践中，护理管理者需运用 PDCA 循环，即计划（Plan，制定质量改进目标和行动计划）、执行（Do，按照计划实施改进措施）、检查（Check，评估改进效果，收集反馈信息）、行动（Act，根据检查结果调整或固化改进措施），形成护理质量改进的闭环管理。通过这四个阶段的循环往复，护理团队可以及时发现和解决护理工作中存在的问题，持续改进护理服务质量。此外，护理管理还应关注护理过程中的安全风险管理，确保患者安全。

（三）人力资源管理理论在护理管理中的应用

人力资源管理理论关注如何通过合理配置、开发和激励人力资源，以实现组织目标。在护理管理中，这一理论指导着护士的人员配置、激励机制设计以及职业发展路径规划。

1. 人员配置的优化

根据护理服务需求、护士技能水平、工作负荷等因素，进行科学的人员配置，确保护理人力资源的高效利用。运用工作分析、能力测评等工具，明确各岗位职责与任职要求，实现人岗匹配。同时，通过灵活排班、轮岗制度等，平衡护士工作与休息，防止过度疲劳，保障护理安全。

2. 激励机制的设计

构建多元化的激励体系，包括物质激励（如薪酬福利、奖金）、非物质激励（如职业发展机会、荣誉表彰、工作环境改善）以及内在激励（如工作成就感、职业满足感）。运用公平理论、期望理论等，设计公正、透明的绩效评价体系，将护士的工作表现与激励措施紧密关联，激发护士的工作积极性和创新精神。

3. 职业发展路径规划

为护士提供清晰的职业发展路径，包括专业技能提升、管理能力培养、学术研究等多条路径。设立合理的晋升通道，如职称晋升、职务晋升、专科护士培养等，为护士提供持续发展的动力。同时，开展职业规划辅导，帮助护士明确个人发展目标，制定并实施个人发展计划。

综上所述，护理管理理论基础包括组织行为理论、质量管理理论以及人力资源管理理论，它们为护理服务管理提供了系统的理论框架和实用工具。通过深入理解和运用这些理论，护理管理者能够科学指导护理工作，有效提升护理服务质量，满足患者需求，推动护理服务的持续发展。

二、卫生服务管理基本理论

卫生服务管理作为现代社会发展的重要组成部分，它关乎人们的健康和生命安全。为了更好地满足人们的健康需求，提高医疗服务质量，必须有一套科学、系统的卫生服务管理理论作为指导。下面将详细阐述卫生服务管理的基本理论，包括其定义、目标、特点、基本原则和核心职能、基本理论框架、应用领域以及卫生服务管理主要理论模型在护理服务管理中的应用等方面。

（一）卫生服务管理的定义

卫生服务管理是指在卫生保健领域内，通过规划、组织、指挥、协调和控制等一系列管理活动，对人力、物力、财力和信息等资源进行有效整合和利用，以提供高质量、高效率和高安全性的医疗保健服务，保障人们的身体健康和生命安全。

（二）卫生服务管理的目标

卫生服务管理的核心目标是为人们提供优质的医疗服务，满足人们的健康需求。具体来说，卫生服务管理的目标包括以下几个方面：

1. 提高医疗服务质量

通过科学的管理方法和技术，提高医疗服务的专业性和规范性，确保医疗安全和服务质量。

2. 优化卫生资源配置

合理配置和利用卫生资源，包括人力、物力、财力等资源，提高资源利用效率，避免浪费。

3. 提升患者满意度

以患者为中心，关注患者需求和体验，提供人性化的医疗服务，提升患者的满意度。

4. 推动医疗卫生事业发展

通过科学的管理和创新，推动医疗卫生事业的持续发展，提高医疗卫生服务水平。

（三）卫生服务管理的特点

卫生服务管理，作为一种特殊的管理模式，具有鲜明的特点。它不仅仅关注一般的管理原则和技巧，更重视满足患者的健康需求，提供高质量的医疗保健服务。接下来，我们将对卫生服务管理的五大特点进行深入的探讨。

1. 服务性是卫生服务管理的核心特点

与其他行业的管理不同，卫生服务管理更加注重患者的体验和满意度。这意味着医疗机构需要了解患者的需求，提供个性化的医疗保健服务，以满足患者的期望。例如，医疗机构可以通过开展健康咨询、健康教育等活动，提升患者的健康意识和自我保健能力，从而更好地满足患者的健康需求。

2. 技术性也是卫生服务管理不可忽视的特点

由于医疗服务涉及复杂的医疗技术和专业知识，因此管理过程必须具备相应的技术背景。医疗机构需要建立一支高素质的医疗团队，通过持续的技术培训和学术交流，提升医疗团队的专业水平。

3. 法规性是卫生服务管理的重要特点之一

医疗服务行业是一个高度受监管的行业，医疗机构必须遵守严格的医疗法规和伦理标准。卫生服务管理需要建立完善的内部监管机制，确保医疗服务的合规性和安全性。此外，医疗机构还需要积极参与政策制定和改革，为行业的发展提供有力的支持。

4. 风险性是卫生服务管理不可忽视的特点

由于医疗服务的特殊性，医疗失误可能导致严重的后果，甚至危及患者的生命。因此，风险管理在卫生服务管理中具有举足轻重的地位。医疗机构需要建立完善的风险管理机制，通过风险评估、风险预警和风险应对等措施，降低医疗风险的发生概率。

5. 社会责任性是卫生服务管理的重要特征之一

医疗机构作为社会公共服务的重要组成部分，承担着维护公共卫生和促进社区健康的责任。卫生服务管理需要关注社会健康需求的变化，积极参与公共卫生事件的应对和处理，为社会的健康发展贡献力量。

综上所述，卫生服务管理具有鲜明的服务性、技术性、法规性、风险性和社会责任性等特点。这些特点使得卫生服务管理成为一门独特的学科领域，需要我们不断探索和创新，为人类的健康事业做出更大的贡献。

（四）卫生服务管理的基本原则

在卫生服务管理中，有五大基本原则作为指导，这些原则确保了医疗服务的提供始终以患者的需求和利益为核心。这五大原则分别是：以病人为中心、质量第一、效率优先、持续改进和公平性。

1. 以病人为中心是卫生服务管理的核心原则

这意味着所有的管理活动，无论是战略规划、资源配置还是日常运营，都应围绕患者的需求和利益进行。这一原则强调医疗服务提供者应关注患者的体验，从患者的角度出发，为他们提供贴心、便捷、高效的医疗服务。为了实现这一目标，医疗服务提供者需要积极倾听患者的声音，了解他们的需求和期望，并将这些需求融入服务设计和改进中。

2. 质量第一是卫生服务管理的基本要求

医疗服务的质量直接关系到患者的生命安全和健康，因此，提供高质量的医疗服务是医疗机构的使命和责任。为了实现这一目标，医疗机构需要建立完善的质量管理体系，通过制定严格的服务标准和流程，确保医疗服务的准确性和可靠性。

3. 在确保质量的前提下，效率优先是卫生服务管理的重要原则

医疗服务的运营效率不仅关系到患者的等待时间和治疗效果，还直接影响到医疗机构的运营成本和资源利用效率。因此，医疗机构需要通过优化服务流程、提高资源利用效率、加强信息化建设等方式，提高医疗服务的运营效率。同时，医疗机构还需要关注患者的等待时间和服务响应时间，确保患者能够在最短的时间内得到有效的治疗。

4. 持续改进是卫生服务管理的重要原则之一

随着医疗技术的不断进步和患者需求的不断变化，医疗机构需要不断评估和改进管理流程，以适应不断变化的环境。通过收集和分析患者的反馈意见、监测医疗服务的质量和效率、定期评估医务人员绩效等方式，医疗机构可以发现服务中存在的问题和不足，并及时采取改进措施。这种持续改进的循环过程有助于医疗机构不断提升服务质量和运营效率，为患者提供更好的医疗服务。

5. 公平性是卫生服务管理的重要原则之一

这意味着所有患者应平等地获得优质的医疗服务，不受任何歧视或偏见的影响。为了实现这一目标，医疗机构需要建立公平、透明的服务机制，确保所有患者都能享受到同样的医疗服务。这种公平性的原则有助于增强医疗机构的公信力和社会形象，提高患者对医疗服务的满意度和信任度。

综上，以病人为中心、质量第一、效率优先、持续改进和公平性是卫生服务管理的五大基本原则。这些原则共同构成了卫生服务管理核心框架，指导着医疗机构为患者提供全面、优质、高效的医疗服务。

（五）卫生服务管理的核心职能

卫生服务管理是一个涵盖多个领域的综合性工作，它要求管理者在多个方面发挥核心职能，确保医疗机构的顺利运营和高效服务。以下是卫生服务管理的核心职能及其详细分析。

1. 计划

计划是卫生服务管理的首要职能，它涉及确定组织的目标以及为实现这些目标所需的资源。有效的计划需要充分考虑医疗机构的使命、愿景和价值观，同时结合市场需求、政策导向以及技术发展等因素。在计划过程中，管理者需要运用各种管理工具和方法，如SWOT分析、目标管理等，确保计划的合理性和可行性。

2. 组织

组织职能关注的是如何建立有效的组织结构和流程，以确保医疗服务的高效运作。这包括明确各职能部门的职责和权限，优化工作流程，以及加强部门间的沟通与协作。通过合理的组织架构和流程设计，可以提高医疗服务的质量和效率，降低运营成本，增强组织竞争力。

3. 人力资源管理

人力资源管理是卫生服务管理的关键环节，涉及招聘、培训、评估和激励员工等多个方面。在招聘环节，医疗机构需要选拔具备专业素养和服务意识的优秀人才；在培训环节，要注重提升员工的业务能力和服务意识；在评估环节，要客观公正地评价员工的工作表现；在激励环节，要通过合理的薪酬和晋升机制激发员工的工作热情。通过全面的人力资源管理，可以打造一支高效、专业的医疗团队，为患者提供优质的医疗服务。

4. 财务管理

财务管理是卫生服务管理的重要组成部分，涉及预算编制、资金管理和成本控制等多个方面。预算管理是财务管理的基础，它要求管理者根据医疗机构的实际情况和发展需求，科学合理地编制预算。资金管理则关注如何筹集和分配资金，确保医疗机构的正常运营。成本控制是财务管理的核心任务之一，它要求管理者通过有效的成本控制措施，降低运营成本，提高经济效益。

5. 信息管理

信息管理在卫生服务管理中具有举足轻重的地位，它涉及收集、分析和传播关键的医疗信息。随着医疗信息化的发展，信息管理的重要性日益凸显。医疗机构需要建立完善的信息系统，实现医疗数据的共享和整合。同时，管理者要运用数据分析工具，深入挖掘医疗数据背后的价值，为决策提供支持。此外，信息管理还包括加强信息安全保障，确保患者隐私和数据安全。

6. 质量管理

质量管理是卫生服务管理的核心目标之一，它要求医疗机构确保医疗服务达到既定的标准。为实现这一目标，医疗机构需要建立完善的质量管理体系，包括制定和执行质量标准、开展质量控制和质量改进等活动。同时，管理者要关注患者需求和满意度，持续优化服务流程和服务质量。通过质量管理，可以提高医疗服务的安全性和有效性，提升患者满意度和忠诚度。

综上所述，卫生服务管理的核心职能涵盖了计划、组织、人力资源管理、财务管理、信息管理和质量管理等多个方面。管理者需要在这些方面发挥专长，确保医疗机构的顺利运营和高效服务。同时，随着医疗行业的不断发展和变革，管理者还需不断创新和进步，以适应新的挑战和机遇。

（六）卫生服务管理的基本理论框架

卫生服务管理是一门综合性的学科，它结合了管理学、医学、经济学、社会学等多个领域的知识，致力于提升卫生服务的质量和效率。在理解卫生服务管理的基本理论时，我们首先要认识到卫生服务的重要性和特殊性。卫生服务不仅关乎个体的健康，更与社会福祉、经济发展紧密相关。因此，卫生服务管理的基本理论必须建立在这样的认识基础之上，确保服务的高效、公平和可持续性。而卫生服务管理的基本理论是指导卫生服务机构有效运行和提供高质量服务的重要基础。它涵盖了多个关键理论领域，在这一框架下，卫生服务机构能够更好地应对挑战，满足不断变化的健康需求。

1. 系统理论

卫生服务管理借鉴了系统理论，将卫生服务视为一个复杂的系统，这个系统由多个相互关联、相互作用的组件构成。为了优化整体效果，管理者需要从全局出发，理解各个组件之间的关联，实施协调一致的管理策略。

2. 质量管理理论

质量管理理论强调持续改进和顾客满意。在卫生服务管理中，这意味着不断提高医疗服务的质量，确保患者安全，满足患者需求。通过制定严格的质量标准和监控机制，卫生服务管理能够不断提升服务质量，提高患者满意度。

3. 资源管理理论

资源管理理论关注资源的有效配置和利用。在卫生服务管理中，这包括人力资源、物资资源、信息资源等多个方面。管理者需要根据服务需求，合理分配资源，确保资源的有效利用，避免资源的浪费和短缺。

4. 决策理论

决策是卫生服务管理的核心活动之一。决策理论强调科学决策的重要性，要求管理者在决策过程中充分考虑各种因素，运用科学的方法和工具，做出合理、有效的决策。在卫生服务管理中，决策的正确与否直接关系到服务的质量和效率。

5. 组织行为学理论

组织行为学理论关注员工的行为和动机，强调通过激励和管理来提高员工的工作效率和满意度。在卫生服务管理中，这意味着管理者需要了解员工的需求和期望，通过合理的激励机制和管理手段，激发员工的工作热情，提高服务质量和效率。

6. 政策与法规

卫生服务管理还必须遵循国家和地方的卫生政策和法规。这些政策和法规旨在保护患者的权益，规范服务行为，促进卫生服务的公平性和可及性。管理者需要密切关注政策和法规的变化，确保服务行为符合规范要求，避免因违规操作而引发的风险。

综上所述，卫生服务管理的基本理论涉及多个方面，包括系统理论、质量管理理论、资源管理理论、决策理论、组织行为学理论以及政策与法规等。这些理论为卫生服务管理提供了指导和支持，帮助管理者更好地理解和应对复杂的管理挑战，提升卫生服务的质量和效率。在实际工作中，管理者需要综合运用这些理论，结合实际情况，制定和实施有效的管理策略，为患者提供高质量、安全、高效的卫生服务。

（七）卫生服务管理的应用领域

卫生服务管理，作为一个跨学科的领域，其应用领域广泛而深远。它不仅关乎医疗卫生机构的日常运营，还涉及公共卫生、健康政策、卫生资源配置、医疗服务质量管理等多个方面。以下是卫生服务管理的主要应用领域：

1. 卫生机构管理

卫生服务管理可以应用于各类卫生机构的管理中，包括医院、诊所、社区卫生服务中心等。通过科学的管理方法和技术手段，可以提高卫生机构的工作效率和服务质量，满足人们的健康需求。例如，可以引入现代医院管理理念和信息技术手段来优化医疗流程、提高诊疗效率和患者满意度。

2. 公共卫生管理

公共卫生是保障人民健康的重要领域之一。卫生服务管理在公共卫生领域的应用主要包括疾病预防控制、健康教育与促进等方面的工作。通过加强公共卫生体系建设和管理水平提高来有效应对各种突发公共卫生事件并保障人民的身体健康和生命安全。例如，可以建立完善的疾病预防控制体系和应急响应机制来提高公共卫生事件的应对能力和效率；同时还可以通过开展健康教育与促进活动来提高公众的健康意识和自我保健能力。

3. 健康政策制定

卫生服务管理为政府和其他决策者提供关键的数据和见解，以制定和实施有效的健康政策。这包括医疗保险政策、公共卫生政策、医疗教育改革等。

4. 卫生资源配置

卫生服务管理还可以应用于卫生资源的配置过程中。通过合理的规划和分配卫生资源（如人力、物力、财力等），可以确保资源的有效利用和公平分配，从而提高整个卫生系统的运行效率和服务质量。例如，可以根据地区的人口分布、疾病谱和医疗资源状况来合理规划医疗机构的布局和资源配置。

5. 医疗服务质量管理

医疗服务质量是评价一个医疗机构或地区卫生服务水平的重要指标之一。通过引入科学的质量评价体系和提升策略的研究与实践，可以不断提高医疗服务的质量和安全水平。例如，可以建立全面的质量管理体系和监控机制来确保医疗过程的安全性和有效性；同时还可以通过定期的质量评估和反馈机制来及时发现并改进存在的问题和不足。

总的来说，卫生服务管理的应用领域广泛而复杂，它不仅需要深厚的医学和管理知识，还需要对公共卫生、健康政策、卫生资源配置、医疗服务质量管理等多个领域的深入理解。随着医疗行业的不断发展和变化，卫生服务管理的角色和重要性也将不断提升。

（八）卫生服务管理主要理论模型在护理服务管理中的应用

在护理服务管理领域，卫生服务管理的主流理论模型，如服务营销理论、服务质量理论和卫生系统理论，为提升护理服务品质、塑造品牌形象、优化资源配置提供了理论指导和实践工具。下面将系统解读这些理论模型，并结合护理服务的特性和需求，深入探讨其在护理服务管理中的具体应用。

1. 服务营销理论与护理服务品牌形象提升

服务营销理论强调以顾客为中心，通过提供优质服务、塑造独特价值、建立良好关系等方式，赢得顾客忠诚，提升服务品牌竞争力。在护理服务管理中，服务营销理论的应用体现在：

服务差异化与价值创造。护理服务应突出其专业性、个性化和人文关怀等特点，打造区别于其他医疗机构的独特价值。例如，通过开展特色护理项目、提供个性化护理方案、强调护士与患者的情感沟通等，使患者感受到与众不同的护理体验。

顾客关系管理。建立长期、稳定的医患关系是提升护理服务品牌形象的重要途径。通过定期回访、患者满意度调查、健康教育活动等方式，保持与患者的持续互动，了解并满足患者需求，增强患者对护理服务的忠诚度。

服务承诺与品牌传播。明确并公开承诺护理服务标准，如响应时间、服务态度、护理质量等，让患者对护理服务有明确期待。同时，通过社交媒体、口碑营销、公益活动等方式，积极传播护理服务的良好形象，提升公众对护理服务的认知和认可度。

2. 服务质量理论与护理服务过程改进

服务质量理论关注服务过程中的顾客感知、服务期望、服务质量差距等关键因素，旨在通过改进服务过程，提升顾客满意度，增强服务竞争力。在护理服务管理中，服务质量理论的应用体现在：

顾客感知与期望管理。了解并管理患者对护理服务期望，通过提供准确的护理信息、设定合理的护理目标、进行有效的沟通交流，使患者对护理服务有合理且可实现的期望。

服务质量差距分析。通过患者满意度调查、护理不良事件分析等手段，识别护理服务过程中的服务质量差距，如服务提供与服务承诺之间的差距、患者期望与实际感知之间的差距等，为服务改进提供依据。

服务过程改进与质量控制。运用 PDCA 循环、六西格玛等质量管理工具，对护理服务过程进行持续改进。通过标准化操作规程、护理质量指标监测、护理人员培训等手段，确保护理服务过程的规范性、一致性和有效性。

3. 卫生系统理论与护理服务资源配置优化

卫生系统理论关注医疗服务的整体性、协调性和公平性，旨在通过合理配置资源，提高卫生系统的效率和效益。在护理服务管理中，卫生系统理论的应用体现在：

资源需求与供给分析。根据护理服务需求预测、人口健康状况、医疗政策等因素，进行护理人力资源、设施设备、资金等资源的需求与供给分析，为资源优化配置提供科学依据。

资源分配与调度。运用线性规划、运筹学等方法，进行护理资源的合理分配和动态调度，确保资源在时间和空间上的均衡分布，满足不同患者群体的护理需求。

资源整合与协同。通过跨部门、跨机构的合作，实现护理服务与医疗、康复、社区等服务的无缝对接，提高卫生系统的整体服务效能。例如，推动家庭医生签约服务、社区护理服务、远程护理服务等模式的发展，实现护理服务的多元化、一体化。

综上所述，服务营销理论、服务质量理论和卫生系统理论为护理服务管理提供了系统的理论框架和实用工具。通过深入理解和运用这些理论，护理管理者能够科学指导护理工作，有效提升护理服务质量，塑造护理服务品牌形象，优化护理服务资源配置，满足患者需求，推动护理服务的持续发展。

三、护理质量管理理论

护理质量管理是确保护理服务质量和患者满意度的关键过程。护理质量管理理论是指导护理服务提供者持续提升护理质量、确保患者安全的核心理论体系。在现代医疗体系中，全面质量管理（TQM）、持续质量改进（CQI）和循证护理（EBP）等理论被广泛应用于护理质量管理中。这些理论不仅为护理团队提供了明确的方向和指南，还帮助他们在实践中不断完善和进步。

1. 全面质量管理强调以患者为中心，全员参与，持续改进的质量管理方法

在护理领域，全面质量管理的实践要求护士不仅关注患者的直接护理需求，还要关注整个护理过程中的每一个环节。从患者入院到出院，护士需要积极参与并不断改进护理流程、提高护理效率、减少护理错误，以确保患者获得最佳的护理体验。此外，全面质量管理还强调团队合作和沟通的重要性，通过定期的会议和培训，护士可以共同分享经验、解决问题，从而提高整个护理团队的质量意识和服务水平。

2. 持续质量改进是一种基于数据驱动的质量管理方法

在护理领域，持续质量改进的实施需要护士收集和分析护理过程中的各种数据，包括患者满意度、护理效果、护理安全等方面的指标。通过数据的收集和分析，护士可以发现护理过程中存在的问题和不足，并针对性地制定改进措施。例如，如果发现患者在出院后的满意度较低，护士可以分析原因并制定相应的改进措施，如加强患者教育、改

进沟通方式等。通过不断地数据收集、分析和改进，护理团队可以持续提高护理质量和患者满意度。

3. 循证护理是一种基于科学证据的护理实践方法

在护理领域，循证护理要求护士在制定护理计划和护理措施时，要充分考虑现有的科学证据和研究成果。通过查阅相关的医学文献和研究成果，护士可以了解最新的护理理念和技术，并将其应用于实践中。例如，对于某种疾病的护理，护士可以查阅相关的医学文献，了解最新的护理方法和技术，并根据患者的具体情况制定个性化的护理计划。通过遵循科学证据和实践经验，护士可以确保护理措施的有效性和安全性，提高患者的治疗效果和生活质量。

综上所述，全面质量管理、持续质量改进和循证护理等理论在护理质量管理中具有重要的实践价值和应用意义。通过综合运用这些理论和方法，护理团队可以不断提高护理质量和患者满意度，为患者提供更加优质、安全、高效的护理服务。同时，这些理论和方法也为护理领域的发展和创新提供了有力的支持和指导。

为了更好地理解和实施这些质量管理理论，我们需要详细探讨它们在护理实践中的具体操作流程、关键绩效指标设定，以及改进项目的实施与评估。

在全面质量管理的实践中，护理团队需要首先明确患者的需求和期望，然后设计并实施一套完善的护理流程。这一流程需要包括患者接待、病情评估、护理计划制定、护理措施执行、效果评价以及患者反馈等各个环节。关键绩效指标（KPIs）可以包括患者满意度、护理事故发生率、护理质量评分等。通过定期收集和分析这些数据，护理团队可以及时发现并解决问题，不断优化护理流程，提高护理服务质量。

持续质量改进的实施则需要护理团队具备数据分析和问题解决的能力。护士需要定期收集和分析护理过程中的各种数据，包括患者满意度调查、护理质量评估结果、护理安全事故报告等。通过数据分析，护士可以发现护理过程中存在的问题和不足，然后制定针对性的改进措施。例如，如果发现患者满意度较低，可以分析原因，可能是沟通不畅、服务态度不佳或者护理技能不足等，然后制定相应的改进措施，如加强沟通技巧培训、改善服务态度、提升护理技能等。改进项目的实施和评估需要护理团队密切协作，确保改进措施的有效实施，并定期评估改进成果，以便进一步调整和优化。

四、护理人力资源管理理论

护理人力资源管理是医院管理的重要组成部分，它关乎护理人员的招募、选拔、培训、绩效管理和职业规划，从而直接影响医疗服务的质量和效率。在这一部分，我们将深入探讨护理人力资源规划的科学方法，以及如何通过有效的管理策略，促进护理人员的专业发展和职业成长。

首先，护理人力资源规划的科学方法包括需求预测、供给分析以及平衡策略。需求预测主要基于医院的发展战略、患者需求以及护理工作的特点，预测未来护理人员的需求数量和质量要求。供给分析则通过评估现有护理人员的数量、结构、素质和分布情况，了解护理人员的供给状况。在此基础上，平衡策略旨在通过制定合理的招聘计划、培训计划、轮岗计划等，确保护理人员的供需平衡，满足医院护理工作的需要。

其次，护理人员的招聘与选拔是护理人力资源管理的重要环节。招聘过程中，应根据护理工作的特点和要求，制定科学的招聘标准和流程，包括资格审查、笔试、面试、实践操作等多个环节，确保选拔出具备专业素养和职业道德的护理人员。同时，应注重候选人的沟通能力、团队协作精神以及创新思维等方面的评估，选拔出全面发展的人才。

针对护理人员的培训与发展，应建立科学的培训体系，包括岗前培训、在职培训、专业技能培训、管理培训等，不断提升护理人员的专业知识和技能水平。同时，通过制定个性化的职业发展规划，为护理人员提供多元化的职业发展路径，激发其工作积极性和创新精神。

在绩效管理方面，应运用公正有效的评价工具和方法，对护理人员的工作表现进行全面、客观、准确的评价。评价过程中，应注重护理人员的工作质量、工作效率、患者满意度等方面的评估，并根据评价结果，给予相应的奖励和惩罚，激励护理人员不断提升自己的工作表现。

最后，结合职业规划理论，为护理人员提供长远的职业发展路径。医院应制定完善的晋升机制、职称评定机制以及继续教育机制等，为护理人员提供广阔的职业发展空间。同时，通过定期开展职业规划辅导和咨询活动，帮助护理人员了解自己的职业优势和潜力，制定适合自己的职业规划，实现个人价值和社会价值的双赢。

总之，护理人力资源管理理论涵盖了护理人力资源规划、招聘与选拔、培训与发展、绩效管理和职业规划等多个方面。通过科学的管理策略和实践方法，可以有效提升护理人员的专业素养和职业竞争力，推动医院护理工作的持续改进和发展。

综上所述，护理人力资源管理是一个复杂而重要的领域，需要我们持续关注和创新。通过结合现代科技、推动多元化与包容性、关注护理人员的持续学习与福祉，以及不断提高患者满意度，我们可以构建一个更加高效、人性化的护理团队，为社会的健康福祉做出更大的贡献。

（郑晓磊）

第三节　护理管理研究

一、护理管理的历史沿革与发展现状

护理管理作为一个专业领域，其发展历程源远流长，可以追溯至护理学的奠基人——南丁格尔时代。南丁格尔凭借其开创性的护理理论和实践，不仅革新了护理工作的理念和方法，更为护理管理奠定了坚实基础。她强调对护理人员的科学组织和管理，以及对患者护理质量的高度关注，这些理念至今仍深深影响着全球护理事业的发展。

随着医学科学与技术的进步，护理管理经历了由经验式管理向科学化、系统化管理的深刻转变。早期护理管理主要依赖于经验和直觉，而现代护理管理则依托于严谨的数据分析、先进的管理理论以及信息化技术支持，实现了对护理工作全方位、多层次的精细化管理。在这一过程中，护理管理的关注焦点不再局限于日常护理活动的有序进行，而是进一步扩展到护理质量的持续改进、人力资源的有效配置和科研、教育的全面发展。

在国内，护理管理的发展历程同样呈现出鲜明的时代特征。从早期以行政命令为主导的传统管理模式，到今天以人为本、以患者为中心的现代护理管理模式，我国护理管理经历了数次重大改革与创新。这一过程中，护理管理理念逐步从单一的疾病治疗转向了全面的健康照护，护理服务内容不断丰富，服务模式日益多样化，服务对象也从医院内的住院患者扩展到社区、家庭甚至远程环境中的各类人群。

当前，我国护理管理正处于从数量扩张向质量提升的关键转型期。我国护理队伍规模显著扩大，护理服务质量、科研水平以及教育体系均取得显著提升。尤其是在信息化、专业化、精细化管理方面，医疗机构广泛采用了护理信息系统、电子病历、移动护理等技术手段，大大提升了护理工作的效率与精准度。护理专业认证、专科护士培养、护理质量指标体系建设等工作也得到了大力推进，为提升护理服务质量提供了有力保障。

然而，尽管取得了诸多成就，我国护理管理仍面临一些亟待解决的问题。首先，护理人力资源短缺问题依然突出，特别是在基层和偏远地区，影响护理服务的供给。其次，护理工作强度大、压力大，导致职业倦怠现象普遍，影响护理队伍的稳定与服务质量。再者，护理人员的职业发展空间有限，晋升通道不畅、待遇不高、职业认同感不足，制约护理人才的吸引与保留。最后，护理科研与教育发展不充分，护理科研成果转化率低，护理教育与临床实践脱节现象仍存在。

面对上述挑战，我国护理管理研究需要进一步深入探索，寻求科学、有效的解决方案。这包括但不限于：优化护理人力资源配置策略，提升护理人员职业吸引力与满意度；强化护理科研与教育，推动护理理论与实践的深度融合；利用信息化手段，提升护理管理效率与精准度；加强护理质量管理，确保护理服务安全、有效、优质；推动护理服务模式创新，满足多元化、个性化的护理需求；构建完善的护理法规与政策体系，为护理事业发展提供法制保障。

综上所述，护理管理作为医疗体系中的重要组成部分，其发展历程充满了变革与挑战。从早期的经验式管理到现代的科学化、系统化管理，从传统的行政命令模式到以人为本的现代管理模式，护理管理在不断地创新与进化。然而，面对当前的挑战与问题，我们仍需通过科学研究和实践探索不断创新、完善，以实现护理服务的持续优化与提升，为患者提供更为优质、高效的护理服务，更好地服务于人民健康事业。

二、护理组织结构与管理模式研究

护理组织结构与管理模式是护理服务运作的核心框架，它们决定了护理工作的分工协作、资源分配以及决策流程，直接影响护理服务质量、效率及护理人员的工作满意度（护理团队的士气和工作积极性）。因此，深入探讨护理组织结构与管理模式的优化，对于提升护理服务水平、实现护理资源的合理配置具有深远意义。以下将探讨护理组织结构的设计原则、常见模式及其优劣势，以及不同护理服务环境中适宜的管理模式选择。

（一）护理组织结构设计原则

1. 专业化与协作原则

护理组织结构应兼顾专业分工与跨专业协作，确保护理人员能在各自专业领域发挥专长，同时便于跨部门、跨学科团队合作，满足患者多元化、复杂化的护理需求。

2. 效率与效益原则

设计时应考虑如何通过结构优化，提高护理服务的运作效率，减少不必要的资源浪费，同时确保服务提供的经济效益和社会效益。

3. 适应性与灵活性原则

护理组织结构应具备一定的弹性，能够随着医疗技术进步、患者需求变化以及政策环境调整而适时调整，保持对内、外部环境变化的敏感度和应对能力。

（二）护理组织结构常见模式

1. 直线职能制

这是一种传统的金字塔式结构，由上至下分为管理层、科室层、护理单元层和护理岗位层。优点在于层级清晰、职责明确，便于管理和监督；缺点是决策传递速度慢、信息沟通成本高，不利于快速响应患者需求。

2. 扁平化结构

通过减少管理层级、扩大管理幅度，实现决策权下放和信息流通的快捷化。优点是决策速度快、信息传递效率高，有利于激发护理人员的积极性和创新性；缺点是对管理者的能力要求较高，需要较强的协调能力和团队管理技巧。

3. 矩阵式结构

在直线职能制基础上，引入项目或任务为导向的横向管理，形成双重职权关系。优点是能够灵活调动资源，适应多学科协作、跨部门合作的需求；缺点是可能导致职责冲突、沟通复杂，需要有效的协调机制和明确的权责划分。

4. 团队管理模式

以自我管理团队（SMTs）或多功能团队（MDTs）为核心，强调团队成员的自主决策和协作。优点是能够充分发挥护理人员的专业能力，提高服务质量，增强团队凝聚力；缺点是对团队建设、领导力培养及团队文化建设要求较高。

（三）护理服务环境与管理模式选择

1）病房护理单元通常采用直线职能制，通过明确的岗位职责和工作流程，确保基础护理工作的专业化和规范化。

2）急诊科、ICU 等快速响应部门倾向于采用团队管理模式或矩阵式管理，强调资源的高效配置和紧急状况下的快速反应能力。

3）专科护理门诊如糖尿病护理门诊、伤口造口护理门诊等，可根据患者需求和护理专业特点，采用跨学科团队协作模式，实现个性化、专业化的护理服务。

4）居家护理服务，由于服务地点分散、需求多样，常采用项目管理或网络化管理模式，通过信息技术支持，实现护理人员、患者及家属的远程协作与信息共享。

总之，护理组织结构与管理模式的研究是护理管理领域的重要课题。随着医疗行业的不断发展和护理服务需求的不断变化，护理管理者需要保持敏锐的洞察力和创新精神，不断调整和优化组织结构和管理模式。只有这样，才能更好地满足患者的需求，提升护理服务的整体水平和竞争力，为构建更加高效、人性化的医疗服务体系贡献力量。

三、护理人力资源管理研究

护理管理是医疗体系中的重要组成部分，它涉及护理服务的组织、协调、控制和评价等多个方面。其中，护理人力资源管理是护理管理的核心内容之一，它直接关系到护理团队的建设、护理质量的提升以及患者的满意度。护理人力资源管理作为护理管理体系中不可或缺的一环，它不仅直接关系到护理服务的质量和效率，更是保障患者安全、推动护士职业发展的关键因素。在当前的医疗环境下，护理人力资源管理面临着诸多挑战，如护士流动性大、工作压力高等。因此，深入研究护理人力资源管理，对于优化护理资源配置、提高护理服务质量、确保患者安全以及促进护士的职业发展具有重要意义。

（一）护理人力资源管理的内涵与重要性

护理人力资源管理是指对护理人员的招聘、选拔、培训、绩效评估以及激励机制等进行一系列的管理活动。其目标是确保护理团队具备足够的人力资源，以提供高质量的护理服务，同时促进护理人员的个人和职业发展。

在当前医疗环境日益复杂多变的背景下，护理人力资源管理的重要性愈发凸显。一方面，随着医疗技术的不断进步和患者需求的多样化，对护理人员的要求也越来越高，需要他们具备更加丰富的专业知识和技能。另一方面，护理人员的流动性和工作压力问题也日益突出，需要采取有效的管理措施来应对。因此，加强护理人力资源管理研究，对于提升护理服务质量、保障患者安全具有重要意义。

（二）护理人力资源管理的关键环节

1. 招聘与选拔

招聘与选拔是护理人力资源管理的首要环节。在招聘过程中，应注重对应聘者的教育背景、工作经验、专业技能以及个人品质进行全面评估。同时，还可以采用多轮面试、技能考核等方式，以便准确地了解应聘者的能力和潜力。在选拔过程中，应坚持公平、公正、公开的原则，确保选拔出真正适合护理岗位的人才。

2. 培训与发展

培训与发展是提升护理人员综合素质的关键措施。首先，应针对新入职的护理人员进行系统的岗前培训，帮助他们尽快熟悉工作环境和业务流程。其次，对于在职护理人员，应根据其职业发展需求和岗位特点，制定个性化的培训计划，包括专业技能培训、管理能力培训、沟通技巧培训等。此外，还应鼓励护理人员参加继续教育和学习，不断更新知识和技能，以适应医疗行业的快速发展。

3. 绩效评估与激励机制

绩效评估是对护理人员工作表现的一种客观评价，它有助于发现存在的问题和不足，为改进和提升护理质量提供依据。在绩效评估过程中，应建立科学的评估指标体系，综合考虑护理人员的工作量、工作质量、患者满意度等多个方面。同时，还应注重评估结果的反馈和应用，帮助护理人员了解自身的优势和不足，制定改进计划。

激励机制是激发护理人员工作积极性和创造力的关键。在激励机制设计上，应注重物质激励和精神激励相结合，既要给予护理人员合理的薪酬待遇和福利保障，又要关注他们的职业发展和个人成长。此外，还可以通过设立奖励制度、提供晋升机会等方式，激发护理人员的工作热情和创造力。

（三）护理人力资源管理面临的挑战与对策

1. 护理人力资源供需矛盾

当前，护理人力资源的供需矛盾依然突出，尤其是在一些基层医疗机构和偏远地区，护理人员的数量和质量都存在一定的不足。为应对这一挑战，一方面可以通过加大招聘力度、拓宽招聘渠道等方式，吸引更多的优秀人才加入护理队伍；另一方面，还可以加强与其他医疗机构的合作与交流，实现护理人力资源的共享和优化配置。

2. 护理人员的流动性和工作压力问题

护理人员的流动性和工作压力问题也是当前护理人力资源管理面临的重要挑战。为降低护理人员的流失率，可以通过改善工作环境、提高薪酬待遇、加强职业发展规划等方式，增强护理人员的归属感和忠诚度。同时，还应关注护理人员的工作压力问题，通过合理安排工作负荷、加强心理疏导、提供必要的支持和帮助等措施，减轻他们的工作压力，提高其工作满意度和幸福感。

3. 信息化和智能化在护理人力资源管理中的应用

随着信息技术的快速发展，信息化和智能化在护理人力资源管理中的应用也越来越广泛。通过引入信息化管理系统和智能化分析工具，可以实现对护理人员信息的实时更新和查询、绩效评估的自动化和智能化、培训计划的在线实施和管理等，从而提高护理人力资源管理的效率和准确性。因此，应加强对信息化和智能化技术的学习和应用，推动护理人力资源管理的现代化和智能化发展。

总之，护理人力资源管理是护理管理中的重要环节，它对于提升护理服务质量、保障患者安全具有重要意义。当前，护理人力资源管理面临着诸多挑战和问题，需要我们不断探索和创新，以应对日益复杂的医疗环境和患者需求。未来，随着医疗技术的不断进步和护理理念的更新，护理人力资源管理将呈现出更加科学化、精细化、智能化的发展趋势。

四、护理质量管理体系的研究与实践

护理质量管理体系是确保护理服务安全、有效、及时、以患者为中心的关键机制。护理质量管理体系的建立与完善不仅是评估护理管理水平的关键指标，更是提升患者满意度、保障患者安全的重要基石。在当前的医疗环境中，全面质量管理、持续质量改进以及ISO9000族质量管理体系等先进理念和方法被广泛应用于护理质量管理中，以实现护理质量的持续提升。

（一）全面质量管理

全面质量管理强调对护理工作的整体管理，涉及护理服务的各个环节。在全面质量管理的指导下，护理团队需要对护理流程进行全面分析，识别潜在的问题和改进点。通过持续的质量改进项目，护理团队能够系统地解决这些问题，从而不断提升护理质量和效率。例如，在患者入院接待、护理操作、病情观察等环节，全面质量管理可以帮助护理团队识别出潜在的改进点，并通过数据分析和流程优化，提升护理工作的整体质量。

（二）持续质量改进

持续质量改进是护理质量管理中不可或缺的一环。持续质量改进强调对护理服务进行持续的评估和改进，以确保护理质量的螺旋式上升。通过定期的护理质量检查和护理查房，护理团队可以及时发现并纠正护理工作中的问题。同时，持续质量改进还鼓励护理团队之间进行经验分享和协作，共同推动护理质量的提升。例如，在护理查房过程中，护士可以相互交流在护理实践中的经验和教训，从而不断提升自身的护理技能和水平。

（三）ISO9000 族质量管理体系

ISO9000 族质量管理体系为护理质量管理提供了国际通用的标准和指导。通过引入 ISO9000 族质量管理体系，医疗机构可以建立起一套科学、规范的护理质量管理框架。在此框架下，护理团队需要明确各自职责和权限，确保护理工作的有序进行。同时，该质量管理体系还强调对护理质量的定期评估和审核，以确保护理质量的持续改进和提升。这些标准和要求为护理团队提供了明确的方向和目标，有助于推动护理质量的整体提升。

在实践中，医疗机构普遍建立了护理不良事件报告制度。这一制度鼓励护理团队积极上报护理过程中发生的不良事件，并对这些事件进行深入分析。通过剖析不良事件的原因和教训，护理团队可以找出护理服务中的薄弱环节和风险点，进而采取针对性的改进措施。这种基于数据的分析和改进方法有助于护理团队更加精准地解决问题，提升护理质量和患者安全。

除了不良事件报告制度外，医疗机构还通过护理查房、护理会诊、护理质量检查等形式来确保护理质量管理工作的常态化运行和效果的显现。这些活动不仅有助于护理团队之间的沟通和协作，还能促进护理知识和技能的共享与提升。通过这些活动的开展，医疗机构可以及时发现并解决护理工作中的问题，确保护理质量的持续提升和患者满意度的不断提高。

综上所述，护理质量管理体系的研究与实践对于提升护理质量和保障患者安全具有重要意义。通过全面质量管理、持续质量改进以及 ISO9000 族质量管理体系等先进理念和方法的应用，医疗机构可以不断完善护理质量管理体系，持续改进护理服务质量，提升护理团队的专业素养和服务水平，从而为患者提供更加优质、安全的护理服务。

五、护理风险管理与安全管理研究

随着医疗行业的快速发展和患者健康需求的日益提升，护理工作的复杂性和挑战性也在不断增加。护理风险管理与安全管理作为保障患者安全、提升护理质量的重要手段，已逐渐成为护理领域的研究热点和实践重点。我们将深入剖析护理风险管理的内涵与现状、基本原理、主要方法，并探讨护理安全管理的意义与实践、护理风险管理与安全管理的关系、护理风险与安全管理实践案例与剖析。

（一）护理风险管理的内涵与现状

护理风险管理是指对护理工作中存在的或潜在的风险因素进行识别、评估、控制和监控的过程，旨在减少护理差错和事故的发生，保障患者安全。当前，护理风险管理面临着多方面的挑战。一方面，随着医疗技术的不断进步和患者需求的多样化，护理工作的复杂性和风险性不断增加；另一方面，护理人员的风险意识、风险识别能力和风险应对能力参差不齐，也增加了护理风险的发生概率。

针对这些挑战，护理风险管理需要采取一系列措施。首先，建立完善的护理风险管理制度和流程，明确各级人员的职责和权限，确保风险管理的规范化和系统化。其次，加强护理人员的风险教育和培训，提高他们的风险意识和应对能力。此外，还需要引入先进的风险管理工具和技术，如风险评估表、风险矩阵等，对护理风险进行量化评估和动态监控。

（二）护理风险管理基本原理

护理风险管理是指对护理工作中存在的或潜在的风险因素进行识别、评估、控制和监控的过程，旨在减少护理差错和事故的发生，保障患者安全。

护理风险管理是一种系统性、前瞻性的管理方法，其目的在于识别、评估、预防和控制护理过程中可能出现的风险，从而确保患者安全并提升护理质量。这一过程涵盖以下几个核心方面：

1. 风险识别

通过综合运用文献回顾、数据分析、经验分享和案例研讨等多种手段，全面识别护理工作中潜在的风险源。这些风险源可能包括医嘱执行错误、感染控制不当、患者跌倒、用药错误等多种情形。

2. 风险评估

对识别出的风险进行量化或定性评估，以确定其发生的概率、潜在后果的严重程度以及对患者安全的具体影响。这一步骤有助于我们优先处理那些对患者安全构成最大威胁的高风险问题。

3. 风险控制

在风险评估的基础上，制定并实施针对性的风险防控措施。这些措施可能包括改进工作流程、强化人员培训、使用安全工具（如双人核对、智能警报系统）以及优化环境布局等，旨在降低风险发生的可能性和影响。

4. 风险监控与反馈

建立持续的风险监测系统，定期收集和分析风险数据，以评估已实施防控措施的效果。同时，建立有效的风险事件报告机制，鼓励护理人员主动报告风险事件，从而形成一个持续改进的闭环管理。

（三）护理风险管理方法

在护理风险管理的实践中，有多种方法被广泛应用，包括：

1. 失效模式及影响分析

这种方法通过系统分析护理过程中的潜在失效模式及其可能产生的后果，评估风险的严重度、发生频率和检测难易度，进而确定风险的优先级。在此基础上，制定预防和改进措施，以降低风险发生的可能性。

2. 根本原因分析

对于已经发生的护理不良事件，根本原因分析方法能够进行深入的调查，追溯其根本原因，并制定相应的整改措施。这种方法有助于防止类似事件的再次发生，从而提高护理质量和患者安全。

3. 态势分析

通过全面分析护理风险管理的优势、劣势、机会和威胁，SWOT 分析为制定风险防控策略提供了全面的视角。这种方法有助于护理团队在复杂多变的环境中做出明智的决策。

4. 风险矩阵

风险矩阵通过二维坐标图将风险发生的可能性和影响程度进行量化评分，从而直观地呈现各类风险的相对重要性。这种方法有助于护理团队在资源有限的情况下进行风险排序和资源分配。

（四）护理安全管理的意义与实践

护理安全管理是确保患者在护理过程中得到安全、有效、高质量的护理服务的重要保障。护理安全管理不仅关乎患者的生命安全，也直接关系到医院的声誉和经济效益。因此，加强护理安全管理具有重要意义。

在实践中，护理安全管理需要从多个方面入手。首先，建立健全护理安全管理制度和操作规程，确保各项护理工作有章可循、有据可依。其次，加强护理人员的安全教育和培训，提高他们的安全意识和操作技能。此外，还需要加强护理质量的监控和评估，及时发现和解决潜在的安全隐患。

同时，护理安全管理还需要注重与患者的沟通和协作。通过与患者的有效沟通，了解他们的需求和期望，提高患者的满意度和信任度。此外，还需要加强与其他医疗团队的协作和配合，共同为患者提供全方位的医疗服务。

（五）护理风险管理与安全管理的关系

护理风险管理与安全管理之间存在着密切的联系和互动。一方面，护理风险管理是安全管理的重要组成部分，通过对护理风险的识别、评估和控制，可以有效降低护理差错和事故的发生概率，提高患者的安全保障水平。另一方面，安全管理也为护理风险管理提供了有力的支持和保障。通过加强安全管理和质量监控，可以及时发现和解决护理工作中存在的问题和不足，为风险管理提供有力的数据支持和决策依据。

因此，在实际工作中，我们需要将护理风险管理与安全管理紧密结合起来，形成一个完整的护理安全管理体系。通过加强制度建设、人员培训、质量监控等方面的工作，不断提升护理工作的安全性和有效性。

（六）案例分析——某医院护理风险管理实践的深度剖析

护理风险管理在现代医疗体系中扮演着举足轻重的角色。为了更好地理解其实际应用及其带来的正面效果，我们可以参考某医院在护理风险管理方面的卓越实践。这家医院不仅成功地降低了护理风险事件的发生率，还显著提高了护理质量和患者满意度。

该医院护理风险管理实践的第一步是定期组织护理风险研讨会。通过这些研讨会，护理团队能够系统地梳理护理工作流程，深入挖掘潜在的风险点。这种深入的分析不仅有助于识别常见的风险因素，如患者摔倒、用药错误等，还能够发现一些较为隐蔽但同样重要的风险点，如患者情绪波动对护理工作的影响等。

在识别风险之后，该医院引入了失效模式及影响分析这一工具，对风险进行量化评估。失效模式及影响分析允许护理团队对每一个潜在风险的发生概率、严重程度以及检测难度进行评估，并根据评估结果制定相应的风险控制措施。这些措施可能包括改进工作流程、提高护理人员的技能培训、引入新的护理设备等。

为了鼓励护理人员主动上报风险事件，该医院还建立了护理不良事件报告系统。这一系统不仅为护理人员提供了一个安全、便捷的报告渠道，还确保了报告的匿名性和保密性。通过定期分析这些上报的风险数据，医院管理层能够及时调整风险管理策略，确保护理工作的持续改进。

通过这些综合性的风险管理措施，该医院不仅降低了护理风险事件的发生率，还显著提高了护理质量和患者满意度。护理人员的专业素养和团队协作能力得到了显著提升，患者在接受护理服务时也感受到了更加细致、周到的关怀。

该医院的护理风险管理实践为我们提供了一个宝贵的参考案例。通过定期组织研讨会、采用失效模式及影响分析工具进行评估、建立不良事件报告系统等措施，我们可以有效地降低护理风险，提高护理质量和患者满意度。这些措施不仅有助于医院的长期稳定发展，更能够为广大患者提供更加安全、高效的护理服务。

综上所述，护理风险管理与安全管理是确保患者安全、提升护理服务质量不可或缺的重要组成部分。医疗机构应系统运用风险管理方法结合实际情况构建全面、有效的护理风险防控体系同时积极研究与实践新的安全管理策略以适应护理服务发展的新需求。只有这样我们才能为患者提供更加安全、高效、优质的护理服务。

（郑晓磊）

第四节　护理服务管理研究

一、护理服务内容与模式的演变

护理服务作为医疗服务体系的重要组成部分，其内容与模式的演变始终与医疗服务需求和护理学科的发展紧密相连。在过去的几十年里，我们见证了从传统到现代的护理服务的显著变化，其变迁深受医疗服务需求、护理学科进步、社会经济环境及技术革新等因素的影响。这些变化不仅体现了医学模式的转变，也反映了社会对护理服务的更高期望。以下将探讨护理服务内容的扩展与深化，以及护理服务模式的转型与创新。

（一）护理服务内容的演变

1. 基础护理服务

传统护理服务的核心内容包括患者的基础生活照料、个人卫生管理、生命体征监测、药物管理与简单治疗配合等。这些服务旨在维持患者的基本生理需求，确保治疗方案的顺利实施。

2. 身心健康管理

随着生物—心理—社会医学模式的普及，现代护理服务更加注重患者的心理健康、社会适应能力及生活质量。护理人员在提供基础护理的同时，还关注患者的疼痛管理、情绪支持、心理疏导以及康复指导，助力患者实现身心和谐。

3. 疾病预防与健康教育

护理人员积极参与健康教育活动，向患者及家属传授疾病防治知识、生活方式干预技巧，推动患者自我管理能力的提升。此外，护理人员在社区、学校、企事业单位等场所开展健康讲座、筛查活动，助力疾病一级预防。

4. 延续护理与出院计划

现代护理服务延伸至患者出院后，通过制定个体化的出院计划，提供电话随访、家庭访视、远程监护等服务，确保患者出院后能顺利过渡到家庭和社会生活中，减少再入院率。

（二）护理服务模式的变革

1. 以患者为中心的整体护理

整体护理模式强调以患者为核心，关注其生理、心理、社会、精神层面的全人护理。护理人员在充分评估患者个体需求的基础上，制定并实施个性化护理计划，与患者及其家属建立伙伴关系，共同参与护理决策，实现护理服务的人性化与个体化。

2. 社区护理与家庭护理

随着人口老龄化和慢性病患病率的升高，社区护理与家庭护理成为重要的护理服务模式。护理人员深入社区和家庭，为老年人、慢性病患者、康复期患者等提供便捷、连续的护理服务，包括定期访视、健康指导、家庭病床管理等，减轻医疗机构压力，满足患者在家门口接受专业护理的愿望。

3. 远程护理与智慧护理

随着信息技术的发展，远程护理与智慧护理崭露头角。借助移动通信、物联网、人工智能等技术，护理人员能够实时监测患者健康状况，远程指导护理操作，提供在线咨询、教育等服务，打破时空限制，实现护理服务的高效、精准、便捷。

（三）新型护理角色与功能拓展

1. 护理导航员

护理人员作为患者的就医向导，协助患者理解疾病信息、解读医疗方案、协调医疗资源，确保患者在复杂的医疗环境中得到连贯、协调的照护。

2. 护理科研与教学

护理人员积极参与科研活动，推动护理理论与实践的创新发展。同时，承担护理教育任务，培养新一代护理人才，提升护理行业的整体素质。

综上所述，护理服务内容与模式的演变反映了医学模式的转变和社会对护理服务需求的变化。护理服务由单纯的生理护理、生活照料向全面健康照护、身心关怀的转变，以及护理服务空间由医疗机构向社区、家庭乃至虚拟空间的拓展，再到新型护理服务模式的兴起，护理服务正逐步走向全面化、个性化和多元化。这些变化不仅提高了护理服务的质量和效率，也顺应了现代社会对高质量、全方位、连续性护理服务的需求，更好地满足了患者的需求，促进了医疗体系的完善和发展。

二、护理服务流程优化研究

护理服务流程优化是提升护理服务质量和效率、改善患者体验的重要手段。通过科学的方法论和先进的信息技术，对护理服务的各个环节进行深入剖析和流程再造，可以剔除无效工作，减少冗余环节，缩短患者等待时间，从而提高护理服务的时效性和患者满意度，构建高效、安全、满意的护理服务流程。

（一）管理工具与方法的应用

1. 精益管理

精益管理主张以最小的资源投入，创造最大的价值输出。在护理服务中，精益管理被用于识别并消除流程中的浪费（如等待、过度处理、不必要运输、过度库存等），通过流程再造、标准化作业、持续改进等手段，提高护理服务的流畅度和效率。

2. 六西格玛

六西格玛是一种数据驱动、追求近乎完美的质量管理方法。在护理服务流程优化中，六西格玛应用于问题识别、原因分析、改进措施设计与实施、效果验证等环节，通过定义、测量、分析、改进、控制（DMAIC）流程，持续降低护理差错率、提高患者满意度。

3. 其他管理工具

如计划、执行、检查、行动（PDCA）循环、鱼骨图、SWOT分析等也被广泛应用于护理服务流程的诊断与优化。

（二）关键流程的优化实践

1. 护理交接班流程

通过标准化交接内容、明确交接责任、引入信息化工具（如电子交接单、移动终端）等方式，提高交接信息的准确性和完整性，减少交接过程中的沟通障碍和信息遗漏。

2. 医嘱执行流程

通过医嘱审核、医嘱核对、用药监控等环节的优化，以及电子医嘱、智能配药系统等技术的应用，降低用药错误，确保医嘱执行的准确、及时。

3. 患者转运流程

通过制定标准化转运流程、强化转运团队协作、使用转运设备（如电动病床、升降机）等，提高患者转运的安全性、舒适度，减少转运过程中可能出现的风险。

4. 药品管理流程

研究探讨如何通过药品分类存储、效期管理、智能化库存预警等手段，确保药品供应的充足、有效，避免药品浪费、过期，保障患者用药安全。

（三）信息技术对护理服务流程的赋能

1. 电子病历与护理信息系统

电子病历与护理信息系统实现了护理数据的电子化、标准化、实时化，大大简化了护理记录、医嘱执行、信息查询等工作流程，提高了护理工作效率，降低了人为错误。

2. 移动护理

移动护理设备［如移动扫码终端（PDA）、平板电脑］使护理人员能够在患者床旁完成数据录入、医嘱执行、信息查询等工作，减少了护理人员在病房与护士站之间的往返时间，提高了护理服务的时效性。

3. 远程护理

远程监护、远程会诊、远程教育等技术的应用，打破了地域限制，使护理服务能够延伸至患者家中、社区，为患者提供及时、个性化的护理服务，同时也减轻了医疗机构的护理压力。

总之，护理服务流程优化研究是提高护理服务质量与效率的重要途径。通过引入先进的管理工具和信息技术手段，不断优化护理服务流程，我们可以为患者提供更加优质、安全、高效的护理服务，提升患者满意度，推动护理事业不断发展。

三、护理服务质量评价与提升策略

护理服务质量评价与提升是护理管理的核心任务，旨在通过科学的评价体系与有效的提升策略，持续改进护理服务质量，提升患者满意度与护理工作效能。此处将探讨护理服务质量评价体系的构建，以及提升护理服务质量的具体策略。

（一）护理服务质量评价体系

1. 关键质量指标设定

根据护理服务特性、患者需求、行业标准等设定科学、全面、可度量的护理服务质量指标，如患者满意度、护理不良事件发生率、护理工作量、护理人员配置等。

2. 数据收集与分析

运用问卷调查、患者访谈、观察法等多种方法，收集护理服务相关的数据，通过统计分析、数据挖掘等手段，揭示护理服务质量现状、问题及趋势，为质量改进提供依据。

（二）护理服务质量提升策略

1. 护理人员专业技能与人文素养培训

通过系统化、针对性的培训，提升护理人员的专业技能（如急救技能、专科护理技能、沟通技巧等），以及人文素养（如同理心、尊重、关爱患者等），以提高护理人员的服务能力，满足患者多元化的护理需求。

2. 护理质量管理制度建设

建立健全护理质量管理制度，包括护理操作规程、护理安全手册、风险管理制度等，为护理人员提供明确的行为准则和操作指南，确保护理服务流程的标准化、规范化。

3. 以患者为中心的服务理念

倡导以患者为中心的服务理念，关注患者需求，尊重患者权益，提升患者参与度，通过个性化护理、患者教育、心理支持等方式，提升患者体验，增强患者对护理服务的信任与满意。

4. 信息化手段的应用

通过信息化手段，如护理信息系统、电子病历、移动护理等，实现护理质量的实时监控、数据分析与反馈，及时发现问题，采取改正措施，支持护理质量管理的精细化、智能化。

综上，护理服务质量评价与提升策略的研究旨在构建科学、严谨、实用的护理服务质量评价体系，通过多种质量管理工具和方法的应用，持续改进护理服务质量，保障患者安全与满意度，提升护理专业水平与竞争力。

四、护理服务满意度与患者体验研究

护理服务满意度与患者体验是衡量护理服务质量、评价护理工作成效的重要指标，对于提升护理服务质量和患者信任度具有重要意义。此处将探讨护理服务满意度的内涵、影响因素，以及提升患者体验的策略。

（一）护理服务满意度

护理服务满意度，作为一个衡量医疗服务质量的重要指标，对于医院管理和护理工作的改进具有不可忽视的作用。在医疗服务日益成为社会关注焦点的今天，探讨护理服务满意度的概念、评价方法及其影响因素，对于提升患者就医体验、优化医疗资源配置、推动医疗事业的可持续发展具有深远的意义。

1. 护理服务满意度的定义

护理服务满意度，简而言之，就是患者在接受护理服务后，对护理工作的整体感受和评价。这种评价涵盖了多个维度，如护理人员的专业能力、服务态度、沟通技巧以及护理环境等。具体而言，专业能力指的是护理人员在医学知识、操作技能等方面的表现；服务态度则反映了护理人员对患者的人文关怀和尊重程度；沟通技巧则是指护理人员与患者交流时的语言表达和倾听能力；而护理环境则涵盖了病房设施、卫生状况、安静度等多个方面。

护理服务满意度的评价是一个主观的过程，它受到患者个人经历、期望、感知等多种因素的影响。因此，在评价护理服务满意度时，需要综合考虑各种因素，以确保评价结果的客观性和公正性。

2. 护理服务满意度评价方法

为了准确了解患者对护理服务的满意度，医疗机构通常会采用多种评价方法进行数据收集和分析。其中，问卷调查是最常用的一种方法。通过设计合理的问卷，可以系统地收集患者对护理服务的评价数据，包括总体满意度、各维度满意度以及影响满意度的因素等。此外，患者访谈也是一种重要的评价方式，通过面对面的交流，可以更深入地

了解患者的需求和感受，为改进护理服务提供有针对性的建议。

除了问卷调查和患者访谈外，满意度评分也是一种常见的评价方式。通过让患者对护理服务进行打分，可以直观地了解患者对护理服务的整体评价。同时，通过对不同维度的评分进行分析，还可以找出护理服务中存在的问题和不足，为改进工作提供依据。

在收集到评价数据后，医疗机构需要对数据进行定性和定量分析。定性分析可以帮助医疗机构了解患者对护理服务的具体感受和需求，为改进服务提供依据；定量分析则可以通过统计数据和图表，更直观地展示患者对护理服务的整体满意度和各维度满意度，为管理层提供决策支持。

综上所述，护理服务满意度是评价医疗服务质量的重要指标之一。通过合理的评价方法和数据分析，医疗机构可以全面了解患者对护理服务的满意度和需求，为改进护理服务和提升患者就医体验提供有力支持。同时，患者也应积极参与评价过程，为医疗服务质量的提升贡献自己的力量。

（二）影响护理服务满意度的多维因素

护理服务满意度是一个复杂而多维的概念，受到多种因素的影响。以下是其中几个主要的因素：

1. 护理人员因素

护理人员的专业技能、知识水平、服务态度、沟通技巧以及责任心等，都是影响患者对护理服务感知和评价的关键因素。研究表明，护理人员的同情心、同理心、耐心倾听以及尊重患者等人文关怀特质在提高患者满意度方面尤为重要。这些特质有助于建立信任、增强沟通，并提升患者的整体满意度。

2. 护理服务过程

服务流程的合理性、及时性和有效性对于患者的满意度具有显著影响。从入院接待、病情解释、医嘱执行、健康教育到出院指导等各个环节的顺畅度和患者参与度，都是决定患者满意度的关键因素。一个高效、顺畅的服务流程能够减少患者的等待时间，提高服务效率，从而增强患者的满意度。

3. 护理环境

病房设施的舒适性、清洁度、安静度以及隐私保护和安全措施等非技术性服务，也对患者的康复和满意度产生显著影响。研究表明，一个温馨、舒适、安全且注重隐私保护的物理环境和人文环境，有助于缓解患者的焦虑情绪，提升其对护理服务的满意度。

（三）提升患者体验的综合策略

针对上述影响因素，我们可以采取以下策略来提升患者的护理体验：

1. 强化护理人员的专业培训

通过系统化、持续性的专业技能培训和人文素养教育，提升护理人员的专业能力和服务意识。同时，加强沟通技巧和人文关怀精神的培养，使护理人员能够更好地理解患者需求，提供更为人性化的服务。

2. 优化护理服务流程

运用精益管理、六西格玛等工具，对护理服务流程进行全面梳理和优化。通过减少无效工作、缩短患者等待时间以及提高服务效率，提升患者的满意度。同时，鼓励患者参与护理决策，增强其对护理服务的认同感和满意度。

3. 改善护理环境

投资改善病房设施，提供更为温馨、舒适的康复环境。加强隐私保护和安全措施，确保患者在接受治疗的过程中感到安全和舒适。同时，营造积极、和谐的护理文化氛围，增强患者对护理团队的信任感。

4. 强化患者反馈与持续改进

建立完善的患者反馈机制，定期进行满意度调查，收集患者的意见和建议。通过及时回应患者关切、持续改进护理服务以及运用信息化手段实现护理质量的实时监控、数据分析与反馈，不断提升护理服务水平，满足患者的期望和需求。

综上所述，护理服务满意度与患者体验研究旨在深入剖析影响护理服务满意度的多维因素。通过针对性的改进措施，我们可以提升患者体验，提高护理服务满意度，进而推动整体医疗服务水平的提升。这不仅是医疗服务提供者的职责所在，也是实现医疗服务持续改进和患者满意度不断提升的重要途径。

五、护理服务与医患沟通

在护理服务过程中，医患沟通的重要性不言而喻。有效的医患沟通不仅能够构建良好的医患关系，还能显著提升护理服务质量，进一步增进患者的满意度。因此，此处将深入探讨护理服务中的医患沟通，着重关注护理人员沟通能力的提升及其在实际工作中的沟通策略应用。

（一）护理人员沟通能力的重要性

1. 建立信任关系

在医疗服务中，信任是医患关系的基石。护理人员通过展现专业知识、关心态度和同理心，与患者建立起信任关系。这种信任有助于患者敞开心扉，分享自己的疑虑和感受，为后续的护理服务奠定坚实基础。

2. 提高治疗依从性

有效的沟通能够确保患者准确理解疾病状况、治疗方案及预期效果。当患者对治疗方案有清晰的认识时，他们更有可能积极配合，从而提高治疗依从性，有利于疾病的康复。

3. 缓解患者情绪

面对疾病，患者往往会产生焦虑、恐惧等负面情绪。护理人员通过倾听、共情和安慰等沟通技巧，可以有效地缓解患者的心理压力，提高患者的心理舒适度，有助于疾病的治疗和康复。

（二）护理人员沟通能力的提升

为了提升护理人员的沟通能力，我们需要从以下几个方面入手：

1. 专业知识与技能

护理人员应不断学习和更新医学知识，提高自己的护理技能。这样，他们才能准确解答患者的疑问，提供专业指导，从而增强患者对护理服务的信任。

2. 倾听与共情能力

倾听是沟通的基础。护理人员需要学会倾听患者的心声，理解他们的情绪和需求，并表达出同理心。这样，患者会感受到被尊重和理解，从而更愿意与护理人员沟通。

3. 沟通技巧培训

通过定期的沟通技巧培训，如角色扮演、案例分析、模拟对话等，护理人员可以学习并掌握各种沟通策略，如开放式提问、确认反馈、冲突解决等。这些技巧能够帮助他们在与患者沟通时更加得心应手。

（三）医患沟通策略的应用

在实际的护理工作中，护理人员可以运用以下沟通策略来优化医患沟通：

1. 主动沟通

护理人员应主动与患者建立联系，了解他们的疾病状况、生活习惯、心理状态等信息。通过主动沟通，护理人员可以更好地理解患者的需求，为提供个性化的护理服务提供依据。

2. 信息透明

向患者提供清晰、准确、易懂的疾病信息和治疗方案是维护患者权益的重要一环。护理人员应确保患者能够充分了解自己的病情和治疗方案，从而消除疑虑，增强治疗信心。

3. 情感支持

在疾病面前，患者往往需要情感上的支持。护理人员应关注患者的情感需求，适时给予安慰和鼓励。这种情感支持可以帮助患者调整心态，积极面对疾病和治疗。

4. 冲突管理

在医患沟通中，难免会出现一些冲突和误解。此时，护理人员应保持冷静和客观，运用所学的沟通策略来化解矛盾。例如，通过倾听患者的诉求、解释护理行为的原因、寻求双方共同利益等方式，可以有效地化解冲突，维护良好的医患关系。

总之，通过护理服务与医患沟通的研究，可以提升护理人员的沟通能力和沟通策略应用水平。通过有效的医患沟通，我们可以建立良好的医患关系，提高患者的治疗依从性和满意度，进而促进患者的康复进程。

综上所述，护理服务管理研究涵盖了服务内容与模式的演进、流程优化、服务质量评价与提升、满意度与患者体验等多个方面，旨在通过科学的理论研究和实践探索，推动我国护理服务管理水平的不断提升，为人民群众提供更加满意、更具人性化的高品质护理服务。

（郑晓磊）

第五节　卫生服务管理视角下的护理服务

一、卫生服务系统中的护理服务定位

在卫生服务系统这一宏观框架内，医疗护理服务占据着举足轻重的地位，不仅是医疗服务体系不可或缺的核心支撑，更是连接预防、治疗、康复及健康管理全链条的关键纽带。从卫生服务管理的视角出发，对护理服务的定位需从以下几个层面进行深入理解和把握：

（一）患者安全与康复的守护者

护理服务直接面向患者，负责执行医嘱、监测病情、提供生活照护等核心任务，对患者的生命安全、治疗效果及康复进程起着至关重要的保障作用。通过严谨的操作规程、敏锐的病情观察、及时的干预措施以及专业的康复指导，护理人员确保患者在诊疗过程中的安全，加速其身体功能恢复，提升生活质量。

（二）医疗服务质量的决定性因素

护理服务质量直接影响患者对医疗服务的整体满意度。优质护理服务不仅体现在技术操作的精确性，更在于护理人员的人文关怀、沟通能力及团队协作精神。护理人员与医生、药师、技师等其他医疗专业人员的紧密协作，确保医疗服务的连贯性和协调性，提升医疗服务的整体效能。

（三）公共卫生服务的有力补充

护理服务在公共卫生领域发挥着重要作用，尤其是在社区卫生服务、慢性病管理、健康教育、疫苗接种、母婴保健等方面。护士作为健康倡导者和教育者，通过开展健康咨询、疾病预防宣传、家庭访视等服务，促进公众健康素养提升，助力实现初级卫生保健目标，减轻公共卫生负担。

（四）健康管理服务的重要参与者

随着健康管理理念的深入人心，护理服务在疾病预防、健康维护、慢性病管理等方面的角色日益凸显。护理人员运用专业知识和技能，为个体和群体提供健康评估、健康指导、健康追踪等服务，协助患者制定并执行个人健康计划，促进健康生活方式的养成，实现从疾病治疗向健康促进的转变。

（五）卫生服务系统效能提升的关键驱动力

在卫生服务管理视角下，护理服务不仅是医疗服务的直接提供者，更是提升整个卫生服务系统效能的重要驱动力。通过合理的护理人力配置、科学的护理工作流程设计、高效的护理信息管理系统、持续的护理质量改进活动，确保护理服务与医疗服务、公共卫生服务及其他相关服务的无缝对接与协同增效，推动卫生服务系统向着更加高效、优质、公平的方向发展。

综上所述，卫生服务管理视角下的护理服务定位，要求将其视为卫生服务系统中不可或缺的基石，既要充分发挥其在患者安全、康复、医疗服务质量提升、公共卫生服务补充以及健康管理服务中的核心作用，也要注重通过科学管理与技术创新，不断提升护理服务的系统效能，以满足人民群众日益增长的健康需求，推动卫生健康事业全面发展。

二、护理服务在卫生服务链中的作用与价值

护理服务在卫生服务链中扮演着多维度、多层次的角色，其作用与价值体现在预防、治疗、康复及健康管理等各个阶段，对保障全民健康、提升卫生服务效率与质量具有深远影响。

（一）预防阶段——健康促进与疾病防控

护理服务积极参与健康教育活动，通过科普讲座、健康咨询、社区宣传等形式，传播健康知识，提高公众的健康素养和自我保健能力，预防疾病的发生。在疾病筛查项目中，护士作为重要执行者，协助组织并实施各类早期检测，如癌症筛查、慢性病风险评估等，有助于早发现、早干预，降低发病率。此外，护理人员在疫苗接种工作中承担重要职责，确保接种程序的规范执行，提高免疫覆盖率，为预防传染病提供有力屏障。

（二）治疗阶段——医疗安全与患者关怀

在疾病治疗阶段，护理服务是医疗团队中的关键一环。护理人员通过严谨的病情观察、精准的医嘱执行和贴心的生活照顾，确保患者得到及时、恰当的医疗干预，有效保障医疗安全。他们密切关注患者病情变化，及时报告异常情况，有助于早期识别并发症、调整治疗方案。同时，护理人员提供心理支持、疼痛管理、营养指导等全方位护理，提升患者住院期间的生活质量，促进其身心康复。

（三）康复阶段——功能恢复与生活质量提升

在患者康复阶段，护理服务致力于帮助患者恢复或改善身体功能，重返社会生活。护理人员提供专业的康复指导，包括物理疗法、职业疗法、语言疗法等辅助治疗的监督与配合，以及针对日常生活能力、自我照护技能的训练。此外，心理护理贯穿于康复全程，通过心理咨询、情绪支持、压力管理等手段，帮助患者调整心态，增强康复信心。这些措施共同助力患者最大限度地恢复生活自理能力和社会参与度，提高生活质量。

（四）健康管理阶段——长期照护与社区融入

在健康管理阶段，护理服务通过社区护理、家庭护理和远程护理等形式，满足不同人群特别是老年人、慢性病患者、残障人士等特殊群体的长期照护需求。社区护士进行定期随访、健康监测、用药指导等服务，确保患者在居家环境中也能得到专业、连续的医疗护理。家庭护理则直接进入患者家庭，提供个体化的护理服务，如伤口护理、管道管理、生活护理等。远程护理利用信息化手段，如电话咨询、视频指导、远程监测等，打破地理限制，实现远程监护与指导，尤其在偏远地区和疫情期间，其价值尤为明显。这些服务形式使得卫生服务从医院向社区、家庭延伸，实现全生命周期、全场景的健康管理。

综上所述，护理服务在卫生服务链中发挥着不可替代的作用，其价值体现在疾病预防、医疗救治、康复促进以及长期健康管理等多个层面，对于构建覆盖全人群、全周期、全方位的健康服务体系具有重要意义。

三、护理服务与卫生服务资源分配

在卫生服务资源分配过程中，护理服务的合理布局和高效利用是至关重要的。护理资源，作为卫生服务资源的关键组成部分，其配置和利用情况直接关系到医疗服务的质量和效率，对整体卫生服务系统的运行效率与公平性具有直接影响。因此，我们必须深入研究和探讨如何更好地分配和利用护理资源，以满足广大患者的需求。

（一）加强对护理服务人力资源的管理和培训

通过提高护理人员的专业素养和技能水平，提升护理服务的质量和效率。同时，要关注护理人员的职业发展，为他们提供良好的工作环境和激励机制，吸引更多的人才加入护理行业。

（二）优化护理服务资源的区域布局

针对城乡之间、不同地区之间护理资源分布不均的问题，应加强统筹规划，合理配置护理资源。通过加大对农村和偏远地区的护理资源投入，提高基层护理服务能力，缩小城乡之间的护理服务差距。

（三）加强护理服务与其他卫生服务资源的协同配合

护理服务与医疗、康复、预防等卫生服务密切相关，应加强相互之间的衔接和配合，形成资源共享、优势互补的卫生服务格局。通过完善护理服务的协作机制，提高整体卫生服务系统的运行效率和患者满意度。

（四）关注护理服务资源的利用效率

通过加强护理服务的绩效评估和质量监控，及时发现和解决护理服务中存在的问题和不足。通过建立护理服务的标准化流程，精简过程，提升效率，有效降低医疗差错。同时，要积极探索和应用新技术、新模式，提高护理服务的智能化、信息化水平，推动护理服务的创新发展和护理服务资源的高效利用。

综上所述，护理服务与卫生服务资源分配密切相关，通过科学、精细的资源配置与管理策略，能够实现护理资源在时间和空间上的均衡分布，满足不同地区、不同类型患者的需求，同时通过优化护理服务流程和提高工作效率，降低不必要的资源消耗，可以实现护理服务的合理布局和高效利用，提高卫生服务的整体效益。

四、护理服务与卫生服务效率、效果关联性分析

护理服务作为卫生服务系统中的核心要素，其效率与效果与整个卫生服务系统的效能紧密关联。通过深入研究护理服务与卫生服务效率、效果之间的关联性，有助于揭示护理服务对提升卫生服务质量、优化资源利用、改善患者结局的关键作用，为护理服务管理的科学决策提供理论支持。

（一）护理服务效率与卫生服务流程优化

护理服务效率是指护理人员在完成日常护理工作中所展现出的工作效率。一个高效的护理团队，能够迅速响应患者的需求，准确执行医嘱，确保诊疗流程的顺畅进行。高

效的护理服务能够显著影响卫生服务流程的顺畅度和患者流转速度。具体表现在：

1. 缩短住院时间

通过精准执行医嘱、有效监测病情、及时进行康复干预，护理服务能加快患者康复进程，减少不必要的住院天数，减轻医疗资源压力。

2. 减少无效等待

优化护理交接班、医嘱执行、患者转运等关键流程，减少患者在诊疗过程中的无效等待时间，提升患者体验，提高服务满意度。

3. 降低医疗成本

高效的护理服务有助于减少医疗资源浪费，如减少重复检查、降低药品损耗、减少感染发生等，间接降低患者医疗费用，减轻社会医疗负担。

（二）护理服务质量与卫生服务效果

高质量的护理服务对提升卫生服务效果、改善患者预后具有显著贡献：

1. 改善治疗效果

通过精准的护理干预、严格的病情观察和及时的医患沟通，护理服务有助于确保治疗方案的有效执行，提高疾病治愈率和控制率。

2. 降低并发症发生率

护理人员通过有效的健康教育、预防性护理措施和并发症监测，能够减少患者在治疗过程中发生并发症的风险，如压疮、静脉血栓、感染等。

3. 提升患者满意度

护理人员的人文关怀、专业知识和沟通技巧对提升患者心理舒适度、增强治疗依从性、提高满意度至关重要，从而间接影响患者康复效果和长期健康状况。

（三）实证研究与科学决策

通过实证研究方法，如回归分析、队列研究、成本效益分析等，可以量化揭示护理服务效率与卫生服务效果之间的内在关联，明确护理服务改进对卫生服务总体绩效的具体贡献。这些研究成果为护理服务管理提供了如下科学依据：

1. 明确改进重点

根据实证研究结果，识别出对卫生服务效率和效果影响显著的护理服务环节，为护理服务改进提供明确方向。

2. 制定合理政策

基于护理服务与卫生服务效果的关联性，制定或调整相关政策，如护理人员配置标准、护理服务补贴、护理质量考核等，以激励和引导护理服务向更高效、更高质量方向发展。

3. 评估干预效果

通过前后对比、干预组与对照组比较等研究设计，评估护理服务改进措施的实际效果，为持续优化护理服务管理提供反馈。

综上所述，护理服务与卫生服务效率、效果之间存在密切关联。高效的护理服务不仅能够提高诊疗流程的速度和质量，还能缩短患者住院时间、减轻患者经济负担、提升患者满意度。同时，高质量的护理服务对于改善患者治疗效果、降低并发症发生率、提高治愈率等方面也具有积极作用。因此，我们应该重视护理服务效率与卫生服务效果之间的关联性，通过科学管理和实证研究，不断优化护理服务管理，提高卫生服务总体水平，为患者提供更加优质、高效的医疗服务。

五、护理服务与卫生服务政策制定与实施

在卫生服务管理的广阔领域中，护理服务的地位不容忽视。护理服务的优劣直接关系到患者的生命安全和健康，同时也是卫生服务体系中不可或缺的一环。因此，在卫生服务政策制定与实施的过程中，护理服务的考量与规划显得尤为重要。政策制定者需深刻理解并充分反映护理服务在提升卫生服务质量、优化资源配置、保障患者权益等方面的贡献，通过一系列政策手段，推动护理服务的持续发展与质量提升，进一步强化其在卫生服务系统中的核心作用。

（一）护理服务政策的制定与完善

护理服务在卫生服务政策制定中扮演着举足轻重的角色。政策制定者需要深入了解护理服务的核心价值和潜力，明确其在提升卫生服务质量和效率方面的关键作用。这不仅包括关注护士的人力资源配置，确保有足够的护士数量以满足日益增长的医疗需求，还包括对护理教育的投入，培养更多高素质的护理人才。此外，护理人员的职业发展路径和待遇保障也应成为政策制定的重要内容，以激发他们的工作热情和创新能力。

1. 护士编制政策

根据人口健康需求、医疗模式变迁等因素，科学设定各级医疗机构的护士编制标准，确保护理人力充足，满足患者护理需求。

2. 护理教育政策

加大对护理教育的投入，优化护理教育结构与课程设置，培养适应现代医疗需求的高素质护理人才，提升护理队伍的专业能力与服务水平。

3. 职业发展政策

设立明确的职业晋升通道，提供继续教育与专业培训机会，激发护理人员的职业成就感与归属感，稳定护理人才队伍。

4. 待遇保障政策

合理设定护理人员薪酬标准，完善福利待遇与激励机制，体现护理工作的专业价值与社会地位，吸引与留住优秀护理人才。

（二）护理服务政策实施与监督评估

在卫生服务政策的实施过程中，护理服务同样需要得到充分的关注和支持。政策制定者需要建立健全的监督和评估机制，确保相关政策能够得到有效执行。通过定期检查和评估护理服务的质量和效率，及时发现问题并进行改进，可以确保护理服务在卫生服务体系中发挥更大的作用。

1. 政策落地

通过法规、指南、标准等形式，将护理服务政策转化为具体的实施举措，确保政策在各级医疗机构得到有效执行。

2. 监管机制

建立健全护理服务监管体系，通过定期检查、第三方评估、患者满意度调查等方式，监督护理服务质量，查处违规行为，保障患者权益。

3. 效果评估

运用定量与定性研究方法，定期评估护理服务政策的实施效果，包括服务质量提升、资源利用效率、患者满意度变化等指标，为政策调整提供依据。

（三）护理服务政策调整与持续改进

护理服务不仅关乎患者的健康和生命安全，也是卫生服务体系中不可或缺的一环。因此，政策制定者需要站在全局的高度，将护理服务纳入卫生服务系统的整体规划中，推动其在系统中的地位得到全面提升。

1. 反馈机制

建立政策反馈机制，广泛听取护理人员、医疗机构、患者及社会各界的意见建议，及时发现政策执行中的问题与不足。

2. 政策修订

根据评估结果与反馈信息，适时调整护理服务相关政策，如优化编制标准、更新教育内容、调整待遇结构等，确保政策的针对性与实效性。

3. 政策宣传与培训

加强护理服务政策的宣传与解读，提高医护人员、患者及公众对政策的认知与理解，同时开展政策培训，提升医疗机构执行政策的能力。

综上，护理服务与卫生服务政策制定与实施紧密相连，护理服务在卫生服务政策制定与实施中扮演着举足轻重的角色。政策制定者需充分认识护理服务的重要性和潜力，通过科学合理的政策设计、有力的政策执行、严谨的政策评估与调整，提升护理服务的战略地位，推动护理服务在卫生服务系统中持续健康发展和发挥更大作用，为人民群众提供更加优质、高效的医疗服务，助力实现全民健康目标。

综上所述，从卫生服务管理的宏观视角审视医疗护理服务，不仅能够深入认识护理服务在整个卫生服务链中的关键作用，更能为其科学规划、合理配置资源、提高服务效率和效果提供有力支持。在实践中，应不断探索和创新护理服务管理方式，使其与卫生服务改革同步发展，共同推动我国卫生服务事业迈上新的台阶。

（郑晓磊）

第六节　护理服务管理创新实践与案例分析

在现代医疗环境下，护理服务管理面临着诸多挑战，如患者需求多样化、护理人力资源短缺、护理服务质量要求提高等。因此，创新护理服务管理模式，提高护理服务质量，成为护理管理者亟待解决的问题。

一、国内外护理服务管理创新实践

随着医疗技术的不断进步和社会需求的日益多元化，护理服务管理创新实践在全球范围内呈现出蓬勃发展的态势。特别是在信息化、智能化、个性化服务以及跨学科协作等方面，护理服务管理创新实践已经取得了显著的成果。

（一）国外护理服务管理创新实践

1. 信息化与数字化转型

美国，许多医疗机构广泛采用护理信息系统（NIS），实现护理流程的全面数字化与无纸化。这类系统集成了电子病历、医嘱管理、护理计划、患者评估、质量监控等功能，简化工作流程，减少人为错误，提高数据准确性与可追溯性。护士能够实时获取患者信息，进行床旁录入与更新，有效提升护理服务的响应速度与决策效率。

欧洲，以荷兰为代表的一些国家推行了成熟的家庭护理模式，通过整合社区资源、远程监控技术与专业护理人员，将高质量护理服务延伸至患者家中。这种模式强调护理服务的连续性与个性化，确保患者出院后仍能得到及时、适当的照护，减少再入院率，提高生活质量。

2. 智能化应用

澳大利亚，部分医疗机构已将人工智能、机器学习等前沿技术应用于护理实践中，如智能护理机器人辅助日常生活照料，预测性分析工具用于提前识别潜在风险，智能穿戴设备实时监测患者生命体征。这些创新不仅减轻了护理人员的工作负荷，还提高了护理干预的精准度与预见性。

（二）国内护理服务管理创新实践

1. 移动护理与信息化升级

江苏省某大型三甲医院引入移动护理系统，护理人员手持智能终端设备，可在床旁完成信息采集、医嘱核对、用药提醒、体征录入等工作，实现了护理服务的实时、精准与高效。这种模式极大地减少了护理工作中的非护理活动时间，提高了护理人员与患者的互动频率，提升了患者满意度。

2. 针对特定人群的护理服务创新

针对老龄化社会，多地创新老年护理模式，包括建立老年医学专科、综合评估门诊及长期照护保险，提供全面多样化的老年照护。在慢性病管理方面，通过建立管理中心、家庭医生签约和远程监测，对高血压、糖尿病等患者实施全程健康管理，有效控制病情发展。社区护理服务在基层医疗机构扩展，涉及家庭医生上门随访、健康教育与康复指导，推动实现社区处理小病、大病去医院、康复回社区的分级诊疗体系。

通过对以上国内外护理服务管理创新实践的深入剖析，我们可以看到，护理服务管理的创新不仅仅是技术层面的革新，更是理念、模式、制度的全面升级。这些实践为我国乃至全球范围内的护理服务管理提供了有益的启示和借鉴，也为我国进一步优化护理服务管理、提升整体医疗服务质量和效率指明了方向。

二、护理服务管理信息化建设与应用

在护理服务管理领域，信息化建设不仅是提升工作效率和质量的必要手段，更是提升护理服务管理水平、保障护理质量与安全、优化护理工作流程的关键驱动力和推动护理服务现代化、标准化的重要引擎。护理信息系统的广泛应用，为护理服务管理带来了革命性的变革。

（一）护理信息系统功能模块

1. 患者信息管理

集成患者基本信息、病史、检验检查结果、药物过敏史等全面数据，便于护理人员快速获取完整、准确的患者资料，为护理决策提供依据。

2. 护理计划制定

基于患者病情、治疗方案及个体需求，系统支持个性化护理计划的生成与更新，确保护理干预的针对性与有效性。

3. 医嘱执行与追踪

与电子医嘱系统无缝对接，实时接收、核对医嘱，通过条码扫描、语音识别等技术确保医嘱准确执行，并实时记录执行状态，降低差错风险。

4. 护理质量监控

内置护理质量指标库，自动收集、分析护理工作数据，形成质量报告，支持护理管理者进行质量控制、持续改进及绩效评价。

5. 教育培训与知识管理

提供在线学习平台、护理知识库、护理实践指南等资源，支持护理人员持续学习与专业发展，确保护理实践的最新、最规范。

（二）先进技术应用

1）电子病历全面取代纸质病历，实现病历信息的实时录入、存储、检索与共享，确保病历数据的完整性、一致性与合规性，支持跨部门、跨机构的信息交换与协同工作。

2）移动护理广泛应用，借助移动终端设备（如PDA、平板电脑），护理人员能在患者床旁完成信息查询、录入、确认等操作，提高工作效率，减少护理文书工作，增强护理服务的即时性与患者互动。

3）护理决策支持系统（CDSS）基于人工智能与大数据分析技术，为护理人员提供实时的临床决策建议，如风险预警、治疗方案推荐、药物剂量计算等，增强护理决策的科学性与精准度。

（三）案例分析：上海某医院信息化建设实践

上海某医院通过构建完善的电子护理文档系统，实现了护理服务的全方位信息化管理。

1. 实时电子护理记录

护理信息系统实现病情与护理活动的即时录入，确保信息时效性与精确性。它提供了高效的查询功能，允许相关人员迅速获取电子护理记录，省去纸质查阅的烦琐，加速信息流通。

2. 集成医嘱执行系统

通过系统自动化医嘱核对，降低错误率以确保精准执行，并实行从下达至反馈的闭环监控，防止执行偏差，增强护理安全。同时，管理者能够实时追踪医嘱执行情况，迅速应对异常，保证治疗流程顺畅。

综上所述，护理服务管理信息化建设与应用通过整合各项功能模块，引入先进科技手段，显著提升了护理服务的工作效率、质量与安全性，为实现护理服务的精细化、智能化管理奠定了坚实基础。上海某医院的实践案例生动展示了信息化建设在提升护理服务管理水平、保障患者安全、优化护理流程方面的具体成效。

三、护理服务管理中的跨学科协同与整合性照护

在现代医疗服务体系中，护理服务管理正逐渐突破传统单一模式，迈向更加综合和协同的发展道路。跨学科协同与整合性照护成为护理服务管理的重要创新方向，这种模式体现了医疗服务的全面性和连续性，以及对患者个体差异和多元化需求的深度关注。

跨学科协同，意味着在护理服务中，不再仅仅依赖护士的专业知识和技能，而是将医生、康复师、社工、营养师等多学科的专业人员纳入到一个团队中，共同为患者提供服务。这种协同合作的方式，使得患者能够得到更加全面、个性化的照护，同时也促进了医疗服务体系内部不同专业之间的有机融合。

整合性照护，则强调在护理服务过程中，要将患者的身体、心理、社会等多个层面进行综合考虑，为患者提供全方位的支持和帮助。这种照护方式不仅关注患者的疾病治疗，更关注患者的生活质量和社会功能。

以广东省某肿瘤医院为例，该医院实施了多学科团队（MDT）护理模式，将护士纳入 MDT 团队，共同参与患者诊疗计划的制定与实施。在这种模式下，护士不再仅仅是执行医嘱、提供基础护理的角色，而是成为患者诊疗计划的重要参与者。他们与医生、康复师等其他专业人员紧密合作，共同制定个性化的治疗方案，确保患者在整个治疗过程中得到最佳的照护。

实践证明，这种 MDT 护理模式有效提高了肿瘤患者的生活质量和治疗效果。患者在治疗过程中，不仅能够得到及时、专业的医疗服务，还能得到心理、营养、康复等多方面的支持和帮助。这种综合性的照护方式，使得患者能够更好地应对疾病带来的挑战，提高治疗效果，同时也增强了患者的生活信心和满意度。

综上所述，跨学科协同与整合性照护是护理服务管理的重要创新方向。通过组建多学科团队、实施整合性照护，可以更好地满足患者的多元化需求，提高治疗效果和生活质量。

四、案例分析——典型医疗机构的护理服务管理改革与成效

护理服务管理是医疗体系中的重要组成部分，直接关系到患者的满意度和医疗服务质量。随着医疗改革的深入和患者需求的多样化，护理服务管理也面临着新的挑战和机遇。下面将详细剖析两个典型的护理服务管理改革案例，展示医疗机构如何通过创新实

践提升护理服务质量、患者满意度及实现医疗资源的有效利用。

（一）北京某医院实施护理质量管理 PDCA 循环与"一对一"护理模式

1. 护理质量管理 PDCA 循环

医院设立护理质量委员会，负责制定全面、系统的护理质量管理制度与标准，明确质量改进目标与策略。实施护理质量改进计划，包括定期进行护理工作评审、质量检查、员工培训等，确保各项护理操作符合规范，提升护理服务质量。运用护理信息系统、患者满意度调查、护理不良事件上报等手段，对护理工作进行监测与评估，收集质量数据，识别问题与短板。基于质量检查结果，进行原因分析，制定并执行针对性的改进措施。同时，对改进效果进行跟踪评价，确保问题得到彻底解决，形成持续改进的闭环管理。

2. "一对一"护理模式

医院实行"一对一"个性化护理模式，每个病人由专属护士负责，从深度了解病人的病情、心理及生活习惯出发，制定并执行个性化护理计划。该模式鼓励病人及家属参与护理决策，尊重其意愿，增加透明度和满意度。同时，护士与医生紧密合作，确保护理与治疗方案的协调，共同提升医疗服务质量和效率。

3. 成效

北京某医院采纳 PDCA 循环与"一对一"护理模式，成效显著，不仅构建了系统化质量管理体系，规范化与标准化护理服务，有效降低差错率，提升服务品质；还因个性化护理充分关注并适应患者独特需求，极大提升了患者信任度与满意度。

（二）浙江省某基层医疗机构开展家庭医生签约服务与社区护理服务

1. 家庭医生签约服务

医疗机构积极响应国家分级诊疗政策，推动居民与家庭医生签订服务协议，为签约居民提供长期、连续的健康管理与基本医疗服务。服务内容包括健康咨询、疾病预防、慢性病管理、转诊服务等，家庭医生成为居民健康的"守门人"。

2. 社区护理服务

通过线上健康平台提供在线咨询、健康宣教等服务，线下组织定期健康讲座、居家护理指导、社区义诊等活动，线上线下结合，将优质护理服务延伸至居民家门口。通过家庭医生签约服务与社区护理服务，实现了医疗资源的有效下沉，使更多基层居民能够享受到便捷、优质的护理服务，缩小了城乡、区域间的护理服务差距。

3. 成效

浙江省基层医疗机构创新实践成果显著：优化医疗资源配置，借助家庭医生签约和社区护理，有效缓解大医院压力，促进医疗公平；居民健康管理明显改善，得益于长期家庭医生跟进，实现健康问题早干预，尤其在慢性病管理上成效突出，减少医疗开支；护理服务更加普及，社区护理的广泛可及性让居民在家附近即能享受专业护理，增强了基层健康福祉。

综上所述，这两个案例分别从质量管理机制创新与服务模式改革的角度，展现了医疗机构在护理服务管理上的创新实践与显著成效。这些实践不仅体现了技术层面的革新，更涉及理念、模式、制度的全面升级，为我国乃至全球护理服务管理提供了有益的启示与借鉴，为我国进一步优化护理服务管理、提升整体医疗服务质量和效率指明了方向。

（郑晓磊）

第七节　护理服务管理面临的挑战与对策

护理服务管理在医疗体系中扮演着至关重要的角色，它涉及患者的生命健康和生活质量。然而，随着医疗行业的快速发展和社会需求的不断变化，护理服务管理也面临着诸多挑战。在本节中，我们将探讨这些挑战，并提出相应的对策。

一、护理服务管理面临的挑战

在全球化、信息化和人口老龄化的背景下，护理服务管理正面临着一系列严峻挑战。

（一）人力资源挑战

护理人力资源短缺是全球普遍面临的问题，尤其是在农村和边远地区，护理人员的供需矛盾尤为突出。此外，护理人员年龄结构不合理、流失率较高、工作负荷过重等问题，都制约了护理服务质量的提升。

（二）技术与信息化挑战

虽然信息技术在护理服务管理中发挥了巨大作用，但如何充分利用大数据、人工智能等新技术，提高护理服务精准度和效率，保障患者信息安全，仍然是亟待解决的问题。

（三）服务质量与患者需求匹配挑战

随着人们对健康需求的多元化和个性化，护理服务必须与时俱进，提供更加精准、贴心的照护。然而，如何实现服务内容、方式和质量与患者需求的有效匹配，成为护理服务管理的一大挑战。

（四）跨学科合作与整合性照护挑战

在当前以患者为中心的医疗模式下，护理服务需要与其他学科密切协作，实现医疗服务的整合性照护。需要克服跨学科沟通壁垒、统一服务标准以及建立有效的协作机制。

（五）老龄化社会的挑战

随着老龄化社会的到来，慢性病管理、长期照护需求大幅增加，这对护理服务的供给和管理模式提出了更高的要求。

（六）政策法规与制度环境挑战

护理服务管理的规范和完善依赖于健全的法律法规体系和政策支持。然而，现有一些制度安排可能滞后于实际需求，需要进一步改革和完善。

综上所述，护理服务管理面临着诸多挑战和问题。为了应对这些挑战和问题，我们需要深入分析问题原因和影响因素，加强研究和探索有效的对策和措施。同时加强与其他领域的合作和联动，共同推动护理服务管理的创新和发展。

二、应对挑战的策略与建议

针对上述挑战，我们提出以下几点策略与建议：

（一）人力资源管理优化

加大对护理教育的投资，扩大护理专业招生规模，优化课程设置，提升护理人员的专业技能和综合素质。同时，改善护理人员的工作环境和待遇，制定科学的晋升通道，减少人员流失，吸引和留住优秀护理人才。

（二）技术与信息化驱动

积极引进和研发适用于护理服务管理的新技术，如智能化护理信息系统、远程监护系统等，以提升护理服务的效率和质量。同时，强化信息安全管理，保障患者个人信息和医疗数据的安全。

（三）个性化与精准化服务

通过深入了解患者需求，实行个性化护理服务，结合循证护理和精准医疗的理念，优化服务流程，提高护理服务的针对性和有效性。

（四）跨学科协作与整合性照护推进

搭建跨学科交流平台，加强护理与其他医疗专业间的沟通协作，制定并实施整合性照护计划。同时，建立跨学科团队，共同参与患者诊疗与康复过程。

（五）应对老龄化社会策略

针对老龄化社会特点，加大对老年护理、居家护理、社区护理的支持力度，探索长期照护保险制度，完善老年护理服务体系。

（六）政策法规与制度创新

修订护理相关法律法规，为护理服务提供法律保障。出台扶持政策，鼓励社会资本投入，优化护理资源配置，提升护理服务的地位与影响力。

通过上述策略的实施和创新，护理服务管理有望有效应对当前挑战，实现持续改进优化，为人民群众提供更高质量、更满意的护理服务。研究者和决策者需密切关注护理服务管理领域最新动态，灵活调整策略，以适应不断变化的卫生服务需求和环境。

（郑晓磊）

第八节 研究结论与政策建议、未来展望

一、研究结论

（一）护理服务管理在卫生服务体系中占据核心地位

本研究发现，护理服务管理是卫生服务体系中不可或缺的一部分，其质量和效率直接关系到患者的生命健康和生活质量。护理服务不仅仅是医疗技术的延伸，更是人文关怀的具体体现，它贯穿预防、治疗、康复和健康管理等卫生服务链的各个环节，为患者提供全面、连续、个性化的照护服务。

（二）护理服务管理面临多重挑战

随着全球化、信息化和人口老龄化的加速推进，护理服务管理面临着人力资源短缺、技术与信息化应用不足、跨学科合作不畅等多重挑战。这些挑战要求护理服务管理必须不断创新和完善，以适应日益复杂和多元化的卫生服务需求。

（三）护理服务管理创新是推动发展的关键

面对挑战，护理服务管理必须积极探索创新路径，通过优化人力资源配置、加强技术与信息化应用、促进跨学科合作等措施，提升护理服务的整体质量和效率。同时，护理服务管理创新还应关注患者需求的变化，提供更加人性化、精细化和个性化的服务，以满足不同患者的多样化需求。

二、政策启示与建议

基于研究结果，本研究为我国卫生服务管理中的护理服务管理改革与发展提供了以下政策启示与建议：

（一）加强护理教育与人才培养

政府应加大对护理教育的投入，提高护理人员的专业素质和技能水平。同时，医疗机构应改善护理人员的工作环境和待遇，制定科学的晋升通道，吸引和留住优秀护理人才。此外，还应加强护理人员的继续教育和培训，提高其适应新技术和新模式的能力。

（二）推动护理服务信息化建设

政府应支持医疗机构引进和研发智能化护理和远程监护等新技术，提高护理服务的精准度和效率。同时，加强信息安全管理，保障患者和医疗数据安全。此外，还应推动护理服务信息化与医疗和公共卫生信息化融合，实现信息资源的共享和互通。

（三）促进跨学科合作与整合

政府应搭建跨学科交流平台，鼓励护理服务与其他医疗、社会服务机构加强沟通协作，为患者提供全面、连续的照护服务。探索建立整合性照护模式，打破学科壁垒，实现医疗资源共享和优化配置。加强跨学科人才培养引进，为跨学科合作提供人才保障。

（四）关注老龄化社会挑战

政府应加大对老年护理、居家护理、社区护理等服务的支持力度，满足老年人群体的特殊需求。同时，探索建立长期照护保险制度，为老年人提供更加稳定、可靠的照护保障。此外，还应加强老年护理服务的规范化、标准化建设，提高服务质量和安全性。

（五）完善政策法规与制度环境

政府应制定更加科学、合理的政策法规和制度安排，为护理服务管理与卫生服务管理提供有力的法律保障和政策支持。同时，加强对护理服务质量和安全性的监管和评估，确保患者权益得到充分保障。此外，还应推动护理服务管理的国际交流与合作，借鉴国际先进经验和技术成果，提升我国护理服务管理的整体水平。

三、未来展望

展望未来，护理服务管理与卫生服务管理将面临更多的机遇与挑战。

（一）技术创新将持续推动护理服务管理的发展

随着人工智能、物联网、大数据等新技术的不断进步和应用，护理服务管理将更加智能化、自动化和个性化。这些技术的应用将提高护理服务的效率和精准度，为患者提供更加便捷、高效的护理服务。同时，新技术还将推动护理服务模式的创新和发展，如远程护理、智慧护理等，为患者提供更加多样化、灵活化的选择。

（二）跨学科合作与整合将成为卫生服务管理的重要趋势

在以患者为中心的医疗模式下，护理服务需要与其他医疗专业、社会服务机构等加强沟通与协作，共同为患者提供全面、连续的照护服务。通过整合各方资源，形成合力，将有效提升卫生服务管理的整体效能和患者的满意度。同时，跨学科合作还将推动护理服务管理的理论创新和实践探索，为护理服务管理的发展注入新的活力和动力。

（三）应对人口老龄化挑战将是卫生服务管理的重要任务

随着人口老龄化的加剧，老年护理、居家护理、社区护理等服务的需求将持续增长。护理服务管理需要积极应对这一挑战，加强相关服务的建设和管理，提高老年人的生活质量和健康水平。同时，还应探索建立长期照护保险制度、完善养老服务体系等措施，为老年人提供更加稳定、可靠的照护保障。

（四）政策法规与制度环境的完善将为护理服务管理与卫生服务管理提供有力保障

政府应进一步完善相关法律法规和政策措施，为护理服务管理与卫生服务管理提供有力的法律保障和政策支持。同时，加强对护理服务质量和安全性的监管和评估，确保患者权益得到充分保障。

综上，护理服务管理与卫生服务管理在未来发展中将面临诸多挑战和机遇。通过不断创新、加强跨学科合作、关注老龄化社会需求以及完善政策法规与制度环境等措施，可以推动护理服务管理与卫生服务管理不断迈向新的高度，为人民群众提供更加优质、高效的医疗服务。

展望未来，护理服务管理与卫生服务管理将继续在全球化和信息化的推动下发生深刻变革。我们期待看到更多医疗机构积极探索和实践创新路径，共同推动护理服务管理与卫生服务管理不断向前发展，为人民群众提供更加优质、便捷的医疗服务。

（郑晓磊）

第九章　住院医师规范化培训管理与卫生服务管理

随着社会经济的快速发展和人们生活水平的不断提高，人们对健康的需求也在逐渐增长，在这种背景下，对医生的专业技能和职业素养要求也日益提高。住院医师规范化培训作为医学教育的重要组成部分，对于培养合格的临床医生具有不可替代的作用，对于提高医疗服务质量和保障人民群众健康具有重要意义。然而，目前我国住院医师规范化培训管理体系尚不完善，培训质量参差不齐，因此，对其进行深入研究具有紧迫性和必要性。同时，随着医疗卫生体制的改革，卫生服务管理也面临着新的挑战和机遇。本章将通过对住院医师规范化培训管理与卫生服务管理的研究，深入探讨住院医师规范化培训与卫生服务管理的内在联系，探索提高住院医师培训质量和推动卫生服务发展的有效途径，以推动我国住院医师规范化培训的持续发展，进而提升整个医疗卫生系统的服务质量和效率，促进我国医疗卫生事业的持续发展。

第一节 住院医师规范化培训与卫生服务管理的重要性及融合必要性

住院医师规范化培训作为医学教育体系中至关重要的环节，其在全球及我国医疗卫生体系中的地位与作用不容忽视。本节将详细阐述其对提升医疗服务质量、保障患者安全、培养合格医生等方面的重要意义，并通过列举相关数据与案例予以佐证。同时，将深入解析卫生服务管理的内涵与价值，揭示其在优化资源配置、提高服务效率、满足居民健康需求等方面的作用，以及与住院医师规范化培训的内在关联。最后，将论述研究两者融合的必要性与现实意义，包括应对医疗行业变革、满足社会需求、推动医学教育改革等宏观层面的需求，以及提升培训质量、优化服务模式、引导政策制定等微观层面的实践需求。

一、住院医师规范化培训在全球及我国医疗卫生体系中的地位与作用

住院医师规范化培训起源于西方发达国家，历经一个多世纪的发展和完善，已成为全球公认的医学毕业后教育的重要组成部分。在全球范围内，住院医师规范化培训为初级医生提供了系统、规范、全面的专业训练，为其成长为具备独立临床能力的合格医师奠定了坚实基础。其在全球医疗卫生体系中的重要地位与作用如下：

（一）提升医疗服务质量与患者安全

研究表明，接受过规范化培训的住院医师在诊断准确率、治疗效果、患者满意度等方面表现出明显优势。美国一项针对内科住院医师的研究显示，经过规范化培训的医师在处理急性心肌梗死等危急重症时，其诊断正确率较未经规范化培训的医师高出约20％。此类数据有力证明了规范化培训在提升医疗服务质量、保障患者生命安全的重要作用。

（二）培养合格医生与人才储备

住院医师规范化培训不仅是培养合格医生的重要途径，也是医疗卫生系统持续获得

高质量专业人才的重要保障。以美国为例，每年约有 20 000 名医学生通过规范化培训成为各专业领域的执业医师。这种稳定的医生输送机制对于缓解医生短缺、维持医疗系统稳定运行具有重要意义。

在我国，住院医师规范化培训自 20 世纪 80 年代引入以来，经历了从试点到全面推广的过程。近年来，随着国家对医学教育改革的重视，住院医师规范化培训日益得到强化。据中国医师协会数据，截至 2020 年底，我国已有超过 40 万名住院医师接受了规范化培训。规范化培训的普及与深化，对我国医疗卫生体系产生了深远影响：

1）规范化培训优化了医生队伍结构，有助于形成合理的医生梯队，使得各级医疗机构拥有具备相应能力水平的医生，有利于提升整体医疗服务能力。

2）通过统一的培训标准与考核体系，促进了医疗服务质量的标准化，有利于缩小地区间、机构间的医疗服务质量差距。

3）规范化培训有助于培养全科医生和基层医疗机构急需的专业人才，对于推动医疗资源下沉、实现分级诊疗具有关键作用。

二、卫生服务管理的内涵与价值

卫生服务管理是针对医疗卫生服务的全过程进行规划、组织、协调、控制等活动，旨在实现卫生资源的有效配置、服务效率的提升以及居民健康需求的满足。其内涵与价值体现在以下几个方面：

（一）优化资源配置

卫生服务管理通过科学规划、合理布局，确保医疗资源在地域、层级、专业间的均衡分布，避免资源浪费与过度集中。例如，通过卫生服务规划，引导优质医疗资源向基层和边远地区倾斜，改善医疗服务可及性。

（二）提高服务效率

通过引入现代管理理念与方法，如精益管理、流程再造、信息化技术等，卫生服务管理致力于简化服务流程、缩短患者等待时间、提高诊疗效率。如通过预约挂号、远程诊疗等手段，优化患者就诊体验，减轻医疗机构压力。

（三）满足居民健康需求

卫生服务管理以居民健康需求为导向，通过开展健康教育、疾病预防、健康管理等多元化服务，促进居民健康水平提升。如实施家庭医生签约服务，提供连续、综合、个性化的健康管理服务，满足居民全生命周期的健康需求。

三、住院医师规范化培训与卫生服务管理的内在关联

住院医师规范化培训与卫生服务管理在目标、内容、实施等方面存在紧密关联：

（一）目标一致

两者均以提升医疗服务质量和居民健康水平为目标，共同服务于国家医疗卫生战略。

（二）内容互补

住院医师规范化培训侧重于个体医生的专业技能与临床能力培养，卫生服务管理则

关注整体医疗服务系统的优化与提升，两者相辅相成，共同推动医疗服务整体质量提升。

（三）实施互动

规范化培训的成果（即合格医生）是卫生服务管理的重要资源，而卫生服务管理的需求（如特定专业人才缺口、服务质量标准等）又反向影响规范化培训的内容与方式。

四、研究两者融合的必要性与现实意义

面对医疗行业变革、社会需求变化以及医学教育改革的挑战，研究住院医师规范化培训与卫生服务管理的融合具有深远的必要性与现实意义：

（一）应对医疗行业变革

随着人口老龄化、疾病谱变化、技术进步等因素影响，医疗行业正经历深刻变革。研究两者的融合有助于把握行业发展趋势，创新培训模式与服务模式，培养适应未来医疗需求的医生。

（二）满足社会需求

公众对高质量、便捷、个性化的医疗服务需求日益增长。研究两者的融合有助于探索如何通过规范化培训提升医生服务质量，通过卫生服务管理优化服务流程，以更好地满足社会需求。

（三）推动医学教育改革

医学教育正处于由传统模式向以胜任力为导向、以患者为中心的模式转变过程中。研究两者的融合有助于探索如何将卫生服务管理的理念与方法融入住院医师规范化培训，培养具备全面素质与能力的医生。

综上所述，住院医师规范化培训管理与卫生服务管理研究具有重要的理论价值与实践意义，旨在揭示两者之间的内在关联，探索融合路径，为提升我国医疗卫生服务质量和效率提供科学依据与策略指导。

（吴杨）

第二节　住院医师规范化培训管理理论基础

住院医师规范化培训作为医学教育的重要组成部分，其管理理论基础的构建融合了教育学与管理学、医学教育与卫生人力资源开发理论的精髓。本节将深入探讨教育学与管理学理论、医学教育与卫生人力资源开发理论在住院医师规范化培训中的应用，为理解和优化培训管理提供坚实的理论支撑。

一、教育学与管理学理论在培训中的应用

（一）成人学习理论在住院医师规范化培训中的应用

成人学习理论，特别是自我导向学习、经验学习和反思学习等核心概念，为住院医师规范化培训提供了科学的学习模式和教学策略。

1. 自我导向学习

成人学习者通常具有明确的学习目标、较强的自主学习意愿和丰富的实践经验。住院医师规范化培训应尊重学员的主体地位，鼓励他们根据个人兴趣、职业规划和临床需求制定个性化学习计划，主动寻求知识、技能和态度的提升。这包括提供丰富的学习资源、灵活的学习时间和空间，以及支持自主学习的在线平台等。

2. 经验学习

成人学习者往往更倾向于从实际经验中学习和解决问题。住院医师规范化培训应充分利用临床实践这一宝贵资源，设计丰富的临床轮转、病例讨论、模拟教学等实践活动，使学员在真实的医疗环境中积累经验、锻炼技能、培养临床思维。同时，通过反思性实践和案例分析，引导学员从经验中提炼知识、发现问题、改进工作。

3. 反思学习

成人学习者善于通过反思自身行为、思考问题本质、批判性地审视知识，从而深化理解、提升能力。住院医师规范化培训应积极营造反思氛围，如定期开展个人与小组反思会议、设置反思性写作作业、推行导师反馈与同伴互评等，促使学员养成反思习惯，不断提升临床决策与人际沟通能力。

（二）能力本位教育理论在住院医师规范化培训中的应用

能力本位教育理论强调以培养胜任未来职业岗位所需的能力为目标，对住院医师规范化培训具有明确的指导意义。

1. 能力模型构建

基于国家住院医师规范化培训标准和各专科特点，构建全面、科学、可操作的能力模型，明确住院医师应具备的知识、技能、态度等核心能力要素。能力模型应反映临床实践需求、医学科技进步和社会期待，为培训目标设定、课程设计、考核评价提供依据。

2. 能力评价与反馈

采用多元化的评价方法（如直接观察、病例报告、标准化病人、客观结构化临床考试等），对住院医师各项能力进行定期、公正、透明的评价。评价结果应及时反馈给学员和导师，以便调整学习策略、优化教学方法、改进培训效果。同时，评价数据可用于监控培训质量、评估培训效果、指导政策制定。

3. 能力提升策略

针对评价中发现的能力短板，采取针对的提升策略，如设计专项培训、提供个别辅导、组织专题讲座、搭建学习共同体等。同时，鼓励住院医师自我评估、自我规划、自我调整，培养终身学习能力，确保在职业生涯中持续提升专业能力。

（三）全面质量管理理论在住院医师规范化培训中的应用

全面质量管理是一种以患者满意为中心，全员参与、全过程控制、持续改进的管理模式，对住院医师规范化培训的管理质量提升具有重要指导价值。

1. 质量目标设定

参照国家住院医师规范化培训标准和能力模型，结合医院战略目标和学员需求，设定明确、具体、可测量的培训质量目标，目标应具有挑战性，同时兼顾可行性，以激发学员和教职员工的积极性和创造性。

2. 质量过程控制

运用 PDCA 循环等质量管理工具，对培训过程进行精细化管理。包括制定科学的培训计划和教学大纲；严格执行教学计划，确保教学活动的规范性和有效性；定期进行教学检查和学员反馈，及时发现并解决问题；根据检查结果和反馈意见，持续改进教学方法和管理流程。

3. 质量结果评价

建立完善的培训质量评价体系，包括内部评价（如自我评估、同行评议、上级检查等）和外部评价（如学员满意度调查、专业认证、第三方评估等）。评价结果应与质量目标对比，分析偏差原因，提出改进建议，形成质量改进闭环。同时，将质量评价结果与绩效考核、资源分配、政策制定等挂钩，激发各方参与质量管理动力。

综上所述，成人学习理论、能力本位教育理论及全面质量管理理论为住院医师规范化培训提供了理论基础和实践指南。实际工作中，应紧密结合培训特点和学员需求，灵活运用这些理论，创新培训模式，优化教学方法，提升管理效能，确保培训质量和效果。

二、医学教育与卫生人力资源开发理论

在住院医师规范化培训中，医学教育与卫生人力资源开发理论提供了重要的指导和支持。这些理论不仅关注医学知识和技能的培养，还强调住院医师的职业发展、终身学习和人力资源的有效利用。

（一）胜任力模型在住院医师规范化培训中的应用

胜任力模型是一种描述个体为成功完成某项工作或任务所必备的知识、技能、态度和价值观的框架，对于住院医师规范化培训具有重要的指导意义。

1. 核心胜任力识别

应识别符合医学教育标准、临床实践需求和未来职业发展预期的核心胜任力，以培养住院医师成为全面、专业的临床医生。

2. 胜任力培养路径

基于核心胜任力模型，设计系统、递进的培训路径，包括课程大纲、教学计划、临床轮转、模拟教学、病例讨论等实践环节，以及导师指导、同行评价、自我反思等学习活动。确保住院医师在各个阶段都能接触到与所识别胜任力相对应的学习内容和实践机会，逐步提升各项能力。

3. 胜任力评价标准

建立与胜任力模型相配套的评价标准和工具，用于定期评估住院医师在培训期间各项胜任力的发展情况。评价标准应包括定性和定量指标，以及直接和间接证据。评价结果应反馈给住院医师和教学团队，以指导后续的教学调整和个人发展计划。

（二）继续医学教育理论在住院医师规范化培训中的应用

继续医学教育（CME）旨在促进医生在整个职业生涯中持续更新知识、提升技能、改进临床实践，是住院医师规范化培训不可或缺的一部分。

1. 终身学习理念

在住院医师规范化培训中，应灌输终身学习的理念，使学员认识到医学知识和技术的迅速更新，以及持续学习对于保持医疗服务质量、保障患者安全、适应职业发展的重要性。为此，培训应强调自主学习、反思性学习、合作学习等学习策略，以及利用在线教育资源、参加学术会议、参与科研项目等多种学习方式。

2. 继续教育项目设计

结合住院医师的专业方向、兴趣特长、职业规划，以及临床实践中的实际需求，设计有针对性的继续教育项目。这些项目可以是短期的专题研讨会、长期的专业进修，也可以是线上课程、远程教育、模拟实训等多元化形式。项目内容应涵盖最新的医学进展、临床指南、诊疗技术、医患沟通、伦理法律等领域。

3. 继续教育效果评估

对继续医学教育项目的实施效果进行定期评估，包括项目参与率、满意度、知识掌握程度、技能提升情况、临床行为改变等指标。评估结果应作为优化项目设计、调整教学策略、增强培训效果的重要依据。同时，鼓励住院医师将所学知识和技能应用于临床实践，通过跟踪其临床表现、患者反馈、同行评价等方式，验证继续医学教育实际效果。

（三）职业生涯发展理论在住院医师规范化培训中的应用

职业生涯发展理论关注个体在职业生活中的长期规划、路径选择、能力提升以及环境适应等问题，对于住院医师规范化培训具有长远的指导意义。

1. 职业规划

引导住院医师在培训初期就进行个人职业规划，明确职业目标、设定发展路径、制定行动计划。规划过程应考虑个人兴趣、价值观、能力倾向、市场需求等因素，同时也应纳入医学专业发展趋势、医疗机构需求、医疗政策变化等外部因素。

2. 职业路径选择

住院医师在规范化培训期间，应有机会尝试不同的临床科室、接触多元化的医疗服务模式、参与各类科研项目，以了解自己的兴趣所在和擅长领域，为未来的职业路径选择提供依据。培训过程中，应提供职业咨询、导师指导、实习观摩等支持，帮助住院医师明确个人职业定位。

3. 职业发展支持

医疗机构和教育培训部门应为住院医师提供一系列职业发展支持，包括但不限于提供丰富的专业发展资源和学习机会；设立职业发展基金，支持住院医师参加学术会议、进修学习、科研项目等；建立职业发展导师制度，为住院医师提供一对一的职业指导和咨询；定期举办职业发展研讨会、规划工作坊等活动，提升职业素养和规划能力。

综上所述，胜任力模型、继续医学教育理论以及职业生涯发展理论为住院医师规范化培训提供了理论基础和实践框架。在实际工作中，应紧密结合培训特点和学员需求，灵活运用这些理论，创新培训模式，优化教学方法，提升管理效能，确保住院医师规范化培训的质量和效果，同时为住院医师的长期职业发展打下坚实基础。

（吴杨）

第三节　住院医师规范化培训管理体系与政策

本节将深入探讨住院医师规范化培训的管理体系与相关政策，包括国内外住院医师规范化培训制度的概述、我国住院医师规范化培训政策法规体系的梳理以及住院医师规范化培训标准与流程的详细介绍。

一、国内外住院医师规范化培训制度概述

（一）全球主要国家和地区住院医师规范化培训发展概况

住院医师规范化培训制度起源于19世纪末的美国，历经百年发展，已在全球范围内得到广泛认可和实施。本节将以美国、英国、日本等具有代表性的国家为例，详细梳理其住院医师规范化培训的发展历程、主要特点与成功经验。

1. 美国

作为住院医师规范化培训的发源地，美国的住院医师培训制度以其严谨的结构、严格的考核和广泛的影响力而闻名。美国住院医师培训遵循医学教育认证委员会（ACGME）制定的严格标准，包括培训年限、轮转科室、培训内容、考核要求等。此外，美国住院医师培训强调临床技能训练和患者管理能力的培养，以及终身学习和专业发展的理念。

2. 英国

英国的住院医师规范化培训制度以基础培训和专科培训两个阶段为基础，注重循序渐进的临床能力和专业素养培养。英国培训体系强调以胜任力为导向，通过明确的培训目标、严格的评估标准和持续的反馈机制，确保住院医师达到各阶段的能力要求。

3. 日本

日本的住院医师规范化培训制度以日本医师会制定的《住院医师教育指导方针》为指导，分为普通内科住院医师培训和专科住院医师培训两个阶段。日本培训体系强调团队协作、患者为中心和持续改进的精神，通过严格的导师制、临床轮转和定期考核，确保住院医师具备扎实的医学基础知识和临床技能。

通过对以上各国住院医师规范化培训制度的对比分析，可以发现其共同特点包括：

以胜任力为导向、强调临床实践、注重终身学习、严格考核评估等。同时，各国制度也展现出各自特色，如美国的严格标准、英国的分阶段培养、日本的导师制等。

（二）我国住院医师规范化培训制度的历史沿革、特点与国际借鉴

住院医师规范化培训制度，作为医疗人才培养的重要环节，在我国经历了漫长而曲折的发展历程。自20世纪80年代起，我国开始探索建立住院医师规范化培训制度，至今已走过了数十年的历程。以下将重点梳理我国住院医师规范化培训制度的历史沿革、主要内容与特点，并探讨与国际先进水平的差距与借鉴之处。

1. 历史沿革

我国住院医师规范化培训制度的建立和发展大致可分为三个阶段：探索起步阶段（1980—1990）、规范发展阶段（2000—2010）和深化改革阶段（2010年至今）。

在探索起步阶段，我国开始意识到住院医师规范化培训的重要性，并逐步出台相关法规政策，为制度的建立奠定了基础。在这一阶段，我国住院医师培训逐渐从无到有、从小到大、从弱到强，逐步形成了初步的规范化培训体系。

进入规范发展阶段，我国住院医师规范化培训制度开始进入快速发展时期。相关法规政策不断完善，培训体系逐步建立，培训内容和方法也更加科学和规范。同时，我国还加强了对住院医师培训质量的监督和评估，确保了培训效果的提升。

到了深化改革阶段，我国住院医师规范化培训制度迎来了更加全面和深入的改革。在这一阶段，我国不仅继续完善培训标准和流程，还加强了对住院医师临床实践能力的培养，并引入了更多的国际先进经验和技术。这些改革措施进一步提升了我国住院医师规范化培训的质量和水平。

2. 主要内容与特点

我国住院医师规范化培训制度的主要内容包括培训年限、轮转科室、培训内容、考核要求等标准体系，以及招生与选拔、入院与分配、培训与考核、出科与毕业等流程。这些内容构成了我国住院医师规范化培训制度的核心框架和基本要求。

我国住院医师规范化培训制度的特点主要体现在以下几个方面：首先，以国家法规为依据，确保了制度的权威性和稳定性；其次，以临床实践为核心，注重培养住院医师的临床实践能力和经验；再次，以胜任力为导向，强调住院医师应具备的专业素养和综合能力；最后，以持续改进为目标，不断优化和完善培训内容和流程。

3. 与国际先进水平的差距与借鉴之处

尽管我国住院医师规范化培训制度已取得了显著成就，但与国际先进水平相比仍存在一定差距。例如培训资源不均衡、培训质量参差不齐、培训与就业脱节等；在培训内容和方法上，国际先进国家往往更加注重创新和实用性，而我国在某些方面仍显得相对保守和落后。此外，在培训质量评估和监管方面，国际先进国家通常拥有更加完善和严格的标准和机制，而我国在这方面还有待进一步加强。

为了缩小与国际先进水平的差距，我国可以借鉴国际先进经验和技术，通过强化培训标准与考核、优化培训资源分配、提升培训质量监控、加强师资队伍建设、完善继续医学教育体系等，不断完善和优化住院医师规范化培训制度。加强与国际先进国家的交流与合作，引进先进的培训理念和方法；建立完善的培训质量评估和监管机制，确保培

训效果的持续提升。

总之，我国住院医师规范化培训制度经历了数十年的发展历程，已取得了显著成就。然而，与国际先进水平相比仍存在一定差距。为了不断提升我国住院医师规范化培训的质量和水平，我们应继续深化改革、完善制度、加强国际合作与交流，为培养更多优秀的医疗人才贡献力量。

二、我国住院医师规范化培训政策法规体系

我国住院医师规范化培训政策法规体系是确保培训制度得以有效落实、规范运作、持续改进的基础性架构。它为住院医师规范化培训提供了明确的法律依据、政策指导以及标准化建设路径，对培训的各个环节进行规范和约束，确保培训质量与效果。下面将详述我国住院医师规范化培训的主要法律法规依据、政策文件，以及标准化建设进程。

（一）法律法规依据

我国住院医师规范化培训的主要法律法规依据主要包括：

1. 《中华人民共和国执业医师法》

作为我国医疗行业的基本法，该法明确规定了医师执业的基本条件、权利义务、考核管理、法律责任等内容，为住院医师规范化培训提供了法律基础。

2. 《中华人民共和国医疗机构管理条例》

该条例对医疗机构设置、执业、监督管理等进行了详细规定，为住院医师规范化培训的实施环境提供了法规依据。

此外，还有《中华人民共和国教育法》《中华人民共和国高等教育法》等相关法律法规，为培训中的教育活动、学位授予等提供了法律保障。这些法律法规共同构成了住院医师规范化培训的法律框架，为培训制度的建立与实施提供了强有力的法律支持。

（二）政策文件

我国住院医师规范化培训的政策文件主要包括《住院医师规范化培训管理办法》《住院医师规范化培训基地认定办法》等，它们详细规定了住院医师规范化培训的管理机构、培训基地、培训对象、培训内容、培训方式、培训考核、培训证书等具体内容。

1. 《住院医师规范化培训管理办法》

该办法是住院医师规范化培训的纲领性文件，规定了管理机构、基地、对象、内容、方式、考核和证书等具体内容。明确了培训年限、轮转科室、目标、方法、标准和证书发放等关键环节，为培训提供了详细操作指南。

2. 《住院医师规范化培训基地认定办法》

该办法明确了住院医师规范化培训基地的认定条件、程序、标准、周期及监督管理等，为基地的建设和管理提供了政策指导。

此外，还有《医师资格考试暂行办法》《医师定期考核管理办法》《继续医学教育规定（试行）》等政策文件，对住院医师规范化培训准入门槛、考核评价、继续教育等环节进行了规定，形成了完整政策体系，为住院医师规范化培训全过程管理提供政策指导。

（三）标准化建设进程

我国住院医师规范化培训的标准化建设进程包括培训标准、基地标准、师资标准、考核标准等的制定与更新。我国已建立了较为完善的住院医师规范化培训标准体系，包括培训年限、轮转科室、培训内容、考核要求等具体标准。同时，我国也在不断推进培训标准、基地标准、师资标准、考核标准等建设，以提升住院医师规范化培训规范化、标准化水平。

1. 培训标准

我国已建立了较为完善的住院医师规范化培训标准体系，包括培训年限、轮转科室、培训内容、考核要求等具体标准。这些标准明确了住院医师应达到的知识技能水平，为培训基地和师资队伍提供了教学目标和教学内容的参考依据，确保培训系统性和一致性。

2. 基地标准

我国正在不断推进住院医师规范化培训基地标准的建设，包括基地硬件设施、师资队伍、教学管理、质量监控等方面的建设标准。通过基地标准的制定与实施，规范和提升基地的培训条件和教学能力，为住院医师提供优质的培训环境和资源。

3. 师资标准

我国也在积极探索和制定住院医师规范化培训师资标准，包括师资的学历、职称、临床经验、教学能力、职业道德等方面的任职要求。师资标准的建立，有助于选拔和培养高素质的带教医师，确保住院医师接受高质量的临床指导和教学。

4. 考核标准

我国已制定了住院医师规范化培训的考核标准，包括理论考试、临床技能考核、病例分析、临床思维、医患沟通、伦理法律等方面的具体要求。考核标准的制定与实施，确保了住院医师培训效果的客观、公正评价，为培训质量控制和改进提供了重要依据。

综上所述，我国住院医师规范化培训政策法规体系由法律法规依据、政策文件以及标准化建设进程三大部分组成，为住院医师规范化培训的实施提供了全方位的法律、政策和标准支持，确保了培训的规范化、标准化、高质量发展。随着我国医疗体制改革的深入和医学教育的进步，住院医师规范化培训政策法规体系将持续完善和优化，为培养更多优秀住院医师、提升我国医疗服务水平贡献力量。

三、住院医师规范化培训标准与流程

我国住院医师规范化培训标准与流程是保证培训质量、规范培训行为、实现培训目标的关键环节。以下将详细介绍我国住院医师规范化培训的标准体系、流程以及流程中的关键节点与注意事项。

（一）住院医师规范化培训标准体系

住院医师规范化培训的标准体系涵盖了多个方面，包括培训年限、轮转科室、培训内容和考核要求等。

1. 培训年限

根据我国医学教育的相关规定，住院医师规范化培训的年限通常为 3 年。在这 3 年中，医师需要完成一系列理论学习和临床实践，以达到规定的培训目标。

2. 轮转科室

住院医师在培训期间需要轮转至多个科室，包括内科、外科、妇产科、儿科、急诊科、麻醉科、影像科、检验科等基础和专科科室。这种轮转制度有助于住院医师全面了解不同科室的疾病特点和诊疗方法，培养其综合诊断和治疗能力。

3. 培训内容

涵盖基础理论学习、临床实践、医学技能培训和医德医风教育。住院医师需掌握基本医学知识，熟悉疾病诊疗流程，掌握临床操作技能，培养良好医德医风。

4. 考核要求

培训期间，住院医师需要定期接受考核，包括理论考试、临床操作考核和综合评价等。考核内容主要围绕培训内容展开，以检验住院医师的学习成果和实践能力。

（二）住院医师规范化培训流程

住院医师规范化培训的流程包括招生与选拔、入院与分配、培训与考核、出科与毕业等环节。

1. 招生与选拔

招生与选拔是培训流程的首要环节。医疗机构会根据自身的需求和条件，制定招生计划和选拔标准。选拔过程通常包括笔试、面试和实践操作考核等，以确保选拔出的住院医师具备扎实的理论基础和实践能力。

2. 入院与分配

入选的住院医师将进入医疗机构进行住院医师规范化培训。医疗机构会根据住院医师的专业背景和兴趣，将其分配到相应的科室进行轮转学习。

3. 培训与考核

在培训期间，住院医师需要按照培训计划完成各项学习任务，并接受定期的考核。培训内容包括理论学习和临床实践，住院医师需要掌握各种疾病的诊疗方法和临床操作技能。同时，医疗机构还会对住院医师的医德医风进行教育和评价。

4. 出科与毕业

完成规定的培训年限和考核要求后，住院医师将结束住院医师规范化培训。在出科前，住院医师需要进行全面的综合评价，包括理论考试、临床操作考核和医德医风评价等。通过综合评价的住院医师将获得住院医师规范化培训的毕业证书，成为合格的医学人才。

（三）关键节点与注意事项

在住院医师规范化培训流程中，有几个关键节点和注意事项需要特别关注。

1. 招生与选拔的公正性

医疗机构需要确保招生与选拔过程的公正性和透明度，避免出现不公平现象。同时，选拔标准应该与培训目标和实际需求相符合，以确保选拔出的住院医师具备合格素质和能力。

2. 培训内容的实用性和前瞻性

培训内容应该紧密结合临床实际，注重实用性和前瞻性。医疗机构需要不断更新培训内容和方法，以适应医学领域的快速发展和变化。

3. 临床实践的规范性和安全性

在临床实践环节，医疗机构需要加强对住院医师的指导和监督，确保临床操作的规范性和安全性。同时，住院医师也需要自觉遵守医疗规范和伦理准则，保障患者的权益和安全。

4. 考核评价的客观性和公正性

考核评价是住院医师培训的重要环节，需要确保评价过程的客观性和公正性。医疗机构需要制定科学合理的评价标准和方法，避免主观因素和人为干扰对评价结果的影响。

总之，住院医师规范化培训是我国医疗体系中不可或缺的一环。通过详细介绍培训标准体系和流程，并分析其中的关键节点与注意事项，有助于我们更好地理解和实施住院医师规范化培训工作，为培养更多优秀的医学人才做出贡献。

（吴杨）

第四节　卫生服务管理基础理论

卫生服务管理是一项涉及多个领域的综合性管理工作，它涵盖了从公共卫生到临床医疗服务的各个层面。

一、卫生服务管理概述与理论基础

卫生服务管理是现代社会医疗健康体系不可或缺的基石，它深刻影响着国民的健康福祉与医疗资源的有效分配。为深入探讨这一领域，我们首先需明确卫生服务管理的基本概念、目标与任务。

（一）卫生服务管理的基本概念

卫生服务管理是指对卫生服务活动进行全方位、系统化的计划、组织、协调、控制和评价的过程。这一概念涉及多个方面，包括卫生服务机构的运营、资源的配置、服务质量的监控以及健康政策的制定等。

首先，卫生服务管理强调卫生服务机构的运营。这包括医疗机构的日常运营、人力资源管理、财务管理以及信息管理等方面。一个高效的卫生服务机构需要有一个清晰的组织结构，明确的职责分工，以及一支专业、高效的医疗团队。同时，财务管理也是至关重要的，它涉及医疗机构的资金来源、使用以及监管等方面，是确保机构正常运行的基础。此外，随着信息化时代的到来，信息管理也变得越来越重要，它能够帮助医疗机构更好地进行决策、提高服务质量，同时也能够保障患者信息的安全。

其次，卫生服务管理关注资源的配置。这包括医疗资源、人力资源以及物资资源等方面的配置。合理的资源配置能够确保卫生服务机构的高效运转，避免资源的浪费和短缺。

再次，卫生服务管理注重服务质量的监控。这包括对医疗服务的质量、安全、效率等方面进行全面的监控和评估。通过建立完善的质量管理体系，医疗机构可以及时发现服务中存在的问题，并采取有效的措施进行改进，从而提高服务质量和患者满意度。

最后，卫生服务管理涉及健康政策的制定。这包括国家层面的卫生政策、地方政府的卫生政策以及医疗机构的内部政策等。健康政策的制定需要考虑到国家的经济发展、人口结构、医疗资源等多方面因素，以确保政策的科学性和可行性。政策的制定还需要广泛听取各方意见，包括医疗机构、患者、医学专家等，以确保政策的公正性和有效性。

综上所述，卫生服务管理是一个综合性的概念，它涉及卫生服务机构的运营、资源的配置、服务质量的监控以及健康政策的制定等多个方面。通过加强卫生服务管理，我们可以提高卫生服务的质量和效率，满足人们的健康需求，促进社会的和谐发展。

（二）卫生服务管理的目标与任务

卫生服务管理的目标是通过科学合理的规划和资源配置，提高医疗卫生服务的质量和效率，确保医疗卫生服务的高效、有序运作，以满足广大人民群众日益增长且多元化的健康需求，确保国民健康福祉的最大化。

卫生服务管理的主要任务包括以下几个方面：

1. 卫生政策制定

制定卫生发展战略、规划和政策，确保医疗卫生服务符合国家和地区的经济社会发展目标和民众需求。卫生政策制定是一个涉及多方面因素的综合过程，要求我们对当前和未来的卫生需求有清晰的认识，并根据国家和地区的经济社会发展目标，制定出具有前瞻性和可操作性的卫生发展战略。这一战略不仅要关注医疗服务的需求和供给，还要关注公共卫生、预防保健、康复护理等多个方面，以实现全面的健康保障。

2. 卫生服务规划

根据国家和地区的卫生需求，制定卫生服务的总体规划和专项计划，合理配置卫生资源。卫生服务规划是实现卫生发展战略的关键步骤。根据卫生需求评估的结果，制定出卫生服务的总体规划和专项计划，包括医疗机构布局、医疗资源配置、医疗服务流程设计等方面。通过合理规划，确保卫生资源的效利用，提高卫生服务的公平性和可及性。

3. 卫生资源分配

优化卫生资源的配置，确保卫生资源的有效利用，提高卫生服务的公平性和可及性。通过优化资源配置的方式，确保各类卫生资源能够得到有效利用。这包括人力资源、物力资源、财力资源等多个方面。通过加强人才培养、引进先进设备、提高资金使用效率等措施，提高卫生服务的整体效率和质量。

4. 卫生服务提供

提供高质量、高效的医疗卫生服务，深入理解人们的健康需求，提高医疗卫生服务的质量和效率，满足人们多层次、多样化的健康需求，构建全面、均衡、可持续的医疗卫生服务体系。

5. 卫生服务监管

卫生服务监管方面，我们需要建立健全的监管体系，加强对医疗卫生服务的监督和评估。通过定期检查、评估和反馈，可以及时发现和解决问题，确保服务质量和服务安全。同时，还需要加强信息公开和透明度，提高公众对卫生服务的信任度和满意度。

6. 卫生服务创新

推动卫生服务领域的科技创新和服务模式创新，提高卫生服务的竞争力和可持续发展能力。通过引入新技术、新设备、新方法等方式，提高卫生服务的效率和质量。探索新的服务模式和管理模式，以适应社会经济发展和人口结构变化带来的新挑战。

（三）卫生服务管理的理论基础

卫生服务管理的理论基础涉及多个学科领域，包括管理学、经济学、社会学等。这些理论为卫生服务管理提供了丰富的指导原则与分析工具，有助于我们更好地认识并解决实践中的问题。

1. 管理学理论

管理学理论为卫生服务管理提供了组织行为、领导力、决策分析等方面的指导，有助于提升医疗服务机构的管理效能。

2. 经济学理论

经济学理论、卫生经济学理论在卫生服务管理中发挥着重要作用，尤其是在资源分配、成本控制、绩效评估等方面。通过运用经济学、卫生经济学原理，我们可以更加理性地分析并解决医疗资源配置问题。

3. 社会学理论

社会学理论关注社会结构、人际关系等因素对卫生服务管理的影响，有助于我们深入理解医疗服务机构与社会的互动关系，从而制定更加符合社会需求的卫生服务政策。

总之，卫生服务管理作为现代医疗健康体系的重要组成部分，其理论基础涉及多个学科领域。通过综合运用这些理论，我们可以更好地指导卫生服务管理的实践，提升医疗服务的质量与效率，为国民的健康福祉贡献力量。

（四）卫生服务管理的基本原理

卫生服务管理，作为一个跨学科的领域，旨在提高卫生系统的效率、效果和公平性。其基本原理可以概括为以下几个方面：

1. 系统原理

卫生服务管理是一个复杂的系统工程，涉及医疗服务的提供、管理以及监管等多个环节。因此，管理者需要从系统的角度出发，全面考虑各个要素之间的相互关系和影响，以便做出最佳的决策。在这个过程中，需要关注的是如何通过优化系统的整体结构和功能，来提高卫生服务的质量和效率。

2. 人本原理

卫生服务管理的核心是人，包括医疗服务的提供者和消费者。因此，管理者在进行决策时，需要坚持以人为本的原则，关注人的健康需求和满意度。这要求管理者不仅要具备专业的医疗知识和管理技能，还要有良好的人际交往能力和沟通技巧，以便与各方建立起良好的合作关系，共同推动卫生服务的发展。

3. 动态原理

卫生服务管理的环境和情况是不断变化的，因此，管理者需要具备动态思维的能力，能够适应和应对这些变化。包括对新的医疗技术和管理理念的学习和应用，以及对市场动态和政策变化的敏锐洞察。只有这样，才能确保卫生服务始终保持在最优的状态，满足社会公众的健康需求。

4. 效益原理

卫生服务管理的目标是实现最大的社会效益和经济效益。因此，管理者在进行决策时，需要充分考虑各种因素的影响，包括成本、效果、效率等，以实现资源的最优配置和利用。这就要求管理者要有清晰的经营目标和战略眼光，能够做出符合长远利益的决策。

这些基本原理构成了卫生服务管理的基础框架，指导着卫生机构在日常运营中的决策和实践。通过遵循这些原理，卫生机构可以更好地满足患者的需求，提高服务的质量和效率，为公众的健康福祉做出更大的贡献。

二、卫生服务管理的核心要素

卫生服务管理作为一个综合性、系统性的领域，其核心要素涉及多个层面，旨在确保卫生服务的高效、公平、可及和可持续。以下是卫生服务管理中几个关键的核心要素：

（一）战略规划与领导力

卫生服务管理需要强有力的战略规划，明确目标、任务和方向。领导者需要具备远见卓识，能够引导团队应对挑战，创造有利于卫生服务发展的环境。

（二）人力资源管理

优秀的卫生服务管理需要一支高素质、专业化团队。这包括医生、护士、管理人员等各类卫生服务提供者。有效的人力资源管理能够激发团队潜力，提高服务质量和效率。

（三）质量管理与患者安全

卫生服务管理必须关注服务质量和患者安全。通过制定严格的质量标准和监管措施，确保服务提供者遵循最佳实践，减少医疗事故和差错，提高患者满意度。

（四）财务管理与成本控制

卫生服务管理需要合理的财务管理和成本控制策略。这包括预算规划、资金筹集、成本控制等方面，以确保卫生服务的可持续性和公平性。

（五）信息管理与技术应用

现代卫生服务管理离不开信息管理和技术支持。通过引入信息技术，如电子病历、远程医疗等，提高服务效率和质量，优化资源配置，降低管理成本。

（六）合作伙伴关系与社区参与

卫生服务管理需要积极与各类合作伙伴建立良好关系，包括政府、医疗机构、非政府组织等。加强社区参与，提高公众认知和信任度，促进卫生服务的普及和发展。

综上所述，卫生服务管理的核心要素涉及战略规划、人力资源管理、质量管理、财务管理、信息管理和合作伙伴关系等多个方面。它们相互交织、相互影响，共同构成了卫生服务管理的复杂系统。有效管理和优化这些核心要素，是提升卫生服务质量和效率，满足人民群众日益增长的健康需求，实现卫生服务公平、可及、可持续发展的基础。

三、卫生政策与卫生服务管理

卫生政策在卫生服务管理中起着至关重要的指导与调控作用，其制定、执行与评估的每个环节均与卫生服务的质量与效率紧密相连。

首先，政策制定必须基于深入的需求分析与资源评估，以确保政策的针对性与实效性。政策制定者需全面了解医疗服务需求总量、结构及其变化趋势，并准确评估现有医疗资源的总量、分布和利用效率。在此基础上，制定适应当前需求并具备前瞻性的卫生政策，考虑社会经济发展、人口老龄化及疾病谱演变等因素。

政策执行阶段则需要强有力的监管与评估机制，以确保政策得到有效落实。监管机制应包括对医疗机构、医务人员行为的监督，以及对医疗服务质量、效率、成本等关键指标的监测。评估机制则应定期对政策执行效果进行定量与定性评价，根据评估结果及时调整政策或改进执行策略，以确保政策目标的实现。

政策对卫生服务管理产生的深远影响不容忽视。例如，一项旨在提高基层医疗服务能力的政策，可能会推动医疗资源的重新分配，从城市向农村、从大医院向基层医疗机构倾斜，进而影响整个卫生服务体系的运行格局。因此，在制定与执行卫生政策时，应充分考虑其对卫生服务管理的影响，确保政策的实施既能推动卫生服务的持续优化，又能保持卫生系统的稳定与协调。

借鉴国内外卫生政策的成功案例，对于我国卫生政策的制定与实施具有重要意义。通过学习他国的成功经验，我们可以更好地规避风险，提升政策效果，推动我国卫生服务管理的持续优化。例如，英国的全民健康服务体系、美国的医疗保险制度改革、澳大利亚的家庭医生制度等，均提供了值得我们借鉴的经验与教训。

四、卫生服务资源优化配置

在卫生服务管理中，资源优化配置是一个核心议题，涉及医疗人力资源、物资设备以及信息资源等多个方面。

（一）医疗人力资源管理

医疗人力资源是卫生服务体系的基石，从招聘到培训，从考核到晋升，每一个环节都关乎医疗队伍的整体素质与战斗力。特别是在住院医师规范化培训方面，我们更应注重战略性、科学性和公正性。战略性体现在培训目标应与卫生政策、医疗机构发展战略相一致，科学性体现在培训内容、方法、评价应符合医学教育规律与医疗行业标准，公正性体现在培训机会、考核结果、晋升机会应公平对待每一位医生。

（二）物资设备管理

物资设备是医疗机构正常运行的物质基础，从采购到验收，从保管到维护，每一个环节都需要精细化管理。采购环节应遵循公开、公平、公正原则，确保物资设备的质量、价格、供应稳定性等符合医疗机构需求。验收环节应严格检查物资设备的规格、性能、安全性等是否符合采购合同要求。保管环节应建立科学的库存管理制度，合理控制库存量，避免物资积压或短缺。维护环节应定期对物资设备进行检查、保养、维修，确保其处于良好工作状态。

（三）信息资源管理

在信息化时代，信息资源的管理显得尤为重要。电子病历、远程诊疗、大数据分析等技术的应用，为卫生服务管理带来了前所未有的机遇与挑战。我们应该加强信息资源的集成性与开放性，实现医疗信息的互联互通、共享共用，提高医疗服务的效率与质量。同时，应确保信息的准确性和时效性，避免因信息错误或延迟导致的医疗差错或延误。

注重信息安全与隐私保护是信息资源管理中不可忽视的一环。应建立健全信息安全管理制度，防止信息泄露、篡改、丢失等风险。同时，应严格遵守患者隐私保护法规，对患者个人信息进行脱敏处理，限制无关人员访问患者信息，保障患者隐私权益。

五、卫生经济学与卫生服务管理

卫生经济学为卫生服务管理提供了有力的理论支持与实践指导。通过运用成本效益分析、资源配置效率评估等方法，我们可以更科学地制定卫生服务管理策略。成本效益分析可以帮助我们比较不同卫生服务项目的成本与效益，选择成本低、效益高的项目进行投资。资源配置效率评估可以帮助我们评估医疗资源的使用效率，找出资源浪费、配置不当等问题，提出改进措施。

运用卫生经济学理论，不仅可以提高医疗资源的利用效率与服务质量，还能为医疗政策的制定与实施提供重要参考。例如，通过成本效益分析，可以为医疗保险报销政策、医疗服务定价政策等提供经济依据。通过资源配置效率评估，可以为医疗资源布局、医疗机构设置、医疗服务模式改革等提供决策支持。

六、卫生服务质量提升与安全管理

提升卫生服务质量和确保患者安全是卫生服务管理的核心目标。为了实现这一目标，我们需要设计科学、全面的服务质量标准，并加强安全风险的识别与防控。

服务质量标准应涵盖医疗服务的各个环节，包括诊断准确性、治疗效果、服务态度、服务环境、患者满意度等，形成一套完整、可衡量、可比较的服务质量评价体系。通过定期对服务质量进行监测与评价，找出服务短板，提出改进措施，持续提升服务质量。

安全风险管理应贯穿于医疗服务的全过程，包括医疗技术、药品管理、感染控制、医疗器械管理、辐射防护、生物安全、消防安全、信息安全、应急处置、危机管理等。通过建立安全风险识别、评估、控制、监测、改进等机制，确保医疗服务的安全性。

规范化培训是提升卫生服务质量与安全管理能力的重要手段。通过培训，可以增强医务人员的风险意识、规范意识、责任意识，提高其专业技能、沟通技巧、伦理道德等，形成良好的服务文化与安全文化，为患者提供安全、有效、满意的医疗服务。

七、卫生服务绩效考核与监管

绩效考核与监管机制是卫生服务管理中的重要环节，通过设计全面的绩效考核体系和建立公开、公正的监管机制，我们可以有效评估医疗机构和医务人员的工作表现，并据此进行薪酬调整、职务晋升等决策。同时，加强监管力度和法制化建设也是确保卫生服务管理规范化、科学化的关键所在。

绩效考核体系应包括工作量、服务质量、患者满意度、科研成果、教学成果、管理成果、领导力、创新能力等多个方面指标，强调绩效考核体系的全面性、层次性、可衡量性与可比较性。通过绩效考核，可以激励医务人员持续提升绩效、实现个人价值、贡献组织发展、服务社会大众，强调考核结果应用的激励性、导向性、公平性与可持续性。

监管机制与手段应包括内部审计、外部评审、同行评议、社会监督、患者监督、媒体监督、信息公开、投诉举报、法律责任追究等，通过规范化培训强化医务人员的法规意识、道德意识、责任意识与自我约束能力，强调监管机制的公开性、公正性、透明性与法制化。

八、卫生服务管理中的伦理与法律问题

在卫生服务管理过程中，我们不可避免地会面临一些伦理和法律问题。例如，患者隐私保护、医疗纠纷处理、医疗事故责任认定等。这些问题需要我们依据相关法律法规和伦理规范进行妥善处理，以维护患者和医务人员合法权益，保障医疗安全和医疗质量。

因此，在卫生服务管理中，我们需要加强法律意识和伦理观念的培养，建立完善的法律风险防范机制，提高医务人员的法律素养和伦理意识。同时，我们还需要加强与患者及其家属的沟通与交流，建立良好的医患关系，减少医疗纠纷的发生。

九、卫生服务管理的相关理论在住院医师培训中的应用

卫生服务管理的相关理论在住院医师培训中发挥着至关重要的作用。这些理论不仅为住院医师培训提供了系统的管理框架，还为培训过程的优化和改进提供了有力的支持。

（一）系统化管理理论在住院医师培训中的应用

系统化管理理论强调整体性和协调性，认为一个有效的系统需要各个组成部分的紧密配合和协同工作。在住院医师培训中，这一理论的应用主要体现在以下几个方面：

1. 培训计划的系统性制定

培训计划需要全面考虑培训目标、内容、方式、时间等，确保各个环节的紧密相扣和逻辑性。通过系统性的培训计划，可以有效地提升住院医师的临床技能和医疗知识。

2. 培训实施的系统性安排

在培训过程中，需要注重培训实施的系统性安排，包括培训师资的选择、场地的布置、材料的准备等。这些细节的系统性安排，可以确保培训的顺利进行，提升培训

效果。

3. 培训评估与反馈的系统性建立

培训结束后，需要对培训效果进行系统性评估和反馈。通过评估，了解住院医师的掌握程度和存在的问题，及时进行反馈和调整，确保培训质量的持续改进。

（二）人力资源管理理论在住院医师培训中的应用

人力资源管理理论关注如何最有效地利用和开发人力资源。在住院医师培训中，这一理论的应用主要体现在以下几个方面：

1. 住院医师的选拔

通过科学的选拔机制，挑选出具有潜力和能力的住院医师参加培训。这可以确保培训资源的有效利用，同时提升培训效果。

2. 个性化的培训计划

根据住院医师的个人特点和职业发展需求，制定个性化的培训计划。这可以帮助住院医师更好地发挥自己的优势，提升临床技能和医疗知识。

3. 合理的激励机制

通过设定合理的激励机制，激发住院医师的学习积极性和工作热情。这可以提升培训效果，同时促进住院医师的职业发展。

（三）全面质量管理理论在住院医师培训中的应用

全面质量管理理论强调通过不断改进过程、产品和服务来满足和超越客户的期望。在住院医师培训中，这一理论的应用主要体现在以下几个方面：

1. 明确培训目标和标准

设定明确的培训目标和标准，为培训工作提供明确的方向和衡量标准。这可以确保培训工作的针对性和实效性。

2. 持续监测和评估

通过持续监测和评估培训过程，及时发现存在的问题和不足。这可以为改进培训工作提供有力的依据和支持。

3. 不断改进和提升

根据监测和评估结果，及时改进培训计划、方式和方法，以提升培训效果和质量。这可以确保培训工作的持续优化和进步。

（四）成人学习理论在住院医师培训中的应用

住院医师作为成人学习者，有独特的学习方式和需求。成人学习理论注重学习者的自主性、经验的重要性和学习的实用性。在住院医师培训中，该理论的应用主要体现在：

1. 尊重住院医师的个体差异和学习需求

每个住院医师都有不同的学习背景、经验和需求。在培训过程中，需要尊重这些差异和需求，提供个性化的学习支持和服务。

2. 提供灵活多样的培训方式和内容

为了满足住院医师的多样化需求，需要提供灵活多样的培训方式和内容。例如，可以采用线上学习、小组讨论、实践操作等多种方式进行培训，同时结合临床案例和实践经验进行讲解和分析。

3. 强调学习的实践性和互动性

在住院医师培训中，需要注重实践操作和互动交流的环节设计，让住院医师在实践中学习和成长，同时通过互动交流分享经验和心得。

（五）情境领导理论在住院医师培训中的应用

情境领导理论强调根据被领导者的个体差异和成熟度来采用不同的领导风格和管理方式。在住院医师培训中，培训师资或管理者需要根据住院医师的个体差异和成熟度来灵活调整自己的领导风格和管理方式。例如，对于初学者或经验不足的住院医师，可以采用更多的指导和支持；而对于经验丰富、能力较强的住院医师，则可以给予更多的自主权和决策权。这种情境化的领导方式可以更好地满足住院医师的学习需求和发展需求，促进他们的自主发展和成长。

（六）知识管理理论在住院医师培训中的应用

知识管理理论关注知识的获取、整理、共享和创新。在住院医师培训中，这一理论的应用主要体现在以下几个方面：

1）通过建立知识共享平台如线上论坛或资料库等，促进住院医师之间的经验交流和知识传承。这可以加速知识的传播和应用，提升整个医疗团队的知识水平和工作效率。

2）除了显性知识外，还需要关注隐性知识的挖掘和传承。隐性知识是指那些难以言传的技能和经验，需要通过实践交流和师徒传承等方式进行传递和学习。

3）培训过程中，需要鼓励住院医师进行创新和知识创造。通过提供创新实践机会和激励机制等措施来激发他们的创新意识和创造力，为医疗事业发展注入新活力和动力。

综上所述，住院医师培训卫生服务管理的相关理论为住院医师培训提供了科学的指导和支持，有助于提高住院医师的专业技能和综合素质，为医院培养更多优秀的医疗人才。在实际应用中需要结合医院的具体情况和培训需求进行灵活运用和调整以达到最佳效果。

（吴杨）

第五节　住院医师规范化培训与卫生服务管理的融合

住院医师规范化培训与卫生服务管理的融合，是医疗领域发展的一大趋势，对于提升医疗服务质量和效率具有深远影响。这种融合不仅有助于住院医师的专业成长，更能推动整个卫生服务体系的优化升级。

一、住院医师作为卫生服务提供者的角色定位

住院医师在卫生服务体系中扮演着举足轻重的角色，其职能远非简单执行医嘱或提供诊疗服务所能涵盖。他们的角色定位是多维、复合的，不仅涉及临床医疗，还涵盖教学科研、公共卫生、社区服务、健康管理、政策咨询及社会服务等众多领域。这一角色定位的多样性和跨界性，使得住院医师成为卫生服务体系中不可或缺的中坚力量。

在临床诊疗服务方面，住院医师是医疗团队的重要成员，他们直接参与患者的诊断、治疗和康复过程。通过与患者面对面的交流，住院医师不仅提供医疗建议和治疗方案，还承担着解答患者疑虑、缓解患者焦虑的重要职责。

在教学科研方面，住院医师扮演着传承医学知识和推动医学进步的角色。他们需积极参与临床教学，传授医学知识和技能给医学人才，并参与科研项目，推动医学创新与发展。通过实践和科研，住院医师不断提升专业能力和学术水平，为医学进步贡献力量。

在公共卫生和社区服务方面，住院医师承担着预防疾病、促进健康的重要使命。他们通过参与公共卫生项目、开展健康教育活动、提供健康咨询等方式，帮助社区居民提高健康意识，预防和控制疾病的发生和传播。

在健康管理和政策咨询方面，住院医师需要运用自己的专业知识和实践经验，为政府制定和实施卫生政策提供科学依据和建议。他们通过参与政策调研、制定卫生规划、评估卫生服务效果等方式，为提升卫生服务质量和效率、优化卫生资源配置、促进卫生事业发展等方面提供有力支持。

在公益慈善和社会服务方面，住院医师更是以身作则，积极履行社会责任。他们通过参与医疗援助、义诊活动、健康扶贫等方式，为弱势群体提供医疗帮助和关爱。同时，住院医师还需要关注社会热点问题，为构建和谐的医患关系和良好的医疗环境贡献力量。

住院医师规范化培训对于住院医师的角色认知、职业发展、社会影响力、领导力、创新能力等方面具有深远的影响。通过规范化培训，住院医师能够系统地掌握医学知识和技能，形成科学的临床思维和实践能力。同时，还能够培养住院医师的职业素养和人格魅力，提升他们的领导艺术和创新能力。这些综合素质的提升，使得住院医师能够更好地履行卫生服务提供者的职责和使命，为人民群众提供更加优质、高效的医疗服务。

总之，住院医师作为卫生服务提供者的角色定位是多维的、复合的，他们不仅是临床诊疗服务的重要提供者，还是教学科研、公共卫生、社区服务、健康管理、政策咨询、公益慈善和社会服务等领域的积极参与者。通过规范化培训和实践锻炼，住院医师不断提升自己的综合素质和专业能力，为卫生服务体系的完善和发展贡献力量。

二、住院医师规范化培训对卫生服务管理的影响

住院医师规范化培训是卫生服务管理的重要组成部分，在我国医疗体系中扮演着重要角色，它关乎医疗服务的直接质量，对卫生服务管理的多个层面产生深远影响。

首先，从医疗服务质量和效率的角度来看，住院医师规范化培训能够显著提升病历

质量、诊疗规范以及患者满意度。通过系统的培训，住院医师能够掌握更加标准化、科学化的诊疗流程，减少不必要的医疗纠纷。统计数据显示，经过规范化培训的住院医师在处理复杂病例时的决策速度和准确性均有所提高，这无疑提高了整体医疗服务的效率和质量。

其次，住院医师规范化培训对优化卫生人力结构与分布具有显著作用。随着我国医疗体系的不断完善，医生数量虽然在稳步增长，但更重要的是医生素质和分布的均衡性。规范化培训确保了新入职的医生具备基本的临床技能和职业素养，从而提高了整个医生队伍的整体素质。此外，培训还促进了医生在不同地区、不同医疗机构之间的合理流动，有效缓解了部分地区医疗资源紧张的问题。

最后，住院医师规范化培训对卫生政策制定与实施的影响也不容忽视。政策制定者需要了解当前医疗服务的实际需求以及医生队伍的现状，才能制定出更加符合实际、具有可操作性的政策。规范化培训为政策制定提供了有力的数据支持和经验借鉴，使得政策更加贴近实际，提高了政策的执行效果。

三、卫生服务管理对住院医师规范化培训的需求与导向

随着社会的发展和技术的进步，卫生服务管理对住院医师规范化培训的需求和导向也在不断变化。

一方面，社会需求与技术进步对住院医师规范化培训的内容更新提出了更高的要求。随着疾病谱的不断变化和技术革新的推进，培训内容需要及时调整以适应新的医疗环境。例如，随着人口老龄化趋势的加剧，老年医学和康复医学的培训内容逐渐受到重视；同时，随着远程医疗技术的发展，医生也需要掌握相关的信息技术知识。

另一方面，卫生服务模式创新对培训模式改革产生了积极影响。分级诊疗、家庭医生制度、远程医疗以及健康管理等新型服务模式的出现，要求医生具备更加全面和多元化的技能。培训模式也需相应地调整和创新，以更好地满足这些新型服务模式的需求。

此外，卫生政策的调整也对住院医师规范化培训的政策导向产生了深远影响。随着医改政策的深入推进和教育、人事、财政等相关政策的调整，培训政策也需要及时跟进以确保与整体卫生政策保持一致性和协调性。

四、住院医师规范化培训与卫生服务管理的协同融合

住院医师培训是卫生服务管理的重要组成部分，其目标在于通过系统的、规范化的培训，培养出具备专业技能、临床思维、人文素养和职业精神的合格医生，为医疗机构提供高质量的人力资源，进而提升整体卫生服务质量和效率。卫生服务管理与住院医师培训管理的深度融合，体现在以下几个方面：

（一）基于卫生服务管理卫生系统管理理论的住院医师培训体系构建

1. 全局视野下的培训规划

遵循卫生系统管理理论，将住院医师培训纳入卫生服务的整体规划之中，考虑其与医疗机构、医疗资源、患者需求、卫生政策等的相互关系，确保培训目标与卫生系统发展目标的一致性。

2. 协同效应的培训网络

构建涵盖医学院校、教学医院、基层医疗机构等多元主体的住院医师培训网络，实现资源互补、信息共享、能力共建，增强培训体系的整体协调性和可持续性。

（二）应用卫生服务管理卫生经济学理论优化住院医师培训资源配置

1. 成本效益分析

对住院医师培训项目进行成本效益分析，包括培训成本、人力成本、时间成本、机会成本等，以及培训效果、人才产出、社会效益等，为培训项目的决策提供经济依据。

2. 资源配置优化

根据卫生经济学原理，对住院医师培训的教育资源、临床资源、师资力量等进行合理配置，确保资源的高效利用和最佳效益。

（三）结合卫生服务管理实践创新住院医师培训模式

1. 服务流程优化

借鉴卫生服务管理中服务流程优化的理念与方法，对住院医师培训的课程设置、教学方法、实践环节等进行流程再造，提高培训效率，增强培训效果。

2. 服务质量提升

卫生服务管理服务质量管理理论与方法应用于住院医师培训，如建立教学质量监控体系、实施学员满意度调查、推行持续质量改进等，提升培训服务质量。

（四）强化住院医师培训中的卫生服务法规与伦理教育

1）将卫生服务法规教育纳入住院医师培训课程，增强住院医师对医疗法律法规、行业规范、职业道德的认识与遵守，培养其依法行医、规范执业的习惯。

2）通过案例教学、情景模拟、角色扮演等方式，深化住院医师对医学伦理、患者权益、医患沟通等的理解与应用，培养其尊重生命、关爱患者、公平公正的职业素养。

（五）借鉴卫生服务管理经验完善住院医师培训评价体系

1）借鉴卫生服务管理中的绩效考核理念与方法，建立住院医师培训的绩效考核体系，包括理论考核、技能评估、临床实践评价、患者满意度调查等多元指标，强调考核的科学性、全面性、可衡量性与可操作性。

2）运用卫生服务管理中的持续改进理论，建立住院医师培训的反馈与改进机制，通过对考核结果的分析、讨论、反馈、整改等，促进培训质量的持续提升。

（六）构建住院医师培训与卫生服务管理的互动机制

1. 双向互动

住院医师培训不仅是卫生服务管理的一部分，也是卫生服务管理改革的动力源泉。通过住院医师培训，可以培养出适应卫生服务管理改革需要的新型医生，同时，卫生服务管理改革也为住院医师培训提供了新的机遇和挑战。

2. 政策联动

住院医师培训政策与卫生服务管理政策应相互配合、相互促进。例如，通过调整住院医师培训政策，可以引导医疗资源向基层、边远、贫困地区流动，促进卫生服务的公平性和可及性；反之，通过优化卫生服务管理政策，可以为住院医师提供更多实践机会、更好的成长环境和更广阔的发展空间。

总之，卫生服务管理理论与住院医师培训管理的深度融合，有助于构建更加科学、规范、高效的住院医师培训体系，培养出符合卫生服务发展需求的高素质医生，推动卫生服务质量和效率的提升，实现卫生服务的可持续发展。

（吴杨）

第六节　住院医师规范化培训管理实践

住院医师规范化培训是卫生服务管理的重要组成部分，旨在通过系统、规范的培训，为医疗卫生体系输送具备专业技能、临床思维、人文素养和职业精神的合格医生。本节将围绕我国住院医师规范化培训管理实践展开深入探讨，涵盖培训基地建设与管理、师资队伍与导师制度、课程设置与教学方法、质量监控与评估四大核心环节，以揭示我国住院医师规范化培训在实践中如何落实政策要求、创新管理方式、提升培训质量，为我国住院医师规范化培训持续优化提供实践依据和改革思路。

一、培训基地建设与管理

住院医师规范化培训基地是住院医师规范化培训的物质基础和组织载体，其建设与管理的科学性、规范性直接关系到培训质量的高低。

（一）培训基地资质认定与动态监管机制

我国住院医师规范化培训基地的资质认定与动态监管机制主要包括基地申报、评审、复审、撤销等环节，旨在确保基地具备开展规范化培训的必备条件和能力。

1. 基地申报

医疗机构申报成为住院医师规范化培训基地，需按照《住院医师规范化培训基地认定办法》等规定，提交基地申报材料，包括基地基本情况、师资队伍、教学条件、培训计划等，经所在地省级卫生健康行政部门初审后上报国家卫生健康委。

2. 基地评审

国家卫生健康委组织专家对申报基地进行现场评审，主要考察基地基础设施、教学资源、师资力量、培训管理、质量监控等是否符合国家规定标准。评审结果分为合格、不合格和限期整改三种，不合格或限期整改的基地不得开展规范化培训。

3. 基地复审

已认定的住院医师规范化培训基地每3年进行一次复审，复审内容与初次评审基本相同，以评估基地是否持续保持培训能力，是否存在违规行为。复审结果分为合格、不合格和限期整改3种，不合格或限期整改的基地将被暂停或撤销培训资格。

4. 基地撤销

对于严重违反国家规定、培训质量低下、发生重大医疗事故或存在其他严重影响培训质量行为的培训基地，国家卫生健康委有权撤销其培训资格，并向社会公布。

（二）培训基地设施设备与教学资源配备情况

我国住院医师规范化培训基地的设施设备与教学资源配备，是保障培训质量、满足培训需求的关键因素。

1）应具备充足的教室、示教室、会议室、自习室等教学场所，设施设备齐全，环境整洁舒适，能满足理论教学、实践教学等多种教学需求。

2）应配备与培训专业相适应的解剖、生理、病理等实验室，满足住院医师进行基础医学实验、临床技能训练、科研实践等需求。

3）应设有专门的图书馆或图书室，藏书丰富，提供电子资源、在线数据库、远程访问等服务，能满足查阅资料、学习新知识、撰写论文等需求。

4）网络平台需功能完备，支持在线学习、自主学习、远程教学和实时互动、资源共享等，提升培训效率和效果。

（三）基地质量评估与持续改进机制

我国住院医师规范化培训基地的质量评估与持续改进机制是保障培训质量的重要手段。以下将探讨我国住院医师规范化培训基地在基地自查、专家督导、第三方评价等方面的实践。

1. 基地自查

住院医师规范化培训基地应定期开展自查，对照国家规定标准和培训要求，检查基地设施设备、师资队伍、教学资源、培训管理、质量监控等方面的情况，查找问题，提出整改措施，形成自查报告。

2. 专家督导

国家卫生健康委和省级卫生健康行政部门定期组织专家对住院医师规范化培训基地进行现场督导，通过听课、查房、访谈、查阅资料等方式，全面评估基地的培训质量，提出改进建议，形成督导报告。

3. 第三方评价

国家卫生健康委委托第三方机构对住院医师规范化培训基地进行独立评价，评价内容包括基地设施设备、师资队伍、教学资源、培训管理、质量监控等方面，评价结果作为基地复审、撤销的重要依据，同时向社会公开。

二、师资队伍与导师制度

师资队伍是住院医师规范化培训的核心资源，导师制度是住院医师规范化培训的重要组织形式。下面将详细介绍我国住院医师规范化培训师资队伍的结构与能力要求、导师的遴选、培训与考核机制、导师的职责与激励机制。

（一）师资队伍的结构与能力要求

我国住院医师规范化培训师资队伍应具备合理的年龄、学历、职称、专业、教学经验等结构，满足培训需求，保障培训质量。师资队伍应具备以下能力要求：

1. 学历方面

住院医师规范化培训师资队伍应具备医学及相关专业本科及以上学历，其中高级职称师资应具备硕士研究生及以上学历。

2. 职称方面

住院医师规范化培训师资队伍应以中级及以上职称为主，其中高级职称师资比例应不低于 30%，中级职称师资比例应不低于 60%。

3. 专业方面

住院医师规范化培训师资队伍应覆盖培训专业所需的全部学科，其中临床医学师资比例应不低于 70%。

4. 教学经验

住院医师规范化培训师资队伍应具备一定的教学经验，其中高级职称师资应具备至少 5 年教学经验，中级职称师资应具备至少 3 年教学经验。

（二）导师的遴选、培训与考核机制

我国住院医师规范化培训导师的遴选、培训与考核机制是保障师资队伍质量、提升培训效果的重要手段。此处将详细介绍导师的遴选、培训与考核机制。

1. 导师的遴选

住院医师规范化培训导师应由基地根据师资队伍结构、能力要求和培训需求，按照公开、公平、公正的原则，从师资队伍中遴选产生。遴选过程应包括个人申请、部门推荐、专家评审、基地公示等环节。

2. 导师的培训

住院医师规范化培训导师应接受系统的培训，包括岗前培训、在职培训、专项培训等，培训内容包括医学教育理论、教学方法、技巧、教学评价、教学研究、教学管理等，培训方式包括集中授课、在线学习、实地考察、研讨交流等。

3. 导师的考核

住院医师规范化培训导师应接受定期考核，包括年度考核、任期考核、专项考核等，考核内容包括教学态度、教学能力、教学效果、教学研究、教学管理等，考核方式包括同行评价、学生评价、自我评价、专家评价等。

（三）导师的职责与激励机制

我国住院医师规范化培训导师职责是指导住院医师进行规范化培训，保障培训质量。导师的激励机制是调动导师积极性、提高工作满意度、保障权益的重要手段。

1. 导师的职责

住院医师规范化培训导师应负责制定培训计划，明确培训目标、内容、方法、进度和考核，并指导住院医师进行规范化培训。此外，导师还需组织住院医师进行临床实践，开展教学活动，并监控培训质量，提出改进建议，确保培训质量。

2. 导师的激励机制

住院医师规范化培训导师应享受与职称、职务和工作量相匹配的工资待遇，包括基本工资、绩效工资和福利待遇。享有良好的职业发展机会和荣誉奖励。此外，导师还应享有较高的社会地位，包括社会认同、尊重、信任和支持等。

三、课程设置与教学方法

课程设置与教学方法遵循国家《住院医师规范化培训内容与标准》，结合现代医学教育理念与方法，构建系统、科学、实用的课程体系，采用多元、互动、实战的教学模式，全面提升住院医师的医学知识、临床技能、科研能力、人文和职业素养。

（一）课程体系构建

住院医师规范化培训课程体系涵盖医学基础、临床医学、公共卫生、医学伦理、医学人文、全科医学、专业技能、科研能力等多个模块，旨在构建住院医师全面、系统、科学的知识结构和技能体系。

（二）教学方法创新

我国住院医师规范化培训在教学方法上积极探索多元化、互动化、实战化的教学模式，以提升教学效果，激发住院医师的学习积极性和主动性。

1. 混合式教学

结合面授教学、在线学习、自学自测、小组讨论等多种教学形式，实现线上线下的有机融合，满足住院医师个性化、灵活化学习需求。

2. 基于问题的学习（PBL 教学）

鼓励住院医师通过查阅文献、小组讨论、教师引导等方式，主动探究问题、解决问题，培养其临床思维和自主学习能力。

3. 以案例为基础的学习方法（CBL 教学）

通过真实或模拟的临床病例，引导住院医师进行病情分析、诊断推理、治疗决策等实践训练，提升其临床实践能力。

4. 小组合作式学习（TBL 教学）

以小组形式完成学习任务，通过团队协作、竞争比拼、互评互学等方式，增强团队协作能力和竞争意识，提高学习效率。

5. 模拟教学

利用高仿真模拟人、模拟病房、模拟手术室等设施，进行临床操作、急救处置、团队协作等实战演练，为住院医师提供安全、无风险的学习环境。

6. 微课、慕课等在线资源

利用互联网平台提供的微课、慕课、专题讲座等优质在线教育资源，住院医师可随时随地自主学习，拓宽知识视野，补充专业知识。

四、质量监控与评估

质量监控与评估是住院医师规范化培训管理的重要环节，旨在通过科学、公正、有效的评价体系，确保培训质量，促进培训持续改进。

（一）构建质量监控体系

构建质量监控体系是住院医师规范化培训质量保障的基础。该体系应涵盖培训的全过程，包括培训前的课程设计、培训中的教学实施以及培训后的效果评估。

1. 过程监控

实时监控住院医师规范化培训全过程，包括培训执行、教学活动、临床轮转、技能训练、学员出勤与纪律、反馈与投诉等，及时发现并解决问题。

2. 教学评估

定期对教学活动进行评估,包括教师授课质量、课程内容适宜性、教学方法有效性、教学资源利用情况等,为教学改进提供依据。

3. 学员评估

对住院医师的学习态度、学习进度、知识掌握、技能操作、临床思维、职业道德、沟通能力等进行定期评估,了解学员学习状况,提供个性化指导。

4. 基地评估

定期对培训基地的设施设备、教学条件、师资力量、管理水平、培训效果等进行评估,确保培训基地持续符合国家规范化培训要求。

(二)质量评估方法

质量评估方法的选择对于住院医师规范化培训的质量监控至关重要。常用的评估方法包括定性评估、定量评估、同行评估、自我评估等。

1. 定性评估

通过观察、访谈、问卷调查、案例分析等方式,收集主观性评价信息,了解培训过程中的优点与不足,为质量改进提供直观、深入的视角。

2. 定量评估

通过考试、测验、技能考核、科研成果、论文发表、满意度调查等量化指标,对培训效果进行客观、准确的评价,为质量改进提供数据支持。

3. 同行评估

邀请业内专家、教师、住院医师等进行评估,提供专业、公正的评价意见,增强评估的权威性与公信力。

4. 自我评估

鼓励住院医师进行自我反思与评价,提升自我学习与改进能力,培养自主学习与终身学习的习惯。

(三)质量改进机制

对评估结果的应用是住院医师规范化培训质量监控的关键环节。通过对评估结果的分析,可以发现培训过程中存在的问题和不足,形成质量改进机制。

1. 反馈机制

及时向住院医师、教师、培训基地反馈评估结果,明确优点与不足,提出改进建议,形成持续改进的动力。

2. 激励机制

将评估结果与住院医师的考核、晋升、奖学金、就业推荐等挂钩,激励住院医师积极参与培训,提高学习积极性与主动性。

3. 培训改进

根据评估结果,对培训计划、教学内容、教学方法、教学资源等进行适时调整,确保培训紧跟医学发展步伐,满足社会需求。

4. 制度保障

建立健全质量监控与评估的相关制度与规程,明确责任主体、工作流程、评价标准、奖惩措施等，为质量监控与评估提供制度保障。

总之，质量监控与评估是住院医师规范化培训管理的重要环节。通过构建科学、公正、有效的评价体系，可以确保培训质量，促进培训持续改进。

（吴杨）

第七节　信息化技术在住院医师规范化培训与卫生服务管理中的应用

信息化技术作为当今社会发展的强大驱动力，已在住院医师规范化培训与卫生服务管理领域展现出无可替代的价值。其不仅改变了传统培训与管理方式，还极大地提升了培训效果、管理效率与服务质量。本节将详细探讨电子化培训平台的功能与优势、数据驱动的决策支持系统价值以及智能化管理工具与方法在住院医师规范化培训与卫生服务管理中的应用。

一、通过电子化培训平台，提升住院医师学习体验与成效

电子化培训平台集成了多种信息化技术，为住院医师提供了一个全方位、个性化、交互式的在线学习环境，显著提升了培训的效率与效果。

（一）功能与优势

在线学习平台助力住院医师自主学习，提供多媒体教学资源，支持虚拟现实/增强现实（VR/AR）模拟实训，人工智能评估学习进度，内置社交互动功能，整合医学知识库，数字化教学管理，用户行为数据分析和个性化推荐功能。移动端接入方便住院医师利用碎片化时间学习。

（二）应用价值、用户体验、技术支撑与数据驱动

信息化技术显著提升了住院医师的学习兴趣、效果、自主性与创新性。多媒体资源与虚拟实训环境增加了学习吸引力，智能评估与个性化推荐提高了学习效率与深度理解。社交互动增强了学习的趣味性与合作性，移动学习则充分利用碎片化时间。用户体验是电子化培训平台成功的关键，包括界面友好、操作简便、反应迅速、兼容性好、稳定可靠等。云计算、大数据、人工智能等技术为平台提供了强大的数据处理、存储、分析能力，确保平台高效运行与功能实现。数据驱动则是平台持续优化与创新的源泉，通过深度挖掘用户行为数据，精准把握用户需求，持续优化学习资源、教学策略与服务模式。

二、通过数据驱动的决策支持系统，提升培训与管理科学性与精准性

数据驱动的决策支持系统（DSS）是利用信息化技术对大量数据进行采集、清洗、分析、挖掘、可视化、建模，为决策者提供依据，助力科学、精准、及时、预见性的决策。

（一）价值与流程

信息化技术在住院医师规范化培训和卫生服务管理中至关重要。它涵盖数据采集、清洗、分析、挖掘及可视化等环节，确保数据质量和信息准确性。基于这些精准数据，构建数学模型、仿真系统或专家知识库，模拟现实情境，预测未来趋势，为决策者提供科学、可行性建议。这些建议经决策者采纳并执行后，进一度评估决策效果、收集反馈，不断优化决策支持系统，以持续提升培训和管理效率与质量。这一流程不仅提高了培训效果，优化了卫生服务管理，还推动了医疗服务模式创新，为患者提供了更高水平的医疗服务。

（二）数据质量、安全、伦理与文化

数据驱动的决策支持系统价值的发挥离不开高质量、安全、合规的数据。数据质量是系统分析结果准确性的基础，需确保数据的完整性、一致性、准确性、及时性。数据安全则涉及数据的保密性、完整性、可用性，需要采取加密、备份、访问控制等措施防止数据泄露、篡改、丢失。数据伦理关注数据使用的合法、公正、透明、尊重隐私等问题，需遵守相关法律法规与伦理准则。数据文化倡导数据驱动的决策思维方式，鼓励数据共享、数据驱动的创新、数据素养的提升。

三、智能化管理工具与方法，创新培训与管理模式

智能化管理工具与方法是信息化技术在住院医师规范化培训与卫生服务管理中创新应用的具体体现，如人工智能、云计算、大数据、AR/VR、智能穿戴等。

（一）应用方式与影响

人工智能助力智能诊断、病例推理、知识图谱构建等，不仅提升了诊疗效率与准确性，还促进了住院医师的专业成长；云计算提供了弹性计算与存储服务，支持在线学习、远程诊疗等，降低了信息化成本；大数据分析为洞察疾病规律、优化诊疗方案提供了有力支持；AR/VR 技术为手术模拟、患者教育提供了沉浸式体验；智能穿戴设备则通过监测患者数据，推动了医疗服务的预防与个性化转变。

（二）创新性、颠覆性、普惠性与生态性

智能化管理工具与方法的引入，实现了培训与管理模式的创新、颠覆与普惠。创新性体现在打破传统医疗模式的束缚，开创全新的服务形态与业务流程。颠覆性体现在对传统医疗价值链的重塑，如去中心化的医疗服务、精准化的健康管理、智能化的诊疗决策等。普惠性体现在扩大医疗服务覆盖范围，降低医疗服务门槛，提升医疗服务公平性。生态性体现在构建开放、共享、协作的医疗生态系统，连接患者、医生、医院、药企、保险公司、政府部门等多方参与者，形成价值共创、利益共享的医疗产业链。

总之，信息化技术在住院医师规范化培训与卫生服务管理中的应用，不仅革新了培训方式、提升了培训效果，还优化了管理流程、提高了管理效率，为构建现代化、智能化、人性化的医疗服务体系提供了强有力的技术支撑。

（吴杨）

第八节 国内外住院医师规范化培训管理案例分析

本节将通过对国内外典型住院医师规范化培训成功案例的详尽介绍与深度分析，揭示其在培训模式、管理方法、培训效果等方面的特色与成效，为我国住院医师规范化培训的持续改进与创新发展提供宝贵的借鉴经验。通过对异同点的比较，将进一步提炼出可推广的实践策略，并探讨这些案例对提升医疗服务质量和效率的具体贡献。

一、国外住院医师规范化培训管理案例

（一）美国住院医师规范化培训管理案例：梅奥诊所

1. 培训模式

梅奥诊所作为全球顶级医疗机构之一，其住院医师规范化培训以严谨的临床教育、科研训练和职业发展支持著称。培训模式以"导师制"为核心，每位住院医师由一位资深医师担任导师，负责其全程指导与职业规划。此外，梅奥诊所强调跨学科团队协作，住院医师在多学科病例讨论中获得综合诊疗视角，提升临床决策能力。

2. 管理方法

梅奥诊所提供完善的管理体系，包括严格的准入筛选、清晰的培训大纲、定期的技能评估、全面的职业道德教育以及个性化的反馈机制。培训过程采用电子化管理系统进行跟踪记录，确保培训内容的标准化与连续性。梅奥诊所还注重工作生活平衡，为住院医师提供心理咨询服务和支持。

3. 培训效果

梅奥诊所住院医师规范化培训成果显著，毕业生在专业技能、科研能力、人际沟通等方面表现出色，且长期跟踪数据显示，梅奥诊所毕业生在后续职业生涯中表现出较高的专业成就与患者满意度。梅奥模式的成功在于其严谨的学术氛围、深厚的临床资源、完善的管理体系以及对住院医师全方位的支持。

（二）英国住院医师规范化培训管理案例——牛津大学医学院

1. 培训模式

牛津大学医学院住院医师培训遵循英国的"分阶段"培训体系，分为基础培训、专科培训等阶段，确保住院医师逐步积累专业知识与临床技能。牛津大学医学院强调以问题为导向的学习（PBL），住院医师在实际病例情境中主动探究、解决问题，培养独立思考与批判性思维能力。

2. 管理方法

牛津大学医学院采用严格的监督评估体系，包括定期的临床技能考核、病例报告评估、360度反馈等，确保住院医师达到各阶段培训标准。学院设有专门的教育培训部门，负责培训项目策划、实施与质量监控，并与全国性的医学教育标准保持紧密对接。

此外，牛津医学院重视住院医师的科研能力培养，鼓励参与临床研究项目。

3. 培训效果

牛津大学医学院住院医师规范化培训体系产出的医生在临床能力、科研素养、国际视野等方面表现优秀，其毕业生在世界各地医疗机构任职，成为医学界的领军人才。牛津模式的成功在于其严谨的阶段式培训体系、问题导向的学习方式、严格的监督评估机制以及对科研能力的高度重视。

（三）加拿大住院医师规范化培训管理案例——多伦多大学医学院

1. 培训模式

多伦多大学医学院的住院医师规范化培训注重理论与实践的紧密结合。强调以患者为中心，注重培养住院医师的临床决策能力、团队协作能力和沟通技巧。同时还注重住院医师的科研能力和创新能力培养，鼓励住院医师参与科研项目，提升学术素养。

2. 管理方法

多伦多大学医学院建立了一套完整的住院医师规范化培训管理体系，包括选拔、培训、评估和反馈机制。学院还重视住院医师的职业发展规划，提供全方位指导和支持。同时，学院还引入信息技术手段如电子病历和在线学习平台，提升培训效率和质量。

3. 培训效果

多伦多大学医学院的住院医师规范化培训取得了显著成效。其毕业生在临床技能、科研能力、团队协作等方面表现出色，受到了业界的广泛赞誉。多伦多模式的成功在于其坚持以患者为中心的培训理念、注重理论与实践的结合、强调科研能力和创新能力的培养以及完善的管理体系和信息技术手段的应用。

二、国内住院医师规范化培训管理案例

（一）中国住院医师规范化培训管理案例——北京协和医院

1. 培训模式

北京协和医院作为中国住院医师规范化培训的标杆，其培训模式融合了国内外先进理念，强调临床实践与理论学习并重，实行"双导师制"，既有一线临床带教导师，又有学术研究导师。协和医院注重住院医师的人文关怀教育，培养其医德医风与沟通技巧。

2. 管理方法

协和医院建立了完善的住院医师规范化培训管理制度，包括严格入训选拔、明确培训大纲、定期能力评估、系统继续教育及全面质量控制。医院运用信息化手段进行精细化管理，如电子病历系统、在线学习平台等，实现培训数据的实时监测与反馈。

3. 培训效果

北京协和医院住院医师规范化培训效果显著，毕业生在临床技能、科研能力、人文素养等方面均表现出较高水准，受到业界广泛认可。协和模式的成功在于其严谨的培训体系、双导师制度、人文关怀教育以及信息化管理手段的有效应用。

（二）中国住院医师规范化培训管理案例——复旦大学附属中山医院

1. 培训模式

复旦大学附属中山医院作为中国顶尖的医疗机构之一，其住院医师规范化培训模式具有鲜明的中国特色。该医院以"院校合作、临床为主"的方式，强调理论与实践相结合。同时，中山医院也积极探索"互联网＋医学教育"的新模式，以提高培训效率和质量。此外，医院还关注住院医师的职业生涯规划，为其提供个性化的职业发展指导。

2. 管理方法

复旦大学附属中山医院通过建立健全的管理制度和机制，确保住院医师规范化培训的顺利实施。医院制定了详细的培训大纲和培训计划，建立了完善的考核机制，定期对住院医师的学习成果进行评估和反馈。此外，医院还注重师资队伍建设，选拔了一批临床经验丰富、教学水平高的专家担任培训师。

3. 培训效果

复旦大学附属中山医院住院医师规范化培训成果显著。经过系统培训，住院医师在临床技能、医学知识和职业素养上得到了全面提升。医院还推行科研创新活动，鼓励住院医师参与临床研究和学术交流，提升其科研和学术水平。这些措施为医院培养了大批高素质、高水平的医学人才，为提升医疗服务质量和效率做出了重要贡献。

三、国内外案例对比与借鉴建议

在全球医疗体系中，住院医师规范化培训是提高医疗服务质量和效率的重要环节。对于国内外在住院医师规范化培训方面的案例进行对比，不仅可以揭示两者之间的异同点，还能为我国的医疗体系提供宝贵的借鉴建议。

（一）异同点对比

1. 相同点

理论与实践并重。无论是美国梅奥诊所、英国牛津大学医学院、加拿大多伦多大学医学院，还是中国的北京协和医院和复旦大学附属中山医院，都强调理论学习与临床实践紧密结合，确保住院医师在掌握扎实医学理论知识的同时，具备丰富的实践经验与娴熟的临床技能。

严格的质量控制。各国医疗机构均建立了严格的培训管理制度，包括选拔机制、培训大纲、能力评估、继续教育和质量控制等环节，以确保住院医师规范化培训的质量和标准。

导师制度与个性化指导。大多数案例中，住院医师在培训过程中均有资深医师担任导师，提供全程指导与职业规划。此外，还通过360度反馈、个性化反馈机制等方式，为住院医师提供针对性强、个性化的成长建议。

科研能力培养。各国医疗机构普遍重视住院医师的科研能力培养，鼓励参与科研项目，提升学术素养，为住院医师未来在医学研究领域的发展打下坚实基础。

信息技术应用。各国医疗机构积极运用信息技术手段，如电子病历系统、在线学习平台等，提升住院医师规范化培训的效率与质量，实现培训数据的实时监测与反馈。

2. 不同点

培训模式不同，梅奥诊所以"导师制"为核心，强调跨学科团队协作；牛津大学医学院遵循英国的"分阶段"培训体系，以问题为导向的学习（PBL）；多伦多大学医学院以患者为中心，强调临床决策、团队协作能力和沟通技巧培养；北京协和医院实行"双导师制"，注重人文关怀教育；复旦大学附属中山医院采用"院校合作、临床为主"模式，积极探索"互联网＋医学教育"。

人文教育与职业发展方面，北京协和医院和复旦大学附属中山医院特别关注住院医师的人文关怀教育和职业生涯规划，强调医德医风与沟通技巧的培养，提供个性化职业发展指导。

本土化与国际化区别，复旦大学附属中山医院的住院医师规范化培训模式具有鲜明的中国特色，同时又借鉴了国际先进理念，体现了本土化与国际化的结合；而梅奥诊所、牛津大学医学院、多伦多大学医学院则更多地展示了各自国家或地区的医学教育特色。

（二）借鉴建议

1）结合我国实际情况，借鉴各国成功的住院医师规范化培训模式，如梅奥诊所的导师制、牛津大学医学院的分阶段培训、多伦多大学医学院的以患者为中心、北京协和医院的双导师制和人文关怀教育、复旦大学附属中山医院的院校合作与临床为主的模式，以及其"互联网＋医学教育"的创新尝试，形成适合我国国情的多元融合培训模式。

2）借鉴各国重视住院医师科研能力培养的经验，将科研训练纳入培训体系，提供丰富的科研项目参与机会，鼓励住院医师发表论文、参加学术会议，提升其科研素养与创新能力。

3）建立健全住院医师规范化培训的质量监控体系，包括严格的选拔机制、明确的培训大纲、定期的能力评估、系统的继续教育以及全面的质量控制，确保培训质量的稳定与提升。

4）积极引进和应用信息技术手段，如电子病历系统、在线学习平台等，提升培训管理效率，实现培训数据的实时监测与反馈，为住院医师提供更便捷、高效的培训体验。

5）借鉴北京协和医院和复旦大学附属中山医院的做法，强化住院医师的人文关怀教育，培养其医德医风与沟通技巧，同时提供个性化的职业发展指导，帮助其明确职业规划，提升职业满意度。

四、国内外住院医师规范化培训管理对提升医疗服务质量和效率的贡献

住院医师规范化培训是培养高素质医学人才、提升医疗服务质量和效率的重要途径。国内外成功案例的经验表明，通过科学的培训模式、严格的管理方法以及对培训效果的持续关注，能够有效提升住院医师的专业技能、科研能力、团队协作能力、沟通技巧和人文素养，从而对医疗服务质量和效率产生积极影响。

首先，通过严谨的临床教育、科研训练和职业发展支持，住院医师能够系统掌握医

学知识，熟练掌握临床技能，具备独立思考与批判性思维能力，从而在实际工作中提供高质量、高效率的医疗服务。如梅奥诊所和牛津大学医学院的住院医师在专业技能、科研素养、国际视野等方面表现出色，其毕业生在世界各地医疗机构任职，成为医学界的领军人才。

其次，强调以患者为中心的培训理念，注重培养住院医师的临床决策能力、团队协作能力和沟通技巧，能够提升医疗服务的个性化与人性化程度，提高患者满意度。如多伦多大学医学院的住院医师在临床技能、科研能力、团队协作等方面表现出色，受到了业界广泛赞誉。

再次，通过严格的选拔、系统的培训、定期的能力评估、个性化反馈机制，以及完善的管理体系和信息技术手段应用，确保培训的质量和标准，为医疗服务提供源源不断的高素质人才。如北京协和医院和复旦大学附属中山医院的住院医师规范化培训体系产出的医生在临床能力、科研素养、人文素养等方面均表现出较高水准，受到业界广泛认可。

最后，通过加强人文关怀教育与职业规划，培养住院医师的医德医风与沟通技巧，提供个性化的职业发展指导，能够提升住院医师的职业满意度，激发其工作热情，进一步提升医疗服务质量和效率。

（吴杨）

第十章　社区卫生服务管理

一、社区

社区是以家庭为基础的历史共同体，是血缘共同体和地缘共同体的结合。我国社会学家费孝通给社区下的定义为：社区是若干社会群体聚集在某一地域里所形成的一个生活上相互关联的大集体。社区是一个"微观社会"，但它又具有自己的目的和规律。具体工作中，可按实际需要来确定社区的定义。

在社区卫生服务和全科医学中，社区的概念应包括以下的几个方面：①一个特定的人群和背景；②服务的范围；③一组可利用的有效资源；④解决问题的理想场所；⑤一系列与人群健康有关的影响因素。

二、社区医学服务

社区医学是一门研究如何维护和促进人群健康的医学学科。社区医学通常借助社会医学、预防医学的观念和理论，利用流行病学与卫生统计学的基本方法，通过开展社会调查、社区调查和人群筛查等活动收集信息和资料。并对此进行统计、分析和评价，然后作出社区诊断，找出影响社区人群健康的主要问题和影响因素，分析问题产生与发展的来龙去脉，辨明社区居民对卫生服务的需求和需要，列出可用于解决问题的资源和解决问题的优先顺序。最后，制订和实施一系列的社区卫生服务计划，动用社区内外的医疗和非医疗资源，维护和促进社区人群的健康，并对社区卫生项目的过程、效果、效率、效益和效用进行评估，以便使有限的资源产生出最佳效益，以上这一系列服务称为社区医学服务。

（一）社区医学的发展

20世纪20—30年代，在英国等西方国家，公共卫生服务逐渐走向以社区为实施单位，开始强调不同社区的自主性与需求，并认识到社区资源在公共卫生服务中的重要作用，有人曾将这部分工作称为社区卫生。

40—50年代，流行病学、社会医学和预防医学逐渐兴起，社区卫生又与这些学科相结合，形成了一门以社区人群的健康为研究和服务对象的医学学科，英国于20世纪60年代率先将其称为社区医学。

60—70年代，社区医学已成为西方国家大部分医学院校正式设立的一门课程，并建立了专门的研究和教学机构，社区医学教育一度成为医学教育改革的一个热点，与此同时，又有人将社区医学与基层医疗相结合，建立了一种以社区为定向的基层医疗（COPC）服务模式，在北美引起人们的极大关注。

另外，家庭医疗（全科医疗）同时将基层医疗与家庭、社区等要素相结合，形成了一门整合生物医学、行为科学和社会科学等领域的最新研究成果和通科医疗成功经验的综合性医学学科——家庭医学（全科医学）。

可见，社区医学、COPC与家庭医学几乎在同一时代交叉重叠着产生，而最终，家庭医学以其理论的系统性、实用性、综合性和先进性得到了人们更广泛的推崇。

（二）社区医学的服务类型

有二种类型：一种是从个人及其家庭的服务中延伸出来的，也即全科医生在为个人及其家庭提供医疗保健服务时，感觉到个人及其家庭明显受社区中某些因素的影响，或个人和家庭的某种问题在社区中有"流行"的倾向，因而，从为个人及其家庭提供的服务扩大到社区服务，这种服务被称为顺延性的社区医学服务。

另一种服务是出于维护社区人群健康的需要，首先通过调查、分析，确定影响人群健康的主要问题及其相关因素，然后，有计划地开展社区卫生项目，以便达到维护和促进社区人群健康的目的。这种服务被称为规划性的社区医学服务。最初，社区医学服务主要由公共卫生人员来提供，医生仅在社区中为个别来就诊的患者提供基层医疗服务（或一级医疗服务）。如果将医疗服务与社区医学服务结合在一起，便成为以社区为定向的基层医疗。

（三）社区医学服务的特征

1）以人群为对象。

2）以维护和促进人群的健康为目的。

3）运用流行病学、卫生统计学、公共卫生学和预防医学的理论和方法。

4）以预防为主。

5）以公共卫生人员为核心。

社区医学服务类似于国外的社区卫生服务，但不同于中国的社区卫生服务。国外的社区卫生服务是由以公共卫生人员为核心的卫生服务团队提供的基本卫生服务，而中国的社区卫生服务是由以全科医生为核心的卫生服务团队提供的服务，相当于全科医疗服务，包括以个人的健康为中心的服务、以家庭为单位的服务、以社区为范围的服务和社会服务等内容。

（四）社区卫生服务的意义

1. 维护个人及其家庭的健康

只有通过提供以社区为范围的服务，才能全面了解人类健康问题的性质、形态和公众的就医行为。医生在诊所或医院中所接触到的疾患或患者仅仅是社区中所有健康问题或患者中的一小部分。

一项调查表明，1年中100个人所得的疾患平均为250种次，其中只有不到100种次（40%）能在诊所或医院中见到，60%的疾患种次没有进入医疗保健系统，这些疾患种次只有在进行社区调查或社区筛检时才能接触到。

另一项调查表明，1个月中1 000名成人有750人有健康问题，但只有250人主动就医，另外大部分患者没有主动就医。因此，如果仅从在诊所或医院中所接触到的患者去研究人类健康问题的性质、形态和公众的就医行为，那是无法获得关于人类健康问题的完整印象的。

实际上，医生所接触到的患者仅仅是社区中所有患者的一小部分（约30%），大部分患者通过各种形式的自我保健获得痊愈。因此，在维护个人及其家庭的健康方面，个人及其家庭的主观能动性起决定性的作用，医生所起的作用是非常有限的，现代医学已明显忽视了这一点。

2. 观察健康问题

社区是个人及其家庭健康和疾患的重要背景，只有在社区的背景上观察健康问题，才能完整、系统地理解个人及其家庭的健康和疾患，忽视社区这一背景因素的作用，难免会使医生在诊疗方面走进死胡同。例如，在某一社区中，全科医生在几天内连续接待了10多个四肢关节红肿热痛、畸形的患者，最初均按"类风湿性关节炎"进行治疗，但疗效不佳。

类似的患者还在不断增多，并发现这些患者均来自同一个村庄。当全科医生来到这个村庄调查时发现，全村40%以上的劳动力人口均有轻重不等的类似症状，而且已明显影响农业生产。流行病学调查发现，有关节症状的人均接触过同一座山上的柴火，而这座山上的松树因松毛虫的大量繁殖已全部枯死。

老百姓认为这座山是"神山"，上山砍柴的人冒犯了神灵，因而得了"怪病"。全科医生经查阅有关的文献资料后，确认这些患者得了"松毛虫病"，同时组织有关力量在当地开展了松毛虫病的社区防治工作。

3. 预防比个人疾病的诊疗更有价值

以社区为服务范围要求全科医生同时关心求医者、未求医者和健康的人，只有这样，才能更有效地维护社区全体居民的健康。求医者不一定有十分严重的健康问题，而未求医者的问题不一定就不严重，在未求医者之中常常隐藏着更多的危险性或难以解决的问题（如贫困、愚昧无知、迷信、不良的健康信念和疾病因果观、对医务人员的不信任等），因此，未求医者的问题往往更严重地影响着社区居民的健康状况。

另一方面，只治病而不防病就像只救火而不防火一样，不仅不符合卫生经济学的观念，而且医疗保健服务也难以取得理想的成效。对于维护社区健康来说，社区预防比个人疾病的诊疗更有价值。

4. 合理利用有限的卫生资源

只有通过提供以社区为范围的服务，才能合理利用有限的卫生资源，并在动员社区内外医疗和非医疗资源的基础上，最大限度地满足社区居民追求健康生活的要求。

社区是解决人群健康问题的理想场所和有效资源，维护社区居民的健康不仅仅是医务人员的责任，也不仅仅是个人及其家庭的责任，而是整个社区乃至整个社会的责任。

社区的积极参与可以弥补卫生资源的不足，可以使维护社区健康的活动在有关政策、制度或其他行政干预的推动下成为全社区参与的群众性运动，最终产生单纯依靠医疗保健机构的努力而无法取得的效果。对社区资源的利用程度是社区保健成败的关键。

5. 有效地控制各种疾病在社区中的流行

只有提供以社区为范围的服务，才能有效地控制各种疾病在社区中的流行。全科医生通过接触个别病例，及时地预测或掌握有关疾病在社区中的流行趋势和规律，同时可迅速采取有效的预防和控制措施，以便及时阻止有关疾病在社区中的流行。

从个人及其家庭预测社区，又从社区预防的角度去维护个人及其家庭的健康，这是以社区为范围的服务的重要特征。

6. 提高基层医生的服务能力和服务效益

提供社区规划性的医疗保健服务是提高基层医生的服务能力和服务效益的理想途径，也是实施全民健康保险的基础。

社区卫生服务站是按照国家医改规划而设立的非营利性基层医疗卫生服务机构，实行以健康为中心、家庭为单位、社区为半径、需求为导向的服务宗旨。

建立集预防保健、全科医疗、妇幼保健、康复治疗、健康教育、计划免疫、计划生育指导为主的"六位一体"的连续性、综合性、低成本、高效率、方便群众的卫生服务体系。

（五）社区卫生服务的特点

社区卫生服务是社区建设的重要组成部分，是在政府领导、社区参与、上级卫生机构指导下，以基层卫生机构为主体，全科医生为骨干，合理使用社区资源和适宜技术，以人的健康为中心、家庭为单位、社区为范围、需求为导向，以妇女、儿童、老年人、慢性患者、残疾人、贫困居民等为服务重点，以解决社区主要卫生问题、满足基本卫生服务需求为目的，融预防、医疗、保健、康复、健康教育、计划生育技术服务功能等为一体的，有效、经济、方便、综合、连续的基层卫生服务。

1. 以生物—心理—社会医学模式为指导

随着疾病谱和医学模式的转变，卫生服务发生了六个转移，社区卫生服务是落实卫生服务六个转移的基础。

1）从以疾病为主导转移到以健康为主导。

2）从以单个患者为中心转移到以人群为中心。

3）从以医疗为重点转移到以预防保健为重点。

4）从以医院为基础转移到以社区为基础。

5）从以疾病防治为目标转移到以身心健康及与环境和谐为目标。

6）从主要依靠医学和卫生部门转移到依靠众多学科和全社会参与。

2. 基层医疗、预防、保健服务

社区卫生服务是一种以社区卫生服务机构为主体的基层医疗、预防、保健服务，即社区人群为其健康问题寻求卫生服务时最先接触、最经常利用的医疗、预防、保健服务。

3. 以预防为导向的服务

社区卫生服务技术人员对个人、家庭和社区健康的整体负责与全程控制，根据服务对象生命周期和疾病发生、发展的不同阶段可能存在的危险因素和出现的健康问题，提供一、二、三级预防。

4. 综合性服务

社区卫生服务向社区全体人群提供"全方位"综合性服务。体现在：① 服务对象不分年龄、性别和疾患类型；② 服务内容包括医疗、预防、保健、康复和健康促进；③ 服务层面涉及生理、心理和社会文化各个方面；④ 服务范围涵盖个人、家庭与社区；⑤ 服务项目包括医疗、预防保健、咨询等许多方面；⑥ 综合利用各类适宜的技术和手段。

5. 持续性服务

社区卫生服务是从生前到死后的全过程服务，体现在：① 人生的各个阶段；② 健康—疾病—康复的各个阶段；③ 任何时间任何地点。

6. 协调性服务

社区卫生技术人员的职责是向患者提供广泛而综合的基层卫生保健服务，需要与其他医疗和非医疗部门共同配合方可完成。因此，社区卫生技术人员必须成为社区内外、各个部门、专科和全科的协调人。

7. 可及性服务

社区卫生服务的可及性体现在技术适宜、地理接近、服务方便、关系亲密、结果有效、价格便宜（合理）等特点，是绝大部分社区居民能充分得到利用的服务。

8. 以家庭为单位的服务

家庭是社区卫生服务的服务对象，又是开展卫生服务工作的重要场所和可利用的有效资源医学教育网整理。社区卫生服务工作者对不良行为的干预以及对患者的治疗，均需要家庭的参与。

9. 以社区为基础的服务

社区卫生服务必须立足于社区、以社区为基础。社区卫生技术人员在服务中，既要利用社区背景了解个体的相关问题，又要从个体反映出来的群体问题有足够的敏感性，并设法提出合理的社区干预计划。

10. 团队合作的工作方式

社区卫生服务将社区预防、医疗、保健、康复、健康教育和健康促进、计划生育技术服务等融为一体，因此必须由多学科、多专业卫生技术人员合理配置，组成团队，协调合作，共同完成任务。

（六）社区卫生服务的发展目标

发展社区卫生服务，要以习近平新时代中国特色社会主义思想为指导，贯彻落实党的二十大精神，坚持新时期卫生工作方针，深化卫生改革，满足人民卫生服务需求，与经济社会发展相同步，构筑面向 21 世纪的、适应我国国情和社会主义市场经济体制的现代化城市卫生服务体系。

（七）社区卫生服务的发展原则

1）坚持为人民服务的宗旨。依据社区人群的需求，正确处理社会效益和经济效益的关系，把社会效益放在首位。

2）坚持政府领导，部门协同，社会参与，多方筹资，公有制为主导。

3）坚持预防为主，综合服务，健康促进。

4）坚持以区域卫生规划为指导。引进竞争机制，合理配置和充分利用现有卫生资源；努力提高卫生服务的可及性，做到低成本 、广覆盖、高效益，方便群众。

5）坚持社区卫生服务与社区发展相结合。保证社区卫生服务可持续发展。

6）坚持实事求是。积极稳妥，循序渐进，因地制宜，分类指导，以点带面，逐步完善。

（八）社区卫生服务设置原则

1）大力推进城市社区建设，改善社区居民的卫生条件，提高人民群众的生活水平和生活质量，促进城市经济和社会协调发展，构筑以社区卫生服务为基础的城市卫生服务体系新格局，必须把城市卫生工作的重点放到社区，积极发展社区卫生服务，不断丰富城市社区建设内涵。

2）社区卫生服务是社区建设的重要组成部分。社区卫生服务机构的建设须纳入社区发展规划和区域卫生规划，要与城镇医药卫生体制改革、城镇职工基本医疗保险制度改革紧密结合，并充分利用中医和西医卫生资源。

3）社区卫生服务机构属非营利性医疗机构，是为社区居民提供预防、保健、健康教育、计划生育和医疗、康复等服务的综合性基层卫生服务机构。

4）设置社区卫生服务机构由地市级政府卫生行政部门审批。

5）社区卫生服务机构以社区卫生服务中心为主体。社区卫生服务中心一般以街道办事处所辖范围设置，服务人口3万~5万人。对社区卫生服务中心难以方便覆盖的区域，以社区卫生服务站作为补充。社区卫生服务机构设置应充分利用社区资源，避免重复建设，择优鼓励现有基层医疗机构经过结构和功能双重改造成为社区卫生服务机构。

6）社区卫生服务机构业务用房、床位、基本设备、常用药品和急救药品应根据社区卫生服务的功能、居民需求配置；卫生人力应按适宜比例配置。

7）社区卫生服务机构的建设要坚持社区参与的原则。

8）社区卫生服务机构的设立、运行应引入竞争机制。

9）社区卫生服务中心的命名原则是：区名＋所在街道名＋识别名（可选）＋社区卫生服务中心；社区卫生服务站的命名原则是：所在街道名＋所在居民小区名＋社区卫生服务站。

（九）社区卫生服务中心设置指导标准

1．基本功能

1）开展社区卫生状况调查，进行社区诊断，向社区管理部门提出改进社区公共卫生的建议及规划，对社区爱国卫生工作予以技术指导。

2）有针对性地开展慢性非传染性疾病、地方病与寄生虫病的健康指导、行为干预和筛查，以及高危人群监测和规范管理工作。

3）负责辖区内免疫接种和传染病预防与控制工作。

4）运用适宜的中西医药及技术，开展一般常见病、多发病的诊疗。

5）提供急救服务。

6）提供家庭出诊、家庭护理、家庭病床等家庭卫生保健服务。

7）提供会诊、转诊服务。

8）提供临终关怀服务。

9）提供精神卫生服务和心理卫生咨询服务。

10）提供妇女、儿童、老年人、慢性患者、残疾人等重点人群的保健服务。

11）提供康复服务。

12）开展健康教育与健康促进工作。

13）开展计划生育咨询、宣传并提供适宜技术服务。

14）提供个人与家庭连续性的健康管理服务。

15）负责辖区内社区卫生服务信息资料的收集、整理、统计、分析与上报。

16）在社区建设中，协助社区管理部门不断拓展社区服务，繁荣社区文化，美化社区环境，共同营造健康向上、文明和谐的社区氛围。

17）根据社区卫生服务功能和社区居民需求，提供其他适宜的基层卫生服务。

2. 基本设施

1）业务用房使用面积不应少于 400 m²，布局合理，符合国家卫生学标准及体现无障碍设计要求。

2）根据社区卫生服务功能、居民需求、社区资源等可设置适宜种类与数量的床位。

3）具备开展社区预防、保健、健康教育、计划生育和医疗、康复等工作的基本设备以及必要的通信、信息、交通设备，具体内容由省级卫生行政部门规定。

4）常用药品和急救药品的配备按省级卫生行政部门及药品监督管理部门的有关规定执行。

3. 科室设置

设有开展全科诊疗、护理、康复、健康教育、免疫接种、妇幼保健和信息资料管理等工作的专门场所。

4. 人员配备

1）从事社区卫生服务的专业技术人员须具备法定执业资格。

2）根据功能、任务及服务人口需求，配备适宜类别、层次和数量的卫生技术人员。辖区人口每万人至少配备 2 名全科医生。在全科医生资格认可制度尚未普遍实施的情况下，暂由经过全科医生岗位培训合格、具有中级以上专业技术职称的临床执业医生承担。医护人员在上岗前须接受全科医学及社区护理等知识培训。

3）待国家有关部门颁布社区卫生服务机构人员编制标准后，按有关规定执行。

5. 管理制度

建立健全各项规章制度，其中包括：

1）各类人员职业道德规范与行为准则。

2）各类人员岗位责任制。

3）各类人员培训、管理、考核与奖惩制度。

4）社区预防、保健、健康教育、计划生育和医疗、康复等各项技术服务工作规范。

5）家庭卫生保健服务技术操作常规。

6）服务差错及事故防范制度。

7）会诊及双向转诊制度。

8）医疗废弃物管理制度。

9）财务、药品、设备管理制度。

10）档案、信息资料管理制度。

11）社区卫生服务质量管理与考核评价制度。

12）社会民主监督制度。

13）其他有关制度。

6. 服务站设置指导标准

1）基本功能。

（1）开展社区卫生状况调查，协助社区管理部门实施健康促进。

（2）开展免疫接种、传染病的预防与控制工作。

（3）开展一般常见病、多发病的诊疗以及诊断明确的慢性病的规范化管理工作。

（4）提供院外急救服务。

（5）提供家庭出诊、家庭护理、家庭病床等家庭卫生保健服务。

（6）提供双向转诊服务。

（7）提供妇女、儿童、老年人、慢性患者、残疾人等重点人群的保健服务。

（8）提供康复服务。

（9）开展健康教育与心理卫生咨询工作。

（10）提供计划生育咨询、宣传服务。

（11）提供个人与家庭的连续性健康管理服务。

（12）在社区建设中，协助社区管理部门不断拓展社区服务，繁荣社区文化，美化社区环境，共同营造健康向上、文明和谐的社区氛围。

（13）根据社区卫生服务功能和社区居民需求，提供其他适宜的基层卫生服务。

2）基本设施：业务用房使用面积不应少于 $60~m^2$，至少设诊断室、治疗室与预防保健室，有健康教育宣传栏等设施，符合国家卫生学标准及体现无障碍设计要求。

7. 人员配备

1）从事社区卫生服务的专业技术人员须具备法定执业资格。

2）根据功能、任务及服务人口需求，配备适宜类别、层次和数量的卫生技术人员。辖区人口每万人至少配备 2 名全科医生。在全科医生资格认可制度尚未普遍实施的情况下，暂由经过全科医学培训、具有中级专业技术职称的临床执业医生承担。医护人员在上岗前须接受全科医学及社区护理等知识培训。

3）待国家有关部门颁布社区卫生服务机构人员编制标准后，按有关规定执行。

（十）社区卫生服务站管理制度

1. 社区卫生服务站工作制度

1）社区卫生服务站在站长领导下完成社区站日常工作。

2）运用适宜的中西药及技术承担社区居民常见病、多发病、慢性病的防治工作。

3）落实政府对社区居民的各项承诺，承担重症患者院外急诊急救与转诊任务，对疑难病症患者及时会诊、转诊，建立医疗差错、事故登记制度。

4）对老年人、行动不便的慢性患者提供出诊及家庭病床等上门服务。针对老年人、家庭病床的患者开展社区护理工作。

5）定期开展健康教育及健康促进活动，举办讲座，发放健康教育处方。

6）开展计划生育技术指导及妇幼保健工作。

7）为辖区内居民建立健康档案，并对健康档案实行规范化、标准化的计算机管理，对慢性非传染性疾病实行分类管理。

8）开展残疾患者康复训练及指导。

9）每年在辖区内进行社区普查，修订社区诊断，根据社区主要健康问题制定干预计划并组织实施。

2. 管理制度

1）认真贯彻党和国家卫生工作方针政策，严格执行法律法规。

2）定期召开办公会，研究布置工作，积极开展业务，完成上级交办任务，与社区卫生服务中心、村委会加强联系，定期汇报工作。

3）组织职工参加政治、业务和社会活动，安排一定时间学习政治和业务，并有记录。

4）建立岗位责任制，健全各项技术操作规程。

5）严格执行财务制度，建立健全登记、统计制度，做到资料完整准确，上报及时，物资定期清点，账目要妥善保管。

6）建立门诊、出诊、转诊及医疗差错报告制度。

7）遇有严重中毒、法定传染病、收治涉及法律问题的患者，发生医疗纠纷、差错事故等按法律及有关规定处理，并及时向上级有关部门报告。

8）自觉接受群众的监督，征求社区群众意见和建议，不断改进工作。

9）自觉接受卫生行政部门的监督管理，按规定缴纳一定的管理费。

10）及时参加社区卫生服务中心组织的会议。

3. 门诊工作制度

1）坚持文明行医、礼貌待人，诊治认真，检查细心，实行 24 小时应诊制。

2）掌握医疗原则，严格执行医疗常规，做到因病施治，科学、合理用药，不增加患者不合理的经济负担。

3）急、重、危患者优先接诊，经初步抢救诊疗后及时护送转诊，各类急救药品、器材应准备完善，放置固定位置，保持应急状态。

4）医疗文件规范，做到看病有登记，取药有处方，收费有凭据，转诊有记录，项目填写齐全，字迹清楚，收费合理，计价正确。

5）严格查对制度和无菌操作规范，严防各类差错事故的发生。

（孙健）

第十一章　医院管理

医院管理是管理科学的一门分支学科，旨在研究医院管理现象及其规律性，既与医学科学相联系，又与其他自然科学和社会科学相联系，是一门应用科学，又是一门交叉科学。本章阐述了医院与医院管理相关的基础知识与基本理论，医院与医院管理的发展史、医院管理学的研究方法，以及我国医院管理的发展趋势。

第一节　概　述

一、医院的概念

医院是以诊疗疾病、照护患者为主要目的的医疗机构。具体来说，医院是运用医学科学理论和技术，备有一定数量的病床设施、医务人员和必要的医疗设备，通过医务人员的集体协作，对患者、特定人群或健康人群提供医疗、预防、保健和康复等服务，以保障人民群众健康的场所。

医院应具备以下基本条件：

1）应有正式病房和一定数量的病床设施，有能力对住院患者提供安全、有效、连续、合理的诊疗、护理服务和基本生活服务。

2）应有与医院功能任务相一致的临床科室、医技科室和行政后勤部门等。

3）应有基本的医疗设备和设施，医院建筑符合卫生学要求。

4）应能提供住院和门诊、急诊等多种形式的服务。

5）应有相应的、系统的人员编配，主要包括卫生技术、行政和后勤人员等，各类人员分工协作，以实现整体医疗功能。

6）应有相应的工作规章制度，如医院章程、组织人事等行政管理制度、医疗护理管理制度等。

二、医院的主要特点

（一）医院的目的是诊疗疾病，促进健康

医院是诊疗疾病、护理患者的主要场所，其根本目的和存在的价值是治病救人，促进人类健康。

（二）各医院必须拥有一定的医疗和康复设施

医院必须拥有正式的病房和一定数量的病床设施，拥有基本的医疗设备，有条件对住院患者提供合格与合理的诊疗、护理和基本服务。

（三）医院提供的医疗服务以医学科学技术为手段

医院在运行过程中，必须遵循现代医学科学理论，能运用现代医疗技术进行诊断、治疗，医生的诊疗行为必须符合医学规律和卫生学要求，满足患者和服务人群的医疗保健需要。

（四）医院是一个特殊的服务机构

医院首先是一个服务机构，主要任务是提供诊疗疾病、护理患者、保健、康复等卫生服务。

（五）医院是一个协作组织

医院是一个分工协作系统，一般设有门诊、住院、急诊等诊疗部门，并设有药剂、检验、放射、手术、消毒及供应等医技部门，同时还设有行政、财务、后勤服务等管理和辅助部门。各部门均应合理配置相应的、系统的专业人员，包括卫生技术人员、管理和后勤服务人员等。各部门、各类人员通过分工协作构成整体医疗卫生组织。

（六）医院必须具备相应的制度与行为规范

为了保证医院分工和各类人员能有效协作，实现整体功能，医院必须建立起相应的工作制度和各种行为规范，包括组织制度、人事制度、质量监控制度，以及各种检查、诊疗规范等。

三、医院的产生与发展

医学经历了传统医学、实验医学和现代系统医学发展时期，欧洲传统医学与实验生物学的结合诞生了西医学，中国传统医学和西医学的融合正在形成系统医学的模式。医院的形成和发展过程，大致可分为4个阶段：古代医院萌芽阶段、医院初期形成阶段、近代医院发展阶段和现代医院发展阶段。

（一）古代医院萌芽阶段

医学是人类在长期与疾病做斗争的实践中产生和发展而成的。在它的漫长发展过程中，大致也经历了原始医学、古代经验医学、近代实验医学和现代医学的过程。

我国周代就开始建立专门的卫生机构，公元前7世纪，齐国设立了残废院，收治了残疾人并提供了食宿，这是我国古代医院的雏形。秦汉以后，我国已开始有了收治麻风病患者的"医院"。唐宋时期有了为病残人设立的"病房""养病房""安济房"等。元代有了军医院"安乐堂"。除了民间或军队中设立了一些"医院"外，我国历代王朝都有自己的医事组织，如太医署等。

在国外，一些国家比其他国家较早地从原始社会过渡到奴隶制社会，如埃及人在尼罗河中游、古巴比伦人在底格里斯河和幼发拉底斯河流域的美索不达米亚平原、印度人在印度河及恒河流域各自创建了自己的文明。奴隶制社会生产力的发展使劳动进一步的分工，出现了职业医生和医院。在奴隶制度下，医学只是奴隶主的一种工具，公元前18世纪，经由古巴比伦国王汉谟拉比制订的《汉谟拉比法典》规定："奴隶因医生手术而死亡或致残者，须赔偿奴隶主全部或一半的奴隶身价；如果残疾或死亡的是自由民，则将医生的两手砍断作为处罚。"这充分反映了当时的社会关系。由于古代生产力低下，缺乏科学知识，人们尚不能认识疾病的真正原因，人类社会出现原始宗教观念以后，则把疾病现象归之为鬼神作祟。这一时期的医学宗教色彩甚浓，宗教与非宗教的经验医学混杂。

古巴比伦和埃及有两种医生，一种为僧侣，治病方法是咒文、祈祷；另一种是有实际经验的医生，由平民担任。

据可靠资料记载，大约在公元前 600 年，印度有了医院的雏形，他们尊重公共卫生原则，能做断肢、眼科及剖宫产等手术。

在 7 世纪时，伊斯兰文明的一个突出贡献就是对医院发展的推动。罗马的军队医院和较少的宗教医院，无论从数量、组织和完善程度上都无法和伊斯兰的医院相媲美。在穆罕默德时期，一个真正的医院系统出现了：不同的病区诊治不同的疾病，如发热、眼病、腹泻、外伤和妇产科病；即将康复的患者和重患者分开护理；病例的临床报告被用于临床教学。

在中世纪，在巴格达、大马士革和开罗等地都有著名的大医院。大马士革的医院和医学院有藏书丰富的图书馆。

在欧洲，542 年和 641 年分别在法国里昂和巴黎建立医院。

在中世纪早期，医院的组织与工作都具有宗教性质，它的护理重于医疗，主要目的在于洗净患者的灵魂。此时的医院因其目的不同，名称各异。例如，照料患者的称医院，接收患者的称为收容院，收容穷人的称为济贫院，收容妇女及女孩的称为妇婴院。在整个中世纪，除在 9 世纪出现产科医院外，医院几乎不分专科。12 世纪后，收容患者的机构进一步独立，正式医院开始兴起。欧洲的第一个正式医院罗马的圣灵医院建于 1204 年。14 世纪后，欧洲麻风患者减少，许多麻风院逐渐改作普通医院，医生也逐渐由非神职人员担任，医院规模由中世纪初期一般只容十几名患者的小医院，发展到 一些城市有最多达 220 张病床的医院。

由于欧洲文艺复兴，促使近代科学的形成与发展。相应的，医学科学由经验医学转变为实验医学，医学从宗教与神学中分离出来，出现了医学大发展时期：中欧和德国的医学繁荣，人体解剖作为 一种科学问世，随后，生理学、病理学、细菌学等相继建立，英国皇家内科医生学院、皇家科学院也相继诞生。医学的发展促进了医院的发展和医院管理的进步。由此步入由古代医院向近代医院的转型时期，新的医院大量建立。

综合我国和国外萌芽阶段的医院，基本上可分为以下几种组织类型：社会救助医疗组织、宫廷医疗组织、寺院医疗组织、军队医疗组织、传染病收容机构、安息所等。

这个阶段的医院有以下特征：①医院不是社会医疗的主要形式，不仅数量少、组织简单，而且多数是临时收容和隔离的机构。②个体独立行医是主要的医疗形式，医院仅是医疗服务的补充，数量少，规模小，常不固定，条件差。③医院一般有隔离和慈善的性质，如传染病、麻风的隔离需要，军队受伤者的收治，以及社会残疾人员、贫困人员的慈善救治等。④没有定型的管理制度，机构的临时性和随意性较大。

（二）医院的初期形成阶段

18 世纪末叶至 19 世纪中叶，医院的发展是资本主义工业革命的一个写照。1789 年，法国资产阶级革命的胜利，使社会生产力从封建制度的束缚下获得了解放。随着世界贸易的迅速发展，又带来了产业革命，即由手工业生产过渡到大机器工业的生产，极大地促进了社会经济和科学技术的发展，加之城市人口的急剧增长和传染病的不断涌现，为近代医院的形成和发展提供了客观条件。在当时，法国的医生卡巴尼斯（Cabanis）发表了对巴黎医院的若干意见，提出了改善医院的必要措施。1803 年，拿破仑颁布了医学教育和医院卫生事业管理的法律，医院事业由此得到了统一管理和改善，这标志着医院进入了初期形成时期。在我国，西方医学体系随着帝国主义的入侵而传入，从1828年至1949年中华人民共和国成立，分布在全国的大小教会医院有340余所。

这个阶段的医院主要有以下几个特征：①城乡医院发展的不平衡性。②医疗技术手段的多样化和不完善性。③医院业务系统的逐步条理化和组织的不完善性。

（三）近代医院发展阶段

这一阶段的社会经济文化的发展，是近代医院形成和发展的物质基础和前提条件。另一方面，医学科学技术的发展，为近代医院的形成和发展奠定了科学技术基础。在此期间，基础医学得到全面的发展，临床医学已发展到诊断、治疗等多学科专业化协作的阶段。医院的正式形成从19世纪中叶开始，经历了上百年的时间。它的产生和发展是社会经济发展的必然结果，也是医学科学技术迅速发展的产物。经济的发展推动了社会对医疗需求的快速增长，客观上对医院的建设与发展提出了更高要求，也为医院的发展提供了物质条件。医学科学进入近代医学发展阶段带来的先进医疗技术和所形成的医学科学体系为医院的形成和发展提供了技术条件。如1889年临床实验室开始在医院设立；1896年X射线用于疾病诊断；1901年血型被发现；1903年心电图被用于心血管疾病诊断；1929年脑电图开始被用于脑神经疾病诊断，外科麻醉技术得到不断改进，消毒方法更加完善。这些先进技术的运用使得医院在诊疗疾病时更加便捷、有效。之后，磺胺、青霉素等抗生素的发现及应用，为临床治疗疾病提供了更有效的手段。19世纪中叶，英国的南丁格尔创建了护理学，使医院的医疗服务与生活服务结合起来而发展成为护理体系。

我国的医院形成于鸦片战争后，是随着帝国主义对我国的文化侵略，由西方宗教的进入而建立的教会医院。我国第一个具有现代意义的医院是1835年由美国传教医生派克在广州建立的"眼科医局"。后来随着列强的入侵，各地设立的教会医院和诊所越来越多。1937年，在华的英、美基督教会医院就超过300所，床位约2.1万张，遍布20多个省、市。由中国自办的医院产生于1932年。当时国民政府内政会议决定筹设县立医院，1934年改称为县卫生院，随后在南京建立了中央医院，在兰州等地区也建立了大型西医医院。到1937年，民国的医院达到180多所，其中省立医院18所（包括传染病院3所）、市级医院17所（包括传染病院6所）、县级医院152所。1945年，国民政府卫生署发布了《公立医院设置规则》，随后医院和病床数量都迅速增长，医院的组织管理、医疗技术、医疗作风等方面也取得了显著进步。

近代医院是西方资本主义经济高度发展和科学文化高度发展，特别是近代医学科学发展的产物。从共性的角度分析，它具有以下特征：第一，近代医院已成为社会医疗的主要形式。第二，医院在管理上体现出制度化、规范化。医院内部形成了专业分工、集体协作的格局，并相应建立了管理制度和技术性规章制度，运作科学有序。第三，以实验为基础，以物理技术和生物医学作为诊疗的手段，以疾病为中心开展防治工作。

（四）现代医院发展阶段

从20世纪70年代以来，随着信息技术的发展和全球化时代的到来，社会生产力得到空前发展，科学技术作为第一生产力日益发挥着巨大作用，带来了医学科学和医疗诊断技术的日新月异。与此相应，社会对医疗及预防有了更高要求，从而使欧美发达国家的医院进入了快速发展的现代医院阶段。

现代医院的主要特点表现为：第一，医院功能多样化。现代医院不再是简单的治病机构，而是集医疗、预防、康复、教学、科研及指导基层保健为一体的多功能机构，并日益成为地区的医疗、保健、教育和研究中心。第二，医院设备和技术手段的自动化、信息化程度日益增强。第三，医院经营出现集团化、规模化。第四，大型医院内呈现出高度专业分工与多科协作化，新兴学科及边缘学科纷纷成立，医学模式逐步发生转变。第五，医疗服务水平大幅提高，医疗环境进一步优化。第六，管理科学在医院管理中得到有效运用，医院管理学应运而生，并有效推动了医院的快速发展。

中华人民共和国成立以来，我国加大了医疗卫生方面的投入与建设，医院取得了较大的发展。改革开放后，国家积极推动卫生体制改革，特别是新医改以后，政府在医院建设、管理创新、学科建设等方面都给予了极大支持，医院正朝着现代化方向快速发展，尤其我国中医医院建设以更快的速度发展。

中华人民共和国成立初期，党中央制定了团结中西医、加强中医人才培养、鼓励西医学习中医、中医进医院等系列政策，有力地促进了早期中医医院的发展。

党的十一届三中全会的召开，为中医药事业的发展指明了方向。党中央以"中共中央"〔1978〕56 号文件，批转了卫生部①党组《关于认真贯彻党的中医政策，解决中医队伍后继乏人问题的报告》，并制订了一系列扶持和发展中医药的政策，在人、财、物等方面给予中医医院有力的支持，极大地促进了中医医院的恢复和发展。1982 年，《中华人民共和国宪法》明确规定"国家发展现代医药和我国传统医药"，确立了中医药发展的法律地位。1985 年 6 月，中共中央书记处在《关于卫生工作的决定》中指出："根据宪法发展现代医药和我国传统医药"的规定，要把中医和西医摆在同等重要的地位。由此，"中西医并举"成为我国卫生工作方针和中医药的基本政策。

2021 年末，全国医疗卫生机构总数达 1 027 636 个，比上年增加 7 714 个。其中：医院 36 570 个，基层医疗卫生机构 977 790 个，专业公共卫生机构 13 276 个。在医疗机构的建设中，医院发展最快，从 2017—2021 年的 5 年间增加 5 514 家，复合增速达 4.17%。全国公立医院 11 804 个，民营医院 24 766 个。民营医院近年来发展迅速，民营医院占比从 2017 年的 60% 增加到 2021 年的 68%。三级医院 3 275 个（其中：三级甲等医院 1 651 个），二级医院 10 848 个，一级医院 12 649 个，未定级医院 9 798 个。从近 5 年数据来看，三级医院增速最快，年复合增长率达 8.8%，其次二级医院和一级医院，年复合增长率分别为 6.5% 和 6.0%。医院按机构类别分别为综合医院、中医医院、中西医结合医院、民族医院、专科医院和护理医院，2021 年末综合医院占比最大，为 55.3%，其次是专科医院和中医医院，占比分别为 26.5% 和 12.7%。

四、医院类型

（一）综合医院

旨在处理各种疾病和损伤的医院是综合性医院，它们通常包括急诊部、门诊部和住

---

① 卫生部现改为卫生健康委员会，简称卫健委。

院部。综合医院通常是一个地区的主要医疗机构，有大量的病床，可以同时为许多患者提供重症监护和长期照顾。

1. 一级综合医院

1）床位：住院床位总数 20～99 张。

2）科室设置

（1）临床科室：至少设有急诊室、内科、外科、妇科、预防保健科。

（2）医技科室：至少设有药房、化验室、X 线室、消毒供应室。

3）人员

（1）每床至少配备 0.7 名卫生技术人员。

（2）至少有 3 名医生、5 名护士和相应的药剂、检验、放射等卫生技术人员。

（3）至少有 1 名具有主治医师以上职称的医生。

4）房屋：每间建筑面积不少于 45 m²。

5）设备

（1）基本设备：心电图机、洗胃器、电动吸引器、呼吸球囊、妇科检查床、冲洗车、气管插管、万能手术床、必要的手术器械、显微镜、离心机、X 线机、电冰箱、药品柜、恒温培养箱、高压灭菌设备、紫外线灯、洗衣机、常水、热水、蒸馏水、净化过滤系统。

（2）病房每床单元设备：见表 11-1。

表 11-1　病房每床单元设备

设　备	数　量
床	1 张
床垫	1.2 条
被子	1.2 条
褥子	1.2 条
被套	2 条
床单	2 条
枕芯	2 个
枕套	4 个
床头柜	1 个
暖水瓶	1 个
面盆	2 个
痰盂或痰杯	1 个
患者服	2 套

（3）有与开展的诊疗科目相应的其他设备。

6）制订各项规章制度、人员岗位责任制，有国家制定或认可的医疗护理技术操作规程，并成册可用。

7）注册资金到位，数额由各省、自治区、直辖市卫生行政部门确定。

2．二级综合医院

1）床位：住院床位总数 100～499 张。

2）科室设置

（1）临床科室：至少设有急诊科、内科、外科、妇产科、儿科、眼科、耳鼻喉科、口腔科、皮肤科、麻醉科、传染科、预防保健科，其中眼科、耳鼻喉科、口腔科可合并建科，皮肤科可并入内科或外科，附近已有传染病医院的，根据当地《医疗机构设置规划》可不设传染科。

（2）医技科室：至少设有药剂科、检验科、放射科、手术室、病理科、血库（可与检验科合设）、理疗科、消毒供应室、病案室。

3）人员

（1）每床至少配备 0.88 名卫生技术人员。

（2）每床至少配备 0.4 名护士。

（3）至少有 3 名具有副主任医师以上职称的医生。

（4）各专业科室至少有 1 名具有主治医师以上职称的医生。

4）房屋

（1）每间建筑面积不少于 45 m^2。

（2）病房每床净使用面积不少于 5 m^2。

（3）日平均每门诊人次占门诊建筑面积不少于 3 m^2。

5）设备

（1）基本设备：给氧装置、呼吸机、电动吸引器、自动洗胃机、心电图机、心脏除颤器、心电监护仪多功能抢救床、万能手术床、无影灯、麻醉机、胃镜、妇科检查床、冲洗车、万能产床、产程监护仪、婴儿保温箱、裂隙灯、牙科治疗椅、涡轮机、牙钻机、银汞搅拌机、显微镜、电冰箱、恒温箱、分析天平、X 线机、离心机、钾钠氯分析仪、尿分析仪、B 超机、冷冻切片机、石蜡切片机、敷料柜、洗衣机、器械柜、紫外线灯、手套烘干上粉机、蒸馏器、高压灭菌设备、下收下送密闭车、常水、热水、净化过滤系统、冲洗工具、净物存放、消毒灭菌密闭柜、热源监测设备（恒温箱、净化台、干燥箱）。

（2）病房每床单元设备：除增加床头信号灯 1 台外，其他与一级综合医院相同。

（3）有与开展的诊疗科目相应的其他设备。

6）制度：制定各项规章制度、人员岗位责任制，有国家制定或认可的医疗护理技术操作规程，并成册可用。

7）注册资金：注册资金到位，数额由各省、自治区、直辖市卫生行政部门确定。

3．三级综合医院

1）床位：住院床位总数 500 张以上。

2）科室设置

（1）临床科室：至少设有急诊科、内科、外科、妇产科、儿科、中医科、耳鼻喉科、口腔科、眼科、皮肤科、麻醉科、康复科、预防保健科及神经内科。

（2）医技科室：至少设有药剂科、检验科、放射科、手术室、病理科、输血科、核医学科、理疗科（可与康复科合设）、消毒供应室、病案室、营养部和相应的临床功能检查室。

3）人员

（1）每床至少配备 1.03 名卫生技术人员。

（2）每床至少配备 0.4 名护士。

（3）各专业科室的主任应具有副主任医师以上职称。

（4）临床营养师不少于 2 人。

（5）工程技术人员（技师、助理工程师及以上人员）占卫生技术人员总数的比例不低于 1%。

4）房屋

（1）每间建筑面积不少于 60 m^2。

（2）病房每床净使用面积不少于 6 m^2。

（3）日平均每门诊人次占门诊建筑面积不少于 4 m^2。

5）设备

（1）基本设备：给氧装置呼吸机、电动吸引器、自动洗胃机、心电图机、心脏除颤器、心电监护仪、多功能抢救床、万能手术床、无影灯、麻醉机、麻醉监护仪、高频电刀、移动式 X 线机、X 线机、B 超机、多普勒成像仪、动态心电图机、脑电图机、脑血流图机、血液透析器、肺功能仪、支气管镜、食管镜、胃镜、十二指肠镜、乙状结肠镜、结肠镜、直肠镜、腹腔镜、膀胱镜、宫腔镜、妇科检查床、产程监护仪、万能产床、胎儿监护仪、婴儿保温箱、骨科牵引床、裂隙灯、牙科治疗椅、涡轮机、牙钻机、银汞搅拌机、显微镜、生化分析仪、紫外线分光光度计、酶标分析仪、尿分析仪、分析天平、细胞自动筛选器、冲洗车、电冰箱、恒温箱、离心机、敷料柜、器械柜、冷冻切片机、石蜡切片机、高压灭菌设备、蒸馏器、紫外线灯、手套烘干上粉机、洗衣机、冲洗工具、下收下送密闭车、常水、热水、净化过滤系统、净物存放、消毒灭菌密闭柜、通风降温、烘干设备、热源监测设备（恒温箱、净化台、干燥箱）。

（2）病房每床单元设备与二级综合医院相同。

（3）有与开展的诊疗科目相应的其他设备。

6）制度：人员岗位责任制、制定各项规章制度，有国家制定或认可的医疗护理技术操作规程，并成册可用。

7）注册资金：注册资金到位，数额由各省、自治区、直辖市卫生行政部门确定。

（二）专科医院

治疗特定疾病或伤害的医院是专科医院。按不同疾病或伤害，可分为儿童医院、妇科医院、男科医院、肛肠医院、耳鼻喉医院、皮肤病医院、精神病院、肿瘤医院、传染病医院、肾病医院等。

（三）教学医院

为患者提供治疗，同时结合医学生和护理学生的教学工作的医院，是教学医院。教学医院可以是综合医院，也可以是专科医院。教学医院通常是医科大学、医学院或综合性大学医学院的附属医院。

（四）诊所

只能提供针对常见疾病门诊服务的医疗机构是诊所。诊所的规模一般都比较小。诊所也包括公立诊所（社区卫生服务中心）和民营诊所两种。

五、医院部门

医院为治疗各类患者，会按照疾病和身体异常情况进行分科分流。

（一）急诊部门

为情况紧急的患者提供服务的部门叫急诊科。

（二）门诊部门

负责治疗本身疾病并不紧急，不需要住院进行治疗的患者的部门叫门诊部。门诊部会依照各种疾病分科室，例如口腔科、神经科、体检科、男科、内科、外科、眼科、皮肤科、妇科、中医针灸科等。

（三）住院部门

需要住院治疗的患者所住的地方叫住院部。住院部也会依照各种疾病分科室。

（四）支持部门

支持部门包括药房、放射科、病案室等。

六、医院标志

（一）红十字会标志

现行的 1949 年 8 月 12 日四项日内瓦公约，正式承认三种战地救护识别标志，即红十字、红新月、红狮与太阳。1982 年，红狮与太阳标准被取消。武装部队医疗部门，在战地服务过程中，使用这类标志标明所属的医疗器材、人员、车辆、船只、飞行器、房舍等，都受到日内瓦公约的保护，不得随意攻击。

（二）中国医院标志

1998 年，我国卫生部、国家中医药管理局及总后卫生部联合发文，起用红花白十字的标志作为我国医疗卫生机构的统一标志，由带着白边的 4 颗红花（红心）围绕着白十字组成。其寓意为：在医疗机构表示以患者为中心，在其他卫生机构表示以保护和增进人民健康为中心。其中，4 颗红心代表医务人员对患者的爱心（上方，最崇高最主要之意）耐心与细心（一左一右，相辅相成不可或缺）责任心（下方，为基础，承载上方的一切），十字表明我国近代医院起源于教会医院。

七、医院规模

2023 年 2 月 28 日，《中华人民共和国 2022 年国民经济和社会发展统计公报》显示：全国共有医疗卫生机构 103.3 万个，其中医院 3.7 万个，在医院中有公立医院 1.2 万个，民营医院 2.5 万个；基层医疗卫生机构 98.0 万个，其中乡镇卫生院 3.4 万个，社区卫生服务中心（站）3.6 万个，门诊部（所）32.1 万个，村卫生室 58.8 万个；专业公共卫生机构 1.3 万个，其中疾病预防控制中心 3 385 个，卫生监督所（中心）

2 796个。年末卫生技术人员1 155万人，其中执业医生和执业助理医生440万人，注册护士520万人。医疗卫生机构床位975万张，其中医院766万张，乡镇卫生院145万张。全年总诊疗人次84.0亿人次，出院人数2.5亿人。

八、医院性质

医院有私营和国有两种。如果医院的上一级单位是卫生局就是国有事业单位，否则，就是私营的。

根据卫生部于1982年1月12日颁布实施的《全国医院工作条例》，医院的基本性质是："医院是治病防病，保障人民健康的社会主义卫生事业单位，必须贯彻国家的卫生工作方针政策，遵守政府法令，为社会主义现代化建设服务"。

九、医院的功能

（一）医疗

医疗是医院的主要功能。医院医疗工作是以诊治和护理两大业务为主体，并与医院医技部门密切配合形成医疗整体为患者服务。医院医疗分为门诊医疗、住院医疗、急救医疗和康复医疗。门诊急诊诊疗是第一线；住院诊疗是针对疑难、复杂、危重的患者进行；康复医疗是运用物理、心理等方法，纠正因疾病引起的功能障碍或心理失衡，达到预期效果。

（二）教学

任何医院都有这种功能。医学教学的特点是：每个不同专业不同层次的卫生技术人员，经过学校教育后，必须进行临床实践教育和实习阶段。即使毕业后在职人员也需不断进行继续教育，更新知识和技术训练，才能熟练掌握各种医疗技能和提高医疗质量，以适应医学科技发展的需要。医学教学任务的比重，可根据医院性质做决定。

（三）科学研究

科学研究是医院另一个基本任务。医院是医疗实践的场所，许多临床上的问题是科学研究的课题，通过研究解决了医疗中的难点，又能推动医疗教学的发展，因此，医学科学的发展需要医院的参与。

（四）预防和社区卫生服务

医院不仅诊治患者，更要进行预防保健工作，成为人民群众健康保健的服务中心。在人人享有卫生保健的全球目标中，各级医院要发挥预防保健功能，开展社区医疗和家庭服务；进行健康教育和普及卫生知识；指导基层做好计划生育工作、健康咨询和疾病普查工作；提倡健康的生活行为和加强自我保健意识；延长寿命和提高生活质量等，并向社区提供全面的医疗卫生保健服务。

十、医院工作的特点

1）医院工作以患者为中心，为患者提供全方位的医疗、护理。

2）医院工作科学性、技术性强，医护人员要有全面的理论知识、熟练的技术操作能力和丰富的临床经验，更要有团结协作精神和高尚的职业道德。

3）医院工作随机性大、规范性强，医院各科的病种复杂繁多，病情千变万化，需要严密观察和及时处理，同时，医院必须有严格的规章制度。

4）医院工作时间性、连续性强，医院要顺应这个特点安排工作时间。

5）医院工作社会性、群众性强，医院是一个复杂的开放系统，服务范围广，满足社会对医疗、护理的需求，同时也应争取社会的支持。

6）医院工作是脑力劳动和体力劳动相结合的复合型劳动，也是复杂的创造性劳动。

十一、医院管理

（一）医院管理的概念

医院管理是卫生事业管理的重要组成部分。医院管理是指根据医院的环境和特点，运用现代管理理论和方法，通过计划、组织、控制、激励和领导等活动，使医院的人力、物力、财力、信息、时间等资源得到有效配置，以期更好地实现医院整体目标的过程。医院管理活动的目的是要在有限的医疗卫生资源条件下，充分实现医院的最佳社会效益和经济效益，发挥医院的整体效能并创造出最大的健康效益。医院管理的主要任务是认真贯彻执行国家的卫生方针政策，增进医院发展活力，充分调动医院及医务人员的积极性，不断提高医院服务质量和效率，更好地为人民健康服务，为构建社会主义和谐社会服务。

（二）医院管理的内容

医院管理的内容是一个系统工程，管理要素包括人、财、物、信息等，涉及行政、临床、医技、后勤等部门。医院管理主要有行政管理、业务管理和经济管理。行政管理包括政治思想、人事组织、生活物资的管理。业务管理包括医疗技术、医疗质量和医疗技术培训、医疗科研的管理。经济管理主要是进行经济核算。医院管理的作用主要有：保证卫生资源的合理配置与使用；协调医院内外关系；执行上级和本院管理层做出的决议、决定及规章制度，保证医院各项工作顺利进行；维护患者的正当利益，提高医疗质量；发展医学科学，促进群众健康。

（三）医院管理的特点

1. 客观性

管理作为一门科学，存在不以人们意志为转移的客观规律。医院管理者的责任就是要正确认识并把握医院管理的客观规律，运用科学的管理方法，使医院运行良好并实现其发展目标。切忌脱离客观实际、主观随意。

2. 发展性

一切客观事物都在不断运动、发展、变化之中，因此，医院管理必须与不断发展变化的客观实际相适应。医院管理的对象是发展、运动着的，随着新情况、新问题不断出现，发展观点强调管理上的动态性、灵活性和创造性。要始终坚持发展的观点，改革创新，切不可满足于现状，墨守成规，停滞不前，思想僵化。

3. 系统性

所谓系统，一般是指由相互作用和相互依赖的若干组成部分相结合而成为具有特定功能的有机整体，任何系统都不是孤立的，它总是处在各个层次的系统之中，它在内部和外部都要进行物质、能量、信息的交换。所谓系统的观点，就是把所研究的事物看作一个系统。医院正是这样一个系统，因此，研究医院管理必须坚持将医院作为一个整体系统加以研究。医院作为一个系统，由人员、设备、物资、经费、信息等要素组成，并按功能划分为若干子系统及更小的子系统，形成层次结构。

4. 人本性

人是一个系统中最主要、最活跃的要素，也是一切活动最重要的资源。重视人的因素，调动人的积极性，已成为现代管理的一个重要观点。传统管理以管理事务为主体，现代管理则发展到以人为主体的管理，即只有充分调动人的积极性、主动性、创造性，才能实现管理的目标。在医院系统中，服务提供者是医院员工，服务对象是患者，这就要求在医院管理中既要充分调动医院员工的积极性、主动性和创造性，又要切实尊重患者，服务患者，真正做到"以人为本"。

5. 特殊性

医疗行业作为一个健康提供行业，有其显著的特点。医院是一个劳动、知识和资金均密集型的团体，对生产诸要素中劳动力素质的依赖更为明显；医疗服务具有明确的区域性、连续性、协调性和可及性等特点，且调节供需矛盾的方法少、效果差、难度大和周期长，医疗服务的产出直接依赖消费者的协作，医疗服务消费者严重依赖提供者。由于医疗服务的需求弹性较小，医疗服务的价格和服务的效用、意愿之间的关系并不紧密。医院提供的服务是直接面对消费者的即时性供给，具有明显的不确定性、专业性、垄断性和不可替代性，同时责任重大，客观上要求无误和完整，还有部分福利性的特点。医疗服务的需求者具有明确的目的性，即以较少的花费治愈疾病，但其寻求服务的过程是盲目的、被动的和不确定的。同时，医疗服务要求公益性和公平性，往往表现为第三方付费。

十二、医院管理的职能

管理作为一个过程，管理者在其中发挥的作用，就是管理的职能。管理的职能就是管理原则、管理方法的体现，并且一直体现在全部的管理活动之中。

（一）计划

计划是经过科学预测和论证对未来工作的统筹设计，是优选了的未来行动方案，它既包括选定组织和部门的目标，又包括确定实现这些目标的途径。计划工作为全部管理工作中最基本的职能。对于医院的发展计划制定，应由院长亲自主持，组织相关人员参加；对某项任务、某个课题、某项指标的计划制定，由院长总领导，可委托水平较高、能力较强的同志主持，并组织相关人员参加。

（二）组织

如何执行计划，医院管理者对全体成员要进行强有力的思想发动和组织指挥。这是实现目标计划的关键。在执行计划时，要加强领导、按级负责，在严密分工下进行有效的合作，以合理科学的人财物及技术予以保障，在医院管理者的组织指挥下，实施系统化运行。

（三）决策

计划和决策是医院管理的首要职能。决策是行动的先导，完美的计划必须有正确的决策。一切管理过程和管理活动都离不开决策。决策正确与否关系着医院的建设和发展壮大。决策是不同层次的管理人员针对所要解决的管理问题，在掌握充分信息和对有关情况进行深刻分析的基础上，用科学的方法拟订并评价各种方案，从中选出最佳行动方案的过程。决策活动贯穿于管理过程的各项职能之中。

（四）协调与控制

在计划运行中除实施管理科学中 PDCA 循环法进行质量评价和控制外，还必须进行全心全意为患者服务的医德医风教育，以加强社会主义的精神文明建设，充分发挥思想政治工作的威力。

（王昕）

第二节　医院管理学

一、医院管理学的概念

医院管理学是研究医院管理现象及其规律性的科学。它既与医学科学相联系，又与其他自然科学和社会科学相联系，是管理科学的一个分支学科，是一门应用科学，又是一门边缘科学。

二、医院管理学的研究对象与内容

医院管理学的研究对象主要是医院系统及其各个层次的管理现象和规律，同时包括医院系统在社会大系统中的地位、作用和制约条件。

医院管理学的研究内容非常广泛，为了便于理解和掌握，必须结合该学科的学科体系进行分析。医院管理的学科体系可分为综合理论和应用管理两大部分。

综合理论部分主要研究医院管理的原理和医院概论等基本理论问题。其主要内容有医院管理学的概念、研究对象、学科体系、学科发展历史、医院管理职能、医院管理学方法论和基本原理。

应用管理部分则主要研究医院管理系统中相互联系又有区别的各要素。这些要素包括人的管理、事的管理、信息管理、物资设备的管理和财的管理。

医院管理作为管理学的一个分支，有着自身学科的特点，所涵盖的内容也是随着医院管理的理论研究和实践探索的进展与时俱进，具体内容如下。

1. 医院管理概论

其内容主要有医院的定义、类型、性质、地位、任务和功能、工作特点、工作方针、医院发展的历史和发展趋势等。

2. 医院战略管理

重点是医院经营管理、医疗市场分析和医疗服务营销等。

3. 医院文化管理

在对医院文化的内涵、特征和功能等内容阐述的基础上，掌握现代医院文化管理的形象塑造、策划与实施，掌握医院文化的管理和建设的一般程序和原则。

4. 医院组织管理

主要通过分析医院组织结构管理的功能、特点和基本类型，介绍医院组织模式和组织结构设置的基本要素等。

5. 医院的人力资源管理

重点阐述医院人力资源管理的历史和现状、医院员工的招聘与培训方法、医院员工的绩效评估和医院薪酬的表现形式等内容。

6. 医院质量管理

主要内容包括医院质量管理的基本概念、标准及方法等。

7. 医院医疗管理

主要介绍现代医院门诊管理、急诊管理、住院管理、医技科室管理、病案管理、康复管理等方面的基本内容和基本要求。

8. 医院护理管理

主要围绕医院护理管理的概念及特点、医院护理质量管理的理论基础和重要性，以及各级护理岗位的职责展开介绍，明确医院护理管理在整个医院管理职能中的地位和作用。

9. 医院药事管理

主要包括医院药事管理概况、现代医院药事管理委员会、医院药事与药剂科等内容。

10. 医院感染管理

按照医院在医疗、诊断过程中的运行规律，运用有关理论和方法对医院感染现象进行计划、组织和控制活动。

11. 医院医疗风险管理

旨在通过医疗安全方面的基本知识和相关法律制度的介绍，初步了解有关医疗方面的法律知识，懂得在实践中如何运用法律知识维护自己的正当权益，并懂得如何防范医疗风险及医疗纠纷的发生。

12. 医院财务管理

着重对资金的筹资、流动资产的管理、固定资产的管理、对外投资的管理、流动负债的管理进行介绍，并对成本核算、财务报告和财务分析的内容进行较为详细的阐述，凸显财务管理工作对促进医院经营发展、提高经济效益的重要意义和作用。

13. 医院医疗保险管理

主要包括医疗保险概况、医疗保险制度与模式比较、我国医疗保险制度、医疗保险系统分析、医疗保险对医院的影响与医院对策。

14. 医院预防保健管理

介绍医学模式的转变和三级预防、医院预防保健概况、医院预防保健管理、医院分级诊疗和双向转诊系统等。

15. 医院信息管理

主要介绍医院信息系统的一些基本概念和知识。

16. 医院科教管理

主要介绍医院科教管理概况，医院科研管理的意义、内容，医院科研的条件、过程及目标。

17. 医院医疗设备管理

主要包括大型医疗设备管理的基本知识和管理方法。

18. 医院后勤管理

主要包括医院后勤管理概况、医院后勤管理组织、后勤设备与物资管理、医院建筑与环境管理等内容。

三、医院管理学的学科体系

医院管理学的学科体系，可分为综合理论和应用管理两大部分。综合理论部分主要研究医院管理的原理、职能、方法及医院概论等。应用管理部分主要研究医院系统中相互联系又有区别的各专业管理。

医院管理学系统各部分有着各自的内容、任务和目标，但整个系统只有一个总的目标，各部分的目标要服从整个系统的总目标。这个总目标就是高质量地完成诊治疾病的任务，满足社会需要。

四、我国医院管理学的发展

我国的医院管理工作，中华人民共和国成立几十年来积累了丰富的经验。在中华人民共和国成立前，国内一些大城市的医院管理，主要是接受了欧美一些国家的管理方法。在解放区创建的医院采用的是适合革命战争需要的管理方法。中华人民共和国成立初期，主要是采用苏联的管理体制和方法。1952 年中华医学会成立了医院行政管理研究会。1957 年卫生部召开了第一次全国医院工作会议并颁布了《综合医院制度》和《医院工作人员职责》。1962 年，医院行政管理研究会配合卫生部召开了会议，讨论了《关于改进医院工作若干问题的意见》。十一届三中全会以来，党的工作重心转移到了社会主义现代化建设上来。卫生部在全面总结中华人民共和国成立以来医院管理工作经验的基础上，修改制定了《全国医院工作条例》，修订颁布了《医院工作制度及各级人员职责》等文件，对整顿医院工作起了很大的指导作用，也促进了全国医院的科学管理。

1980 年 11 月中华医学会在北京召开了第一届全国医院管理学术会议，并成立了中华医学会医院管理学会。同时，还开展了国际性医院管理学术交流，包括学术会议和派出人员出国研修及考察等。1991 年成立了卫生部医院管理研究所。

从 1982 年开始，当时的上海医科大学、北京医科大学、同济医科大学、西安医科大学、安徽医科大学、华西医科大学、哈尔滨医科大学、大连医学院等高等医学院校，相继设立了卫生管理系，系统地进行管理人才的培养。此外，不少省、市还成立了卫生管理干部学院或卫生管理干部培训中心。这些对于建立一支高层次的医院管理专业人才队伍，实现我国医院管理的现代化，具有重要意义。

20 世纪 90 年代后期，缘于全球化背景对我国医院管理的影响。1997 年，中共中央、国务院《关于卫生改革与发展的决定》出台，强调"建立起有责任、有激励、有约束、有竞争、有活力的运行机制，进一步扩大卫生机构的经营管理自主权"。1999年，国家颁布了《关于加强卫生机构经济管理的意见》《医院财务制度》《医院会计制度》，国家对医院实行"核定收支、定额或定向补助、超支不补、结留余用"的预算管理办法。2004 年，卫生部颁布了《关于加强医疗机构财务部门管理职能、规范经济核算与分配管理的规定》，强调医疗机构的一切财务收支、核算工作必须纳入财务部门统一管理。2009 年至医改阶段 2009 年，国务院《关于深化医药卫生体制改革的意见》和《2009—2011 年深化医药卫生体制改革实施方案》推行，新医改拉开帷幕；2010 年，医保覆盖面取得了巨大进步，在全国范围内推开基本医疗保险，保障也从重点保大病逐步向门诊小病延伸；2011 年，公立医院改革开始推行，包括公立医院管理体制、运营机制、监管机制改革和补偿机制改革等方面；2012 年，"十二五"医改规划提出加快健全全民医保体制、巩固完善基本药物制度、全面推进公立医院改革三项重点作；2013年，国家出台一批医改政策。其中，医药分开、医保控费、降价、基本药物目录扩容等政策成为影响行业发展的最主要政策。2014 年，医改的重心为深化公立医院改革，提高保障力度，支持社会办医。2015 年，国务院办公厅印发了《全面推开县级公立医院综合改革的实施意见》《城市公立医院综合改革试点的指导意见》，提出要采取多种形式推进医药分开，患者可自主选择在医院门诊药房或凭处方到零售药店购药，医药分开已然成为公立医院改革的大趋势。

近年来，医疗行业的不断发展推动了医院管理的改革和发展，国家医院相关管理部门在全国开展了"以患者为中心，以提高医疗服务质量为主题"的医院管理年活动，以指导各级各类医院进一步端正办院宗旨和办院方向，加强科学管理，为人民群众提供优质、安全、满意的医疗服务。

2020 年受新冠疫情影响，我国全面拉开以 5G、大数据、人工智能和工业互联网等为核心的"新基建"序幕，在此背景下，医疗领域的智慧化转型成为新基建建设的重要一环。医院应加快现有医疗系统的精细化管理信息化、智能化升级，医疗数据交互进程管理要进一步加快。以互联网为载体和技术手段的预约挂号、在线门诊、电子处方、电子病历、处方流转在疫情期间发挥了重要作用，有利于在疫情期间分流患者、筛查轻症、减少交叉感染风险。探索"互联网＋健康医疗"分级管理，建立疾病管理公共服务平台系统，使患者在院外可以随时随地获得医生的随访跟踪、保健康复指导等健康管理服务，帮助患者更好地预防控制和管理疾病，可有效地提升群众疾病预防和康复水平。

由于医院管理实践、医院管理研究、医院管理教育和医院评审相结合，使医院管理科学得以不断发展和提高，医院管理的内容得以不断科学化、系统化和现代化。我国医院管理已经获得的这些发展将有助于和国际上先进领域全面接轨。

（王昕）

第十二章　医院战略管理

第一节　概　述

"战略"一词来源于希腊文"Stratege"，其含义是"将军指挥军队的艺术"，后来逐渐被引入管理学界。所谓战略是指组织根据其外部环境及内部资源和能力的状况，为求得组织生存和长期稳定的发展，为不断地获得新的竞争优势，对组织的发展目标、达成目标的途径和手段进行总体谋划。战略是一种重大的、带全局性的谋划。

一、医院战略管理的概念

战略管理是指组织战略的分析制定、评价选择以及实施控制，使组织能够达到其战略目标的动态管理过程。如果简单对战略管理进行划分，可以将组织的战略管理划分为三个相互联系的管理过程：战略分析；战略方案制定、评价与选择；战略实施与控制。

医院战略管理是指医院为适应外部环境的变化，使之能长期、稳定地健康发展，实现既定的战略目标，而展开的一系列事关医院全局的战略性谋划与活动。它是以预测和分析未来的竞争环境为基石，以寻求长期竞争优势为目标的一种先进的管理方法。战略管理重视的是医院与其所处的外部环境的互动关系，目的是使医院能够适应、利用甚至影响环境的变化。医院应该随时监视和扫描外部环境的震荡变化，找出内部环境中的优势和劣势以及外部环境中的机会和威胁，理清它们之间的关系。据此提出战略计划以强调机会和实力，清除或减少威胁和劣势的影响。

二、医院战略管理的特点

医院战略管理是指医院为实现其使命和愿景所制定的长期发展规划和行动计划，它具有全局性、长远性、关键性、系统性和全变性等特征。

（一）全局性

医院是一个多层次、多要素、多重关系交织的系统，因此，医院战略管理必须纵观全局，根据医院的发展需要制定医院的总体战略方案，使医院战略成为协调医院内部科室之间、管理层之间关系的依据；局部战略目标也必须服从总体战略目标，保持医院内部的紧密配合。同时，医院战略管理也必须服从国家或区域大局，与卫生事业发展规划相结合。

（二）长远性

医院的战略决策是对未来较长一段时间内（5 年以上）医院如何生存和发展等问题进行的统筹规划。面对日益激烈复杂的医疗市场竞争环境，医院必须作出超前的战略部署才能生存和发展。

（三）关键性

医院战略管理具有关键性，即它对医院的发展至关重要。医院的战略管理需要考虑到医院的使命和愿景，以确定医院的核心价值和优势，并制定相应的发展战略。

例如，一个公立医院的使命是提供优质、安全、高效的医疗服务，因此，医院的战略管理需要着重考虑医疗质量、安全、效率等方面，以确保医院的发展符合其使命。

（四）系统性

医院战略管理具有系统性，即它需要将医院的各项管理工作整合起来，形成一个完整的管理体系。医院的战略管理需要考虑到医院的各个部门、岗位之间的协调，以确保医院的整体发展。

例如，医院的战略管理需要考虑到医院的临床、护理、医技、后勤、行政等部门之间的协调，以确保医院的各项工作协调一致，形成一个高效、优质的医院管理体系。

（五）全变性

医院战略管理具有全变性，即它需要不断适应变化和挑战。医院的战略管理需要不断调整和改进，以适应外部环境和内部变化。医院的战略管理需要具有灵活性和创新性，以保持医院的竞争力和持续发展。

例如，医院需要不断关注患者需求的变化、医疗技术的进步、政策法规的变化等因素，及时调整和改进医院的战略管理，以确保医院的发展与时俱进。

综上所述，医院战略管理具有全局性、长远性、关键性、系统性和全变性等特征。医院的战略管理需要综合考虑医院的资源、环境、利益相关者和竞争对手等因素，制定具有前瞻性的发展战略，以确保医院的竞争力和持续发展。同时，医院的战略管理需要将医院的各项管理工作整合起来，形成一个完整的管理体系，并不断适应变化和挑战，以保持医院的灵活性和创新性。

三、医院战略管理的作用

医院战略管理是一种管理模式，旨在帮助医院提高医疗服务的质量、效率和竞争力，以应对不断变化的市场需求和医疗环境。医院战略管理的作用主要包括以下几个方面：

（一）明确医院的目标和愿景

医院战略管理可以帮助医院明确自己的目标和愿景，以及达成这些目标和愿景的战略路径。通过制定长期和短期的战略计划，医院可以确保自己的发展方向与市场需求和医疗环境的变化相适应，同时也可以提高医院的内部管理效率和员工的工作积极性。

（二）优化医院的资源配置

医院战略管理可以帮助医院更加科学地分配和利用其有限的资源，包括人力资源、物资资源和财务资源等。通过对医院内部各个部门的资源利用情况进行分析和评估，医院可以优化其资源配置，提高医疗服务的效率和质量，同时也可以降低医疗服务的成本和风险。

（三）提高医院的竞争力

医院战略管理可以帮助医院提高其在医疗市场上的竞争力，以吸引更多的患者和提高医院的品牌知名度。通过分析市场需求和竞争环境，医院可以制定相应的营销战略和价格策略，提高医院的服务水平和患者满意度，同时也可以建立起稳定的患者关系和良好的口碑。

（四）促进医院的创新和发展

医院战略管理可以促进医院的创新和发展，以适应不断变化的医疗环境和市场需求。通过制定创新战略和研发计划，医院可以引领行业的发展方向，推出更加优质、高效和便捷的医疗服务，同时也可以提高医院的科技含量和综合实力。

（五）提升医院的治理能力和透明度

医院战略管理可以提升医院的治理能力和透明度，以确保医院的运营和管理符合相关法律法规和行业标准。通过建立科学的组织架构和管理制度，医院可以规范内部管理和决策流程，提高管理效率和决策质量，同时也可以加强内部监管和风险控制，提高医院的透明度和公信力，建立起稳定和谐的内部文化和外部形象。

（六）提高医疗服务的质量和安全性

医院战略管理可以提高医院的医疗服务质量和安全性，以保障患者的生命健康和安全。通过建立科学的质量管理体系和安全管理制度，医院可以规范医疗服务流程和操作规范，加强医疗服务质量监控和评估，提高医疗服务质量和安全性，同时也可以降低医疗事故和医疗纠纷的发生率，保障医院的稳定运营和健康发展。

总之，医院战略管理是医院管理的重要组成部分，其作用不仅在于提高医院的内部管理效率和员工的工作积极性，也在于提高医院的竞争力和品牌知名度，以及提高医疗服务的质量和安全性。只有通过科学的战略管理，医院才能在激烈的市场竞争中立于不败之地，实现可持续的健康发展。

四、医院战略管理的步骤

（一）制定战略目标

医院战略管理的第一步是制定长远的战略目标，包括经济目标、社会效益目标和管理目标等。这些目标应该与医院的使命、愿景和价值观相一致，既要满足医院的内部要求，又要适应外部环境的变化。

（二）分析内外部环境

医院战略管理的第二步是分析内外部环境。这包括对医院内部环境的分析，如人员组织结构、管理体系、技术设施等；以及对医院外部环境的分析，如政策法规、经济形势、市场竞争、患者需求等。通过环境分析，可以深入了解医院的优势和劣势、机会和威胁，从而为制定战略提供依据。

（三）制定战略计划

医院战略管理的第三步是制定战略计划。这包括确定战略方向、策略选择、资源配置和绩效指标等。在制定战略计划时，需要考虑医院的内外部环境，明确医院的定位和差异化竞争策略，制定具体的发展计划和行动方案，合理配置医院资源，确保实现战略目标。

（四）实施战略计划

医院战略管理的第四步是实施战略计划。这包括对战略计划的全面实施和监控，确保计划的执行效果和进度。在实施战略计划时，需要考虑内部管理和外部环境的变化，及时调整战略方向和策略选择，保证战略计划的有效实施。

（五）评价战略效果

医院战略管理的最后一步是评价战略效果。这包括对战略实施效果的评估和反馈，以及对战略计划的调整和优化。评价战略效果的指标应该具有科学性、客观性和实用性，同时要考虑内外部环境的变化。在评价战略效果时，可以采用各种指标和方法，如财务指标、市场占有率、患者满意度、员工满意度等，从不同角度评价战略效果，为后续战略管理提供参考。

五、医院战略管理的要素

（一）医院使命、愿景和价值观

医院的使命、愿景和价值观是制定战略的基础和出发点。医院使命是指医院的宗旨和存在理由，医院愿景是指医院未来发展的方向和目标，医院价值观是指医院的核心价值和行为准则。医院战略应该与医院使命、愿景和价值观相一致，具有可行性和可操作性。

（二）内外部环境分析

医院内外部环境分析是医院战略制定的基础和依据。内部环境包括医院的人员组织结构、管理体系、技术设施等方面；外部环境包括政策法规、经济形势、市场竞争、患者需求等方面。通过对内外部环境的分析，可以深入了解医院的优势和劣势、机会和威胁，为制定战略提供依据。

（三）战略目标和计划

战略目标和计划是医院战略管理的核心要素。战略目标包括经济目标、社会效益目标和管理目标等，要与医院的使命、愿景和价值观相一致；战略计划包括确定战略方向、策略选择、资源配置和绩效指标等，要具有可操作性和可实现性。战略目标和计划的制定应该考虑医院内外部环境的变化，具有灵活性和可调整性。

（四）资源配置和实施

医院战略管理的另一个重要因素是资源配置和实施。资源配置包括人力资源、物质资源和财务资源等，要根据战略目标和计划合理配置。实施包括对战略计划的全面实施和监控，确保计划的执行效果和进度。在资源配置和实施中，需要注意医院内外部环境的变化，及时调整战略方向，确保战略实施的有效性和可持续性。

（五）战略评价和调整

战略评价和调整是医院战略管理的最后一个要素。战略评价是对战略目标和计划实施效果的定期评估和分析，可以采用不同的指标和方法，如财务指标、市场占有率、患者满意度、员工满意度等，以评估战略的有效性和可持续性。战略调整是对战略计划的修正和调整，根据评价结果和内外部环境变化的情况，及时调整战略方向和策略选择，以保证战略的持续发展。

六、医院战略管理实施的关键成功因素

医院战略管理实施的关键成功因素包括以下几个方面：

（一）领导层的决策支持

医院战略管理需要领导层的全力支持和决策承诺，领导层要明确战略目标和计划，并确立战略执行的责任和权力机构，建立有效的战略执行机制。

（二）充分的内外部环境分析

医院战略管理需要对内外部环境进行充分分析和评估，明确医院的优势和劣势、机会和威胁，以制定切实可行的战略目标和计划。

（三）科学的战略选择和资源配置

医院战略管理需要科学选择战略方向和策略，合理配置人力、物质和财务资源，确保战略的可行性和可持续性。

（四）有效的战略执行和绩效管理

医院战略管理需要建立有效的战略执行和绩效管理机制，明确战略执行的责任和权力，建立绩效指标和考核机制，确保战略的实施效果和进度。

（五）持续的战略评价和调整

医院战略管理需要定期进行战略评价和调整，及时发现和解决问题，确保战略的持续发展和适应环境变化的需要。

七、医院战略管理的挑战和对策

医院战略管理面临着许多挑战，如内外部环境变化、资源有限、人才短缺、竞争激烈等。针对这些挑战，医院战略管理需要采取以下对策：

（一）加强内外部环境分析和评估

加强对内外部环境的分析和评估，及时掌握市场动态和竞争状况，发现机会和威胁，制定切实可行的战略目标和计划。

（二）科学选择战略方向和策略

科学选择战略方向和策略，制定长远的发展战略，优化资源配置，提高效益和效率。

（三）建立有效的战略执行和绩效管理机制

建立有效的战略执行和绩效管理机制，明确战略执行的责任和权力，建立绩效指标和考核机制，加强内部管理和控制。

（四）培养和引进高素质人才

加强人才管理和培养，提高医院员工的素质和能力，引进高水平人才，建立专业化的管理团队。

（五）加强品牌建设和营销推广

加强品牌建设和营销推广，提高医院的知名度和美誉度，增强竞争力和市场占有率。

医院战略管理是医院发展的关键之一，能够有效指导医院的长期发展，提高医院的竞争力和市场占有率。医院战略管理需要全面分析和评估内外部环境，科学选择战略方向和策略，建立有效的战略执行和绩效管理机制，不断进行战略评价和调整。医院战略管理的关键成功因素包括领导层的决策支持、充分的内外部环境分析、科学的战略选择和资源配置、有效的战略执行和绩效管理、持续的战略评价和调整。医院战略管理面临许多挑战，需要采取相应的对策，加强内外部环境分析和评估，科学选择战略方向和策略，建立有效的战略执行和绩效管理机制，培养和引进高素质人才，加强品牌建设和营销推广等。

八、医院战略管理主要环节

医院作为国家医疗卫生事业的重要组成部分，在推动国家医疗卫生事业发展、提升医疗服务质量、保障人民群众健康方面发挥着重要作用。为了更好地实现医院的职能和使命，医院管理者需要进行战略规划管理。下面将介绍公立医院战略规划管理的主要环节。

（一）定位分析

公立医院战略规划管理的第一步是定位分析。通过对医院所处的行业、市场和竞争环境进行分析，确定医院的定位和发展方向。医院定位分析要考虑医院的地理位置、医疗资源、医院规模、医疗服务水平等因素，并结合国家医疗卫生政策进行定位。

（二）目标制定

公立医院战略规划管理的第二步是目标制定。根据医院的定位和发展方向，制定医院的长期目标和中期目标，并将其具体化为可操作性的指标和任务。目标制定要考虑医院的规模、质量、效益等方面的要求，确保目标实现的可行性和可持续性。

（三）资源分析

公立医院战略规划管理的第三步是资源分析。医院资源分析包括人力资源、物质资源和财务资源等方面。通过对医院现有资源的分析和评估，确定医院在实现目标过程中需要的资源和短缺的资源，并确定如何合理配置资源和如何获取所需资源。

（四）策略制定

公立医院战略规划管理的第四步是策略制定。在考虑医院定位、目标和资源的基础上，制定医院的战略和战术，并确定实施方案和措施。医院策略制定要考虑市场需求、医疗服务质量、效益、医院品牌建设等方面的要求，并结合医院自身的优势和劣势进行制定。

（五）实施和监控

公立医院战略规划管理的第五步是实施和监控。医院应制定具体的实施方案和计划，并确定责任人和具体的实施措施。在实施过程中，应及时监控实施情况和效果，并根据实际情况进行调整和优化。

（六）评估和调整

公立医院战略规划管理的最后一步是评估和调整。医院应定期对战略规划的实施情况进行评估和分析，及时发现存在的问题和不足，并根据评估结果进行调整和优化，确保医院的战略规划能够实现预期目标和效果。

在公立医院战略规划管理的过程中，还需要注意以下几个方面：

第一，坚持以人为本，注重人才培养和引进，优化医院人力资源管理，提高医院人员的素质和工作效率。

第二，加强医院的信息化建设，提高医院信息化水平，构建数字化医院，提高医疗服务的质量和效率。

第三，加强与社区卫生服务中心的合作，构建分级诊疗体系，优化医疗资源的配置，提高医疗服务的覆盖面和质量。

第四，加强医院品牌建设和宣传推广，提高医院知名度和美誉度，吸引更多的患者和人才。

医院战略顾问咨询认为，公立医院战略规划管理是医院发展的重要保障和推动力量，医院管理者应在制定战略规划的过程中，需要注重统筹规划和具体落实相结合，注重实践和创新，不断完善医院管理机制，提高医院服务质量和效率，为人民群众提供更加优质的医疗服务。

九、医院实施战略管理的意义

在当前形势下，实施战略管理对我国医院的改革和发展具有重要的现实意义。

第一，战略管理有利于提高医院管理的前瞻性和效能，有利于解决看病难、看病贵的问题。战略管理能促使医院管理者更长远、全面地思考医院发展与社会承受能力的关系，降低医疗成本，优化医疗服务，提高管理职能。

第二，战略管理能保持医院的可持续发展。战略管理能指导管理者结合环境的机遇与自身条件做出正确评判，制定符合社会需要和医院自身条件的发展目标，保持医院的稳定经营。

第三，战略管理可以促进医院的资源重组。在医疗体制改革不断深入的今天，医院的重组无法避免，从战略的高度审视医院间的优势、劣势，选择合适的重组方案，合理配置医疗资源，形成结构合理、优势互补、功能齐全、效率优先的医疗机构。

第四，战略管理可以提高医院运行效率。随着我国医疗市场的逐渐开放，医院的发展将更多地取决于市场的作用和医院自身的力量，战略管理有助于医院充分发挥现有资源的使用效率，提高运营效率，提供优质、高效的服务和合理的费用。

（鲁洪澜）

第二节　医院战略管理过程

战略管理过程包括战略分析、战略制定、战略实施与控制 3 个环节，各环节是相互联系、循环反复、不断完善的过程。

一、战略分析

战略分析是指对影响医院现在和未来生存与发展的一些关键因素进行分析，即通过资料的收集和整理分析医院的内外环境，包括医院诊断和环境分析两个部分，战略分析是战略管理的重要环节。

（一）识别和鉴定医院现行战略

识别和鉴定医院现行的战略是制定新战略的前提。只有在确认现行战略已经不适用时，才需要制定新的战略。同时，也只有在认清现行战略缺陷的基础上，才能制定出准确的新战略方案。

（二）分析医院内外部环境

调查、分析和预测医院的外部环境是医院战略制定的基础。

进行内部环境分析，就是对医院自身优势与劣势进行分析，以预测医院经营能力对外部环境的适应能力。医院可以通过内部分析来测定和评估医院的各项素质，摸清医院自身的状况，明确自身的优势与劣势。

我们通常采用 SWOT 分析法来完成环境分析。SWOT 分析是一种对医院的优势、劣势、机会与威胁的分析，它把医院所有的内部因素（包括医院的优势和劣势）都集中在一起，通过利用外部的机会和威胁对这些因素进行评估。这些因素的平衡决定了医院该做什么，以及什么时候去做。

SWOT 分析通常有四个步骤：

1）分析医院内部环境，找出自身的优势和劣势：医院的优势是指在执行策略、完成计划，以及达到确立的目标时可以利用的能力、资源及独有的技能。

医院的劣势是指执行策略、完成计划，以及达到确立的目标时可以利用的能力、资源及技能方面的缺失。

2）分析医院的外部环境，认识机遇和威胁：医院的机遇是指在环境变化趋势中对医院的生存与发展有吸引力的、有促进作用的方面。医院的威胁是指在环境趋势中对医院生存与发展有不利、消极作用的方面。这些威胁的因素包括：医疗市场竞争加剧、医疗消费者和医院供给方（药品、材料、设备、人力、技术的供给）议价能力增强、医疗服务替代品出现、医疗服务技术老化并步入衰退周期、新技术的冲击、医疗服务需求的变化、人口数量与结构的变化、疾病谱与死因谱的变化、社会环境的变化、经济的衰退等。

3）组合医院的优势和劣势、机遇和威胁：①把识别出的所有优势分成两组，一组是与机遇有关，另一组是与威胁有关。②把识别出的所有劣势分成两组，一组是与机遇有关，另一组是与威胁有关。建构一个表格，每个单元占 1/4。③把医院的优势与机遇和威胁的两组配对，以及劣势与机遇和威胁的两组配对分别放在单元格内。

4）制定不同的医院战略：①在某些领域内，医院可能面临来自竞争者的威胁；或者在变化的环境中，有一种不利的趋势；在这些领域或趋势中，医院存在着某种劣势，医院的战略选择就是把这些劣势消除掉。②在某些领域内，医院可能面临一些机遇；或者在变化的环境中，有一种有利的趋势；在这些领域或趋势中，医院存在着某种优势，医院的战略选择就是利用这些机遇形成自己的真正优势。③在某些领域中可能有潜在的机遇，但医院存在着某种劣势，医院的战略选择就是把这些劣势加以改进并逐步形成自己的优势。④在某些领域中可能有潜在的威胁，但医院存在着某种优势，医院战略选择就是把这些优势加以保持和发扬，并随时监控威胁的发生。

运用SWOT分析表，不仅可以分析本医院，为医院制定发展战略，还可以用于分析竞争对手，找到竞争者的薄弱环节，以利于制定准确的竞争战略。

二、战略制定

战略分析为战略制定提供了坚实的基础。战略制定主要包括三部分内容，即准备战略方案、评价和比较战略方案、确定战略方案。

（一）准备战略方案

根据医院的发展要求和经营的目标，依据医院所面临的机遇和机会，确定医院比竞争对手更好地服务于目标顾客的竞争优势，医院列出所有可能达到的经营目标的战略方案。

（二）评价和比较战略方案

医院根据全体员工的价值观和期望目标，确定战略方案的评价标准，并依照标准对各项备选方案加以评价和比较。

（三）确定战略方案

在评价和比较方案的基础上，医院选择一个最满意的战略方案作为正式的战略方案。为了增强医院对战略的适应性，医院往往还选择一个或多个方案作为后备的战略方案。

三、战略实施

（一）医院战略实施

要涉及以下问题：①如何在医院内部分配和使用现有的资源；②为了实现战略目标，还需要获得哪些外部资源以及如何使用；③需要对组织机构进行哪些调整；④这种调整对各部门和有关人员产生怎样影响；⑤相关人员对这种变革的态度；⑥为保证战略目标的完成，管理人员需要掌握哪些管理组织变革的技术和方法。

在确定实施战略后，医院需要明确科室运行目标，制订科室行动计划，并对经费进行预算等。其中，平衡积分卡（BSC）是医院战略实施的有效工具，它也可以运用于医院战略管理的每个阶段。实施平衡积分卡可以有效地跟踪经营目标的实现状况，通过识别和监控医院各个层级的关键衡量标准，可以实现将医院管理层制定的战略与运作层面的活动整合起来。平衡积分卡有四个衡量维度，即财务、客户、内部流程和创新与学习。平衡积分卡可以实现将战略目标的各个驱动因素都转化为必须行动的责任。责任机制的建立健全能够保障医院的行为与实施战略保持高度协调，保障战略的实现。

（二）医院战略控制

为使整个战略目标得以实现，医院需要建立控制系统来监控绩效和评估偏差，调整及改进战略，做到有计划、有步骤、有组织、有领导、有监督，及时发现问题。医院战略控制就是根据信息反馈将医院战略执行的实际成效与预定医院战略目标进行比较，以检测两者的偏离程度，进而采取有效的措施进行纠正，在保证医院战略行动有效性的同时实现战略目标。

（王昕）

第十三章　医院文化管理

第一节 概 述

一、医院文化的概念

医院文化是指处于一定经济社会背景下的医院，在长期医疗服务过程中逐步形成和发展起来的日趋稳定的独特的价值观和医院精神，以及以此为核心而生成的道德规范、行为准则、理想信念、医院传统等，并在此基础上生成的医院服务意识、服务理念、经营战略等。它是医务人员在长期医疗工作实践中形成的一种既与民族传统文化相关，又有医疗行业特点的一种文化，是医院高层管理者与广大医护员工在加工服务产品的过程中所创造的观念形态文化、制度形态文化和物质形态文化的复合体。

医院文化既是社会文化在医疗卫生领域的拓展和延伸，又是具有医院特色的理论概念、框架结构、价值取向和个性特征。广义的医院文化泛指特定群体在医疗及与之相关领域生产实践中所创造的物质财富和精神财富的总和。而狭义的医院文化是指全体医护员工在医学实践、社会生活与交往等实践活动中形成的以人为核心的文化心态、观念形态和行为规范等。如果我们不能深刻地认知医院文化，那么就无法把医院文化上升到医院管理的整体理念来考虑，也不能准确理解医院文化本身就是医院重要资源的观点。

二、医院文化的内涵

医院文化是由企业文化派生出来的。研究报道对企业文化的定义统计共有 180 多种，由此对医院文化也可以从不同角度做出多种定义，如群体意思说、物质精神结合说、文化管理模式说等。医院文化的具体内涵表现为：权利文化、人道主义文化和科学文化。权利文化指的是人类社会制度的设计原则，与政治文明有关。体现在医院文化上，即我们的医疗制度和医院制度应使广大人民群众享受应有的医疗权利，医院则要尽其应尽的医疗职责。医院要以患者为中心，不是患者为医院而存在，而是医院为患者而存在。人道主义文化指的是人类的道德规范，与精神文明有关。体现在医院文化上，即医院的医德医风和医务人员的职业道德。优秀的人道主义文化体现为南丁格尔风范和白求恩精神，体现为良好的医德医风，体现为"救死扶伤"的革命人道主义。科学文化指的是人类创造财富的先进手段，与物质文明有关。体现在医院文化上，即医务人员精湛的医疗技术和医院的先进的诊疗设备。纵观近几十年来临床医学的发展，在很大程度上是靠科学技术推动的。医院要根据临床实践的需要，积极探索和研究临床实用的技术和方法。

三、医院文化的特点

任何一种文化现象都是一定的经济基础的反映和时代的产物。医院文化的实质性内容也会随着时代发展而变化，并反映出鲜明特点。当代医院文化的特点有：

（一）时代性

医院文化是时代精神的反映，是时代精神的具体化。知识经济时代医疗技术飞速发展，技术创新成为医院发展的必要条件，创新活力成为现代医院的经常活动。因此，医院文化必须要反映开拓创新、不断进取的要求，强化竞争观念、信息观念、价值观念、效益观念、时间观念等现代意识。

（二）人文性

人文性是医院文化的最显著特征之一，医院的一切活动都是围绕患者开展的，服务对象是患有身心疾病的人群，这就决定了必须坚持以人文本，体现人文关怀，这就要求医务人员除了具备过硬的医学专业技术外，还必须具备基本的人文素养。因此，医院文化建设要体现对医务人员的熏陶和引导，通过医院文化激发医务人员的使命感和责任感。同时，要致力于构建和谐的医际关系，倡导协作精神和集体主义，建立亲密、友善、互助、信任、上下亲和的关系。还要注重员工的自尊、自我实现等高层次的心理需求，并把这些带有"人文"色彩的信念、价值观等注入员工的心灵深处，在医院形成一种和睦相处、同舟共济的文化氛围。

（三）社会性

医院是一个小社会组织，是社会集体中的一个细胞，医院的生存和发展离不开所处的社会大环境。因此，先进的医院文化必须追求与社会环境的和谐，医院应具备高度的社会责任感，在医院承担社会责任的过程中，医院员工在文化的熏陶和感染下，通过提供优质的医疗服务，与公众保持良好的公共关系，促进良好社会风气的不断形成，使医院与社会环境成为一个相互依赖、相互联系、相互作用的有机整体。

（四）继承性

医院文化不是无根之木，而是生长在优秀传统文化土壤之中的，积极继承优秀传统文化，是医院文化的重要特征。

（1）继承社会主义的优秀传统文化和医学文化精华，毛泽东同志概括的以国际主义精神、毫不利己专门利人的精神和对技术精益求精为特征的白求恩精神，是广大医务人员应该追求的最高精神境界，另外"医乃仁术""大医精诚"等都是中国医学文化的精华。

（2）继承本院的优秀传统文化，这在一些历史悠久的医院体现得更为明显。如大家都非常熟悉的协和医院那样，医院一代又一代医务人员在医疗实践中积淀的文化底蕴，以及医院各项文明建设成果在医院文化建设中发挥着重要作用。

（3）借鉴各国医院文化的精华，融入中国医院文化建设之中。

（五）创新性

医院文化是在医疗实践和医院管理活动中长期培养形成并且不断充实和发展起来的，创新是发展的动力。继承是创新的基础，创新是在继承的基础上追求更高层次的目标，离开了创新的继承就意味着停滞不前。先进的医院文化具有随着医院发展而与时俱进的强大革新能力，它以无形的魅力推动和引导医院员工发挥创新潜能，这种创新不仅是医疗技术和服务的创新，更重要的是观念、意识及相关体制和制度的更新。

（六）传播性

医院是精神文明传播的窗口，知识密集、技术含量高，而且与人民群众的生老病死高度相关。一方面，医院通过医疗活动，保障社会劳动力的健康；另一方面，以自己特有的医院文化向医院外部辐射，影响整个社会。这种传播和影响主要表现在：医院通过自己的良好形象、价值观念、发展目标、职业道德、医院精神、行为规范、院容院貌等影响患者和社会，对全社会的精神文明建设发挥着重要的推动作用。

四、医院文化的内容

医院文化的内容主要包括十个方面。

（一）医院精神文化

医院精神文化是指医院在一定的社会制度、生产力水平和文化背景下，在长期的医疗服务实践活动中，逐步孕育起来并经过总结、提炼、升华所形成的理想信念、价值观念、道德规范和行为准则的综合体现，是医院员工群体意识的集中反映。医院精神是医院文化的核心内容。

（二）医院道德文化

医院道德文化是指医院职工个体或群体的品质在医疗实践中应遵从的规范。它是通过社会舆论、内心信念和传统习惯来调整医患之间、医务人员之间和医务人员与社会之间关系的行为准则文化。

（三）医院思维文化

医院思维文化是医院主体接受信息、存贮信息、加工信息以及输出信息的全过程，并且是概括地反映客观现实的过程。发达的医院思维文化，有利于培养医院管理者和全体员工的创新能力，提高医院的管理能力和医疗技术水平。

（四）医院心理文化

医院心理文化是以医院特定的心理领域为对象，从文化学角度研究医院管理者及员工、患者、家属及相关人员的心理现象、心理规律、心理作用。它是将心理学与管理学、医学社会学及哲学等学科运用文化学理论进行交叉研究而形成的一种边缘学科的理论，是医院文化的重要组成部分，属于深层次的医院文化。

（五）医院服务文化

医院服务文化是指医院对服务客体提供医疗实践过程中的物态服务和精神服务的总和。它是在医疗、护理、保健和康复等实践活动中产生的，并伴随这些活动不断发展。

（六）医院科技文化

医院科技文化是医学技术观念、医学技术手段、医学技术方法的总和。科学技术的发展是社会发展和社会改革的推动力量，而医学科技进步则是生命科学及医院发展的推动力量。

（七）医院管理文化

医院管理文化是指关于研究医院管理理论、管理模式、管理体制、管理者类型、管理手段和领导艺术的文化。这一文化还涉及管理要素、管理哲学的研究和实践。

（八）医院制度文化

医院制度文化是指精神文化、物质文化的制度化，是通过规章制度、条例法规来展现的。它是以规章制度的形式对某一文化加以肯定或否定。医院制度的健全与否、科学与否关系和院内秩序是否正常运行和院内外人际关系是否协调，因此医院制度文化是关系到医院大局的保证性文化、支柱性文化。

（九）医院环境文化

医院环境文化是指医院在医疗活动中所处的一切外部条件，分自然条件和社会环境两大类，具体包括医院政治环境、医院人际环境、医院工作环境和医院生活环境。

（十）医院组织文化

医院组织文化指组织功能、组织结构的形式及其协作的构成关系。不同的功能性格、不同的结构形式和不同的协作构成体系，形成不同的组织类型，不同的组织类型即表现为不同的组织文化。组织文化属医院文化的基础文化。

五、医院文化的主要功能

（一）导向功能

医院文化具有很强的示范与引领作用。医院文化的导向功能体现在对全院员工的价值观及行为层面所起的引导作用，使之符合医院的整体要求。医院文化能够在"润物细无声"中达到对员工思维模式、行为模式的引导。优秀的医院文化在无形中规定着员工具有崇高的理想和追求，并引导其主动适应健康的、先进的、有发展前途的社会需求，去和医院的目标保持一致。医院文化通过强调文化塑造来引导员工的行为，使员工的行为能够符合医院的整体利益和长远目标，符合社会和公众对医疗服务的心理期望。

（二）凝聚功能

文化是医院的黏合剂，可以把组织成员紧紧地黏合、团结在一起，使大家的目的明确、协调一致。医院员工凝聚力量的基础是医院的共同愿景和发展目标。医院的发展目标选择明确，就能够把医院的利益和绝大多数员工的利益统一起来，是一个组织与个人双赢的目标。在此基础上，医院就能形成强大的凝聚力。优秀的医院文化对员工的思想、性格、兴趣等起潜移默化的影响作用，使员工自觉不自觉地接受医院的共同信念和价值观，从而把个人融合到集体中，最终形成团队的合力。

（三）激励功能

激励是一种精神力量和状态。医院文化所形成的医院内部文化环境和价值导向能够起到精神激励的作用，将员工的积极性、主动性和创造性激发和调动起来。优秀的医院文化可以起到塑造医院品牌的作用，从而增强员工对医院的认同感和自豪感。

（四）约束功能

医院文化一旦确立，对每个员工的思想和行为都具有约束和规范作用。这种规范和约束，来自医院内部的习惯、传统、观念和外部环境因素等，是医院精神、医院价值和传统风气对员工行为的"软约束"。

（五）辐射功能

医院文化的辐射功能，是指医院文化一旦形成较为固定的模式，它不仅会在医院内部发挥作用，对医务人员产生影响，而且也会通过各种渠道对社会产生影响。

（六）调适功能

医院文化的调适功能，是指医院文化可以帮助新进成员尽快适应医院内外部环境，使自己的价值观和医院相匹配。在医院进行变革的时候，医院文化也可以帮助员工尽快适应变革后的局面，减少因为变革带来的压力和不适应。

六、医院文化建设的基本任务和应遵循的原则

（一）医院文化建设的基本任务

医院文化综合和引进了哲学、伦理学、思维科学、心理学、组织行为学、管理学、科学技术及相关学科、相关文化的理论和方法，吸收了一些有关"规律性"的研究成果。医院文化建设的基本任务是建立自身的理论体系，通过理论联系实际推进医院的"两个文明"协调发展。

（二）医院文化建设应遵循的原则

要注重发扬自身的优良传统，根据医院自身的特点，本着针对性、易接受性、可操作性、循序渐进性和一定的前瞻性原则去建设。

1. 针对性

针对医院的院情，针对本院存在的问题，对症下药。

2. 易接受性

易接受性指有关理论、方法、措施应通俗易懂，易于掌握，更重要的是在一定时间内能见到实际效果。

3. 可操作性

可操作性指有具体目标、具体标准、能实行、能检查、能评价。

4. 循序渐进性

循序渐进性指按人们的不同水平层次，分类指导；按近、中、远期目标，分阶段推行；按轻重缓急，分批实施。

5. 前瞻性

前瞻性指在解决现实问题的基础上，又预见到未来，把工作做到前面，既基于现实又高于现实。

（三）医院文化建设的研究要项

医院文化作为一门新兴的管理科学，其定义、功能、内容、结构，以及理论和实践等均属研究的范围。就其研究的要项来说，在理论方面应放在医院文化结构、医院精神的确立、医院文化的探索上；在实践方面应放在医疗服务的改善、医疗形象的塑造、医德的整肃等的研究上。

医院文化是与多学科、诸事物互相关联、互相作用、互相影响的。其关系摆位得当、处理得当，就可以使相互联系的事物优势互补，其发挥的威力就会取得乘积效应。因此，研究医院文化的物质与精神、医院文化与医院管理、医院文化与思想政治工作、医院文化与医院文明、医院文化与市场经济等关系，是医院文化研究的必要课题。医院文化以综合性大文化的特点统纳各项文化，可以找到更多的思想政治工作载体，更大地

扩充思想政治工作的队伍，更好地运用和创新思想政治工作的方法，进而取得更好的效果。医院文化是医院文明的底蕴，医院文明是医院文化的升华；医院文化建设支撑和保证医院文明建设，医院文明建设促进医院文化活动。

（王昕）

第二节　医院文化建设的伦理要求与路径

一、构建医院文化管理伦理的意义

（一）适应新的医学模式的必然要求

近年来医学模式已由生物型发展为集现代科技、生物学、心理学、社会学为一体，而成为新的生物—心理—社会型医学模式。在新的医学模式下，医院不能将患者仅仅当作生物个体，而应该看成具有社会属性、心理特征的个人，不仅要治疗患者的生理疾病，还要分析患者的心理需求、社会关系、性格偏好等精神方面的特征，从而提升诊疗服务的水平。

（二）适应卫生事业改革的必然要求

第一次全国卫生与健康大会，颁布实施《"健康中国2030"规划纲要》，开启了深化卫生与健康事业改革的序幕，提出要坚持把人民健康放在优先发展的战略位置，指出必须把保障好人民群众基本健康权益放在首位；坚持"大健康"发展理念，从"以治病为中心"转到"以健康为中心"，突出预防为主，坚持政府、社会和个人共同参与；坚持卫生与健康事业公益性，毫不动摇地把公益性写在基本医疗卫生事业的旗帜上。要把这些基本思路体现在医疗实践中，作为医疗实践主体的医院必须为此营造良好文化氛围，将这些基本理念体现在行为文化、物质文化和制度文化中，为卫生事业改革的顺利推进创造有利条件。

（三）提升人民群众健康获得感的必然要求

医院与患者是一种法律上的契约关系，这种契约一旦建立，医院就必须为患者实现权利，认真履行自己的职责和义务，包括提供适当诊疗手段的义务、病情告知的义务、合理收费的义务和转诊义务。在这些要求之外，医院还要强化服务意识，在医疗实践中增加医院服务的文化内涵，提升医疗服务的便利性，营造良好的就医氛围。例如，分别开设男女注射室，就诊高峰期多开设几个挂号窗口，医院装修时，地面设置导行路线，为听力和语言残疾人提供无障碍导医服务等。

二、医院文化建设的伦理要求

（一）管理者应该具有强烈的文化自觉意识

在医院文化建设中，医院管理者既是医院文化的设计者，也是医院文化的塑造者和传播者，没有医院管理者的设计和塑造，就不会自发形成独具特色的现代医院文化。优秀的医院文化和优秀的医院管理者是密不可分的，这在成功的医院文化建设典型的案例中均可显现。医院管理者总结、设计并提升医院的文化，使之融入医院管理的各方面，成为推动医院健康发展和提高医护人员素质的重要精神动力。

（二）医院文化建设要致力于提升医疗服务质量

医院管理是建立在医院文化的基础上。也就是说，医院文化是医院管理工作的延伸和发展。医院文化渗透在医院管理的各个方面，体现在医院员工的工作实践中。医院文化建设作为医院管理这个整体中的局部，要充分发挥其对提升医院管理水平和医疗服务质量的助推作用，医院通过打造自己特有的文化氛围，可以提升医疗服务水平和患者的满意度。

（三）坚持人本理念，营造良好的人际氛围

人本理念是医院文化建设的奠基石。医院文化要全面体现人本管理的理念，首要的是把"以患者为中心"真正落到实处。医院为患者提供医疗服务时，要以患者的需求为导向，在房屋布局、战略计划、就医流程等方面充分体现对患者的人性化关怀。医院必须认真履行自己的职责和义务，充分尊重患者的生命健康权、知情同意权、治疗手段的最终决定权、隐私权等权利。要树立"员工为主体"的理念，医院的员工特别是医务人员是提供医疗服务的主体，医院文化必须在管理中体现对员工的关心和支持，管理工作要突出员工的主体地位，营造宽松、舒适、愉悦的工作、生活环境，给员工提供施展才华的平台。

（四）医院文化建设必须致力于医院员工的认同

优秀的医院文化，通过积极向上的思想观念和行为准则，形成强烈的使命感，使员工从内心深处自觉产生为医院拼搏的献身精神。然而，医院文化建设要靠全体人员，需要一批批、一代代管理者和员工在医院管理过程中营造、培养和发展，将医院文化渗透和贯穿到管理和诊疗的全过程。在促进员工认同方面，加强科室文化建设是重要途径，要让核心价值观成为各个科室规划发展战略、制定工作目标、完善规章制度、优化服务流程的指导思想，渗透到工作的每一个细节、服务的每一个环节、环境打造的每一个角落中。特别是科室主任要发挥积极的价值导向作用，将科室好的传统发扬光大。

（五）医院文化建设要致力于改革创新

医院文化建设是医院发展的润滑剂，只有不断地保持医院文化的生命力和活力，保持先进性，建立与其相适应的和谐氛围，才能促进医院更好地持续发展，这是医院文化发展的必然性。因此，在医院文化创新中，要始终把握先进医院文化建设的趋势，学习和借鉴国内外医院优秀的文化成果，不断提高医院文化建设水平。

三、医院文化建设的路径

按照以上医院文化建设的伦理要求，结合医院文化的结构特点，加强医院文化建设的路径包括以下几个方面。

（一）确立正确的办院理念，是医院文化建设的基础

办院理念是医院管理的灵魂，也是医院文化建设的基础。要使医院持续、健康发

展，首先就是树立正确的办院理念。对于医院发展来说，设备、资金、技术人员虽然都是重要因素，但是要很好地发挥这些因素的作用，必须要有正确的办院理念作指导。

目前，医学正面临着由生物医学模式向生物—心理—社会医学模式的重大转变，办院理念从理论到实践都要发生深刻的变化。医院的功能已不仅是对个体的治病救人，而应是保障人民群众在身体、精神和社会适应的完满状态，保障人民群众身心健康。这些转变与要求，是确定医院办院理念的主要依据和正确方向。

（二）树立优秀的医院精神，是医院文化建设的核心

医院精神是医院文化的核心内容。它是现代意识与医院个性相结合的一种群体意识，也是医院全体员工共同一致的内心态度、意志状况和思想境界的反映。每个医院都有自己的成长历程，都有各自不同的个性。因此，每个医院都应有各具特色的医院精神。医院精神作为医院内部员工群体心理定式的主导意识，是医院办院理念、宗旨、价值标准、管理信条的集中体现。它不仅能动地反映与医疗实践活动密切相关的本质特征，而且鲜明地展示医院的宗旨和发展方向，给人以理想、信念、鼓励、约束。医院精神集中反映了医院管理者的事业追求和调动员工积极性的基本指导思想，常常以各种形式在医院管理过程中得到全方位强有力的贯彻。于是，医院精神又常常成为调节系统功能的精神动力。

（三）培育高尚的价值观，是医院文化建设的关键

医院价值观，是指医院在医疗实践活动中所推崇的基本信念和奉行的目标。从哲学上说，价值观是关于对象对主体有用性的一种观念。而医院价值观是医院全体或多数员工一致赞同的关于医院意义的终极判断。现代管理学特别强调人的因素和人本管理，其目标就是试图寻找一种先进的，具有代表性的共同价值观，并将全体员工团结在这面精神大旗下，最大限度地发挥人的主观能动性。医院价值观的核心内容应该包括以下几点：以不断提高医疗技术水平为主要内容的医疗质量观，以生命神圣为主要内容的生命价值观，以患者利益至上为主要内容的医德观，以尊重知识为主要内容的人才观，以社会效益为主要内容的效益观，以建设高水平知名医院为主要内容的发展观。

（四）培养良好的群体行为，是医院文化建设的基本内容

员工是医院的主体，医院员工的群体行为决定医院整体的精神风貌、医院文明的学习、技术培训以及各种文艺活动。诚然，这些活动都是必要的，但员工群体行为的塑造不仅仅限于此，至少还应包括以下内容：①激励员工的智力、向心力和团队精神。团队在许多现代企业中已成为促进员工奋斗向上的有效手段和组织形式。②把员工的工作同自己的人生目标联系起来，这是每个人工作主动性、创造性的源泉。员工个人的充分发展，对于医院追求卓越的目标至关重要。当个人目标和医院目标之间存在着协同关系时，个人实现目标的能力就会因为有了医院而扩大，就会有利于员工形成事业感和责任感，建立起对医院奋斗目标的信念。③不严格规范医疗行为，就不可能有良好的医院外在形象。如果员工行为不端、态度不好、纪律散漫、语言不美，将给医院带来严重的损害。

（王昕）

第三节　医院制度的文化建设

制度文化把精神文化和物质文化有机地结合成一个整体，可以对医院员工行为产生规范性、约束性影响，是具有医院特色的各种规章制度、道德规范和员工行为准则的总和。

一、医院领导体制

医院领导体制是医院领导的组成、结构与工作模式的总称，是医院制度文化的核心内容。领导体制直接影响着医院组织机构的设置，制约着医院管理的各个方面。一个有着完善制度文化的医院，医院的领导体制必然与医院的现状相适应，与医院未来的发展相统一。

二、医院组织机构

医院组织机构是指医院为了有效实现目标而设立的人员分工和协作关系。不同的组织结构反映了不同的医院文化。扁平化的医院组织结构增加了管理幅度；因工作项目的多部门合作而需要更多地采用矩阵结构；医院后勤社会化使得组织结构呈网络结构发展；随着医院集团的产生和壮大，医院的组织结构向委员会或董事会结构发展。

三、医院管理制度

医院管理制度是指医院为保证日常工作的良性运行，获得最佳的社会和经济效益所制定的各种带有强制性的规定或条例。优秀的医院文化必然是科学完备的管理制度的体现。

在设计或完善医院制度时，首先可遵循的就是《国务院办公厅关于建立现代医院管理制度的指导意见》（国办发〔2017〕67号）。该指导意见已经明确提出完善现代医院管理制度要做的13项任务。

（一）制定医院章程

各级各类医院应制定章程。医院章程应包括医院性质、办医宗旨、功能定位、办医方向、管理体制、经费来源、组织结构、决策机制、管理制度、监督机制、文化建设、党的建设、群团建设，以及举办主体、医院、职工的权利义务等内容。医院要以章程为统领，建立健全内部管理机构、管理制度、议事规则、办事程序等，规范内部治理结构和权力运行规则，提高医院运行效率。制定公立医院章程时，要明确党组织在医院内部治理结构中的地位和作用。

（二）健全医院决策机制

院长全面负责医疗、教学、科研、行政管理工作。院长办公会议是公立医院行政、业务议事决策机构，对讨论研究事项做出决定。在决策程序上，公立医院发展规划、"三重一大"等重大事项，以及涉及医务人员切身利益的重要问题，要经医院党组织会议研究讨论同意，保证党组织意图在决策中得到充分体现。充分发挥专家作用，组建医疗质量安全管理、药事管理等专业委员会，对专业性、技术性强的决策事项提供技术咨询和可行性论证。资产多元化、实行托管的医院以及医疗联合体等，可在医院层面成立理事会。把党的领导融入公立医院治理结构，医院党组织领导班子成员应当按章程进入医院管理层或通过法定程序进入理事会，医院管理层或理事会内部理事中的党员成员一般应当进入医院党组织领导班子。

（三）健全民主管理制度

健全以职工代表大会为基本形式的民主管理制度；工会依法组织职工参与医院的民主决策、民主管理和民主监督。医院研究经营管理和发展的重大问题应当充分听取职工意见，召开讨论涉及职工切身利益的会议，必须有工会代表参加。推进院务公开，落实职工群众知情权、参与权、表达权、监督权。

（四）健全医疗质量安全管理制度

院长是医院依法执业和医疗质量安全的第一责任人，落实医疗质量安全院、科两级责任制。建立全员参与、覆盖临床诊疗服务全过程的医疗质量管理与控制工作制度，严格落实首诊负责、三级查房、分级护理、手术分级管理、抗菌药物分级管理、临床用血安全等医疗质量安全核心制度。严格执行医院感染管理制度、医疗质量内部公示制度等。加强重点科室、重点区域、重点环节、重点技术的质量安全管理，推进合理检查、用药和治疗。

（五）健全人力资源管理制度

建立健全人员聘用管理、岗位管理、职称管理、执业医师管理、护理人员管理、收入分配管理等制度。在岗位设置、收入分配、职称评定、管理使用等方面，对编制内外人员统筹考虑。公立医院在核定的薪酬总量内进行自主分配，体现岗位差异，兼顾学科平衡，做到多劳多得、优绩优酬。按照有关规定，医院可以探索实行目标年薪制和协议薪酬。医务人员薪酬不得与药品、卫生材料、检查、化验等业务收入挂钩。

（六）健全财务资产管理制度

财务收支、预算决算、会计核算、成本管理、价格管理、资产管理等必须纳入医院财务部门统一管理。建立健全全面预算管理、成本管理、财务报告、第三方审计和信息公开机制，确保经济活动合法合规，提高资金资产使用效益。公立医院作为预算单位，所有收支纳入部门预算统一管理，要强化成本核算与控制，逐步实行医院全成本核算。三级公立医院应设置总会计师岗位，统筹管理医院经济工作，其他有条件的医院结合实际推进总会计师制度建设。加强公立医院内部审计监督，推动注册会计师审计工作。

（七）健全绩效考核制度

将政府、举办主体对医院的绩效考核落实到科室和医务人员，对不同岗位、不同职级医务人员实行分类考核。建立健全绩效考核指标体系，围绕办院方向、社会效益、医疗服务、经济管理、人才培养培训、可持续发展等方面，突出岗位职责履行、工作量、服务质量、行为规范、医疗质量安全、医疗费用控制、医德医风和患者满意度等指标。严禁给医务人员设定创收指标。将考核结果与医务人员岗位聘用、职称晋升、个人薪酬挂钩。

（八）健全人才培养培训管理制度

落实住院医师规范化培训、专科医师规范化培训和继续医学教育制度，做好医学生培养工作。加强临床重点专科、学科建设，提升医院核心竞争力。城市医生在晋升主治医师或副主任医师职称前到基层或对口帮扶的医疗机构累计服务不少于一年。城市大医院要积极为基层和边远贫困地区培养人才。

（九）健全科研管理制度

加强临床医学研究，加快诊疗技术创新突破和应用，大力开展适宜技术推广普及，加强和规范药物临床试验研究，提高医疗技术水平。加强基础学科与临床学科、辅助诊疗学科的交叉融合。建立健全科研项目管理、质量管理、科研奖励、知识产权保护、成果转化推广等制度。

（十）健全后勤管理制度

强化医院发展建设规划编制和项目前期论证，落实基本建设项目法人责任制、招标投标制、合同管理制、工程监理制、质量责任终身制等。合理配置适宜医学装备，建立采购、使用、维护、保养、处置全生命周期管理制度。探索医院"后勤一站式"服务模式，推进医院后勤服务社会化。

（十一）健全信息管理制度

强化医院信息系统标准化和规范化建设，与医保、预算管理、药品电子监管等系统有效对接。完善医疗服务管理、医疗质量安全、药品耗材管理、绩效考核、财务运行、成本核算、内部审计、廉洁风险防控等功能。加强医院网络和信息安全建设管理，完善患者个人信息保护制度和技术措施。

（十二）加强医院文化建设

树立正确的办院理念，弘扬"敬佑生命、救死扶伤、甘于奉献、大爱无疆"的职业精神。恪守服务宗旨，增强服务意识，提高服务质量，全心全意为人民健康服务。推进医院精神文明建设，开展社会主义核心价值观教育，促进形成良好医德医风。关心爱护医务人员身心健康，尊重医务人员劳动成果和辛勤付出，增强医务人员职业荣誉感。建设医术精湛、医德高尚、医风严谨的医务人员队伍，塑造行业清风正气。

（十三）全面开展便民惠民服务

三级公立医院要全部参与医疗联合体建设并发挥引领作用。进一步改善医疗服务，优化就医流程，合理布局诊区设施，科学实施预约诊疗，推行日间手术、远程医疗、多学科联合诊疗模式。加强急诊急救力量，畅通院前院内绿色通道。开展就医引导、诊间结算、检查检验结果推送、异地就医结算等信息化便民服务。开展优质护理服务，加强社工、志愿者服务。推进院内调解、人民调解、司法调解、医疗风险分担机制有机结合的"三调解—保险"机制建设，妥善化解医疗纠纷，构建和谐医患关系。

四、医疗技术规范

医务人员离不开精湛的医疗技术，仅有一颗为患者服务的心无法治愈患者。因此，医疗质量是衡量医疗服务水平的重要标准，其优劣程度直接影响到医疗效果，而精湛的医术是为患者服务的根本保证。

（王昕）

第十四章　医院人力资源管理

第一节 概 述

德鲁克认为，"所谓管理，最终就是人力管理，人力管理就是管理的代名词"。信息和知识经济时代，人力资源是组织的核心资源，人力资源的取得、开发、培养等成为各类组织管理的重要问题。对医院人力资源管理来讲，不论是卫生专业技术人才，还是医院管理人才，其显著的特点就是培养周期都比较长，而且人才犹如"种子"，也犹如"大树"，必须有适宜的土壤与气候。因此，培养与引进人才已经成为各级各类医院人力资源管理的核心主题。事实也证明，医院只有重视人才的持续配给保障，才能做到未雨绸缪，确保医院的持续发展与核心竞争力的提升。医院人才梯队的合理构建和有效供给需要医院领导者具有战略性思维，从战略层面重视医院的人力资源规划，并在实际工作中能够真正付诸行动。

现代医院已逐步发展成为多学科、多层次、多功能的机构，不同专业的科室设置繁多，拥有大量现代化的先进医疗仪器设备，汇集着不同类型、不同层次的专业技术人才。而组织好这个庞大的群体最核心、最根本的问题是对人的管理，即提高医院各类人员的智力、知识、能力和政治思想品德，使之与医院各项工作的要求相匹配。要做好医院的人事管理工作，要求管理者除了掌握组织理论、劳动人事管理知识、人才学知识以外，还应具备一定的医学知识，熟悉医疗工作规律和现代医院管理知识。

一、医院人力资源管理的概念

（一）人力资源

人力资源是指在一定的范围内，能够作为生产性要素投入经济活动中，且可以利用并能够促进和推动整个经济和社会发展的、具有智力劳动和体力劳动能力的人们的总称，包括数量和质量两个方面。

（二）人力资源的基本特征

由于人本身所具有的生物性、能动性、智力性和社会性等特性，决定了人力资源具有以下基本特征。

1. 人力资源是能动性资源

能动性是人力资源的首要特征，是与其他一切资源最根本的区别。一切社会经济活动都首先是人的活动，由人的活动才引发、控制、带动了其他资源的活动。人力资源是在社会经济活动中起着主导作用的因素，同时也是唯一起创造作用的因素。社会经济活动的使命是发展、进取和创新，而只有人力资源才能担负起这种使命和责任，其他任何生产要素都不具备这样的能力。

2. 人力资源是特殊的资本性资源

人力资源与一般的物质资本有共同之处，即是一种经济性资源，具有资本属性。

1）人力资源是个人、机构或社会投资的产物，其质量高低取决于投资程度和其他多种因素。人力资源的这个特点起因于人的能力获得的后天性，为了形成能力，必须接受教育和培训，必须投入资源和时间。

2）人力资源是在一定时期内可能长期带来收益的资源，它一旦形成，一定会在适当的时期内为投资者带来收益。

3）人力资源在使用过程中也会出现有形磨损和无形磨损。有形磨损如人自身衰弱，无形磨损如知识和技能的老化。

3. 人力资源是高增值性资源

在创新型社会形态下，人力资源收益的增值性正迅速超过自然资源和资本资源。回顾中国改革开放以来，劳动力的市场价格不断上升，人力资源投资收益率不断上升，同时劳动者的可支配收入也不断上升。在卫生健康领域，专业人员的技术能力是资源增值的重要因素，加之卫生人力的总体短缺以及高素质专业人员的相对匮乏，供需矛盾突出，更凸显了卫生人力资源高增值性的特点。

4. 人力资源是再生性资源

人力资源的再生性，主要基于人口的再生产和劳动力的再生产，通过人口总体内个体的不断更迭得以实现。

人力资源是所有资源中最宝贵的资源。作为一种特殊的资源，人力资源具有极大的可塑性和无限的潜力。人力资源的活动总是处于经济或事务活动的中心位置，决定其他资源的活动；人力资源是组织实现战略目标的驱动性因素。但当因环境、组织和管理的问题无法调动人力资源的能动性和潜能时，人力资源可能又成为组织发展的阻碍因素。

（三）人力资源管理

人力资源管理即指运用科学方法，协调人与事的关系，处理人与人的矛盾，充分发挥人的潜能，使人尽其才、事得其人、人事相宜，以实现组织目标的过程。

人力资源管理的主要内容包括岗位设置（建立合理明确的组织结构，设置相应的岗位，并对各岗位的职责与权限范围、工作内容与要求、人员要求等做出规定）、人员配备（招聘、选拔、调配、任用）、人员培训、人员考核、人员奖惩（报酬、资格认可、职称评定、聘任、晋升管理等）、劳动人事统计和人事档案管理。

人力资源管理的核心是处理人与人、人与事的关系，充分发挥人的主观能动性，使人尽其才，事得其人，人事相宜，以实现组织目标。

人力资源管理的发展，一般可分为三个阶段：古典管理理论阶段（20 世纪初到 20 世纪 30 年代）、现代管理理论阶段（20 世纪 30 年代到 20 世纪 70 年代）和当代管理理论阶段（20 世纪 70 年代至今）。

1. 古典管理理论阶段

古典管理理论阶段是管理理论最初形成阶段，比较侧重于从管理职能、组织方式等方面研究企业的效率问题，对人的心理因素考虑较少。

2. 现代管理理论阶段

主要指行为科学学派及管理理论丛林阶段。

1）行为科学学派阶段：主要研究个体行为、团体行为与组织行为，重视研究人的心理、行为等对高效率地实现组织目标的影响作用。

2）管理理论丛林阶段：20世纪40—70年代，许多管理学者都从各自不同的角度发表自己对管理学的见解，涌现出各种代表学派，如管理过程学派、管理科学学派、社会系统学派、决策理论学派、系统理论学派、经验主义学派、经理角色学派和权变理论学派等。

3. 当代管理理论阶段

进入20世纪70年代以后，管理理论以战略管理为主，重点研究企业如何适应充满危机和动荡环境的不断变化。

20世纪90年代以来，信息化和全球化浪潮迅速席卷全球，顾客的个性化、消费的多元化决定了企业必须适应不断变化的消费者的需要，在全球市场上取得顾客的信任，才有生存和发展的可能。这一时代，管理理论研究主要针对学习型组织而展开。彼得·圣吉在所著的《第五项修炼》中更是明确指出企业唯一持久的竞争优势源于比竞争对手学得更快、更好的能力，学习型组织正是人们从工作中获得生命意义、实现共同愿景和获取竞争优势的组织蓝图。

（四）医院人力资源管理

医院人力资源管理是根据医院发展战略的要求，运用现代科学理论与方法，对医院人力资源进行有效开发、合理配置、充分利用，并通过培训、考核、激励等一系列管理措施，发掘员工潜能，充分调动员工的积极性与创造性，最终实现医院发展与员工工作需求的双向目标。医院人力资源管理的主要工作内容是选人、育人、用人、留人。

二、医院人力资源的分类

根据岗位性质，医院人力资源可分为三类。

（一）卫生专业技术人员

执业医生、执业助理医生、注册护士、药师（士）、检验技师（士）、影像技师（士）等均属于卫生专业技术人员。

（二）管理人员

管理人员指担任医院领导职责或管理任务的工作人员，主要从事党政、人事、医政、科研、继续教育、信息管理等工作。

（三）工勤技能人员

工勤技能人员指在医院中承担技能操作和维护、后勤保障等职责的工作人员，护理员（工）、收费员、挂号员，以及从事电梯、搬运、供暖、安保、保洁等工作的人员都属于工勤技能人员。

根据工作职责、工作内容等特点，医院的岗位可分为管理岗位、专业技术岗位、工勤技能岗位三种岗位类别。其中专业技术岗位又分为卫生技术岗位和非卫生技术岗位。专业技术岗位设置13个等级，管理岗位设置8个等级，工勤技能岗位分为技术工岗位和普通工岗位，技术工岗位设置5个等级，普通工岗位不分等级。卫生技术岗位包括医疗、护理、药剂、医技四类，各类岗位根据工作的复杂程度、风险性、责任大小等对卫生技术人员知识、技能、经验的不同要求，又分为初级、中级、高级三个不同的岗位等级。不同类别、不同专业水平的人力资源从事着不同类别、不同等级岗位的工作。

卫生技术岗位是医院的主体，各类岗位的人员应保持适宜的比例。一般来说，从事管理岗位的人员应占医院总人数的10%左右，专业技术岗位人员占总人数的比例应不低于80%，工勤技能岗位人员应占总人数的10%以下。

三、医院人力资源的特征

医院人力资源具有一定的时效性、能动性、两重性、智力性等特征。

（一）时效性

医院人力资源开发和利用受时间限制，能力水平与技术更新也随时间变化而改变，同时人力资源数量需求和匹配程度也有明显的时效性。

（二）能动性

医院人力资源具有目的性、主观能动性、社会意识性和可激励性，不仅是被开发和利用的对象，且具有自我开发的能力。医院人力资源是人民健康的守护者，是全面深化医改的践行者，是医学科技创新的开拓者，其功能实现的程度和主客观许多因素有关。

（三）两重性

医院人力资源既是投资结果又是创造财富的关键要素。

（四）智力性

医院人力资源在认识、理解客观事物并运用知识、经验指导医学实践时有较强的能力。智力性具有较高技术含量和潜在风险，是比较独特的；而智力性又具有继承性，能积累、延续和增强。

四、医院人力资源管理特征

（一）战略性

各类医院在明确自己功能定位的基础上，将人力资源管理提升到医院战略管理的高度，在健全完善医院人力资源管理基础性工作的前提下，建立以可持续发展为目标，以提高核心竞争力为主导的具有指向性、系统性和可行性的医院人力资源管理体系。

（二）人本性

医务人员属于知识密集型群体，他们除了有物质上的追求外，更加注重社会的尊重与认可，重视自我价值的实现，因此，医院应"以人为本"，重视与尊重员工的个性与他们所创造的价值，满足员工生活、工作需要，建立一个有利于发挥员工主观能动性的良好工作环境，激励他们为提高人类健康水平进行不断的探索与拼搏，在实现医院目标的同时实现自己的人生价值。

（三）创新性

医院人力资源管理无论是在管理理念上还是在管理方法与技术上都必须不断创新、与时俱进，以满足医院不断发展与员工各种需求不断变化的要求。医院人力资源管理部门要不断吸纳国内外医院人力资源管理的先进理念，总结医院人力资源管理的最佳实践经验，借鉴其他行业对知识型员工的管理方法，不断提升其人力资源管理绩效与水平。

（四）全方位性

传统意义上的人力资源管理贯穿于员工从录用到终止工作关系的整个过程，包括了人力资源招聘、录用、考核、奖惩等一系列内容，而现代医院人力资源管理不仅涵盖了传统人力资源管理的内容，更延伸到了员工录用之前以及终止雇佣关系之后，因此，医院对员工的管理，不止局限于员工的工作本身，同时也应该关注员工的社会关系、情感关系、心理活动等方面，全方位地发掘员工正在形成和尚未发掘的潜力。

（五）动态性

现代医院人力资源管理视人力资源为资本，鼓励员工参与决策的制定，参与自我职业生涯管理等工作，把对员工的管理从身份管理转向岗位管理，打破终身制，实施竞争上岗，择优录取，优胜劣汰，促进医务人员专业水平及综合素质的不断提升。

五、医院人力资源管理的原理

（一）能级管理原理

能级是指人的能力大小分级，不同行业或不同岗位对从业人员能级的标准是不一样的。能级对应是指在人力资源开发中，要根据人的能力大小安排工作、岗位和职位，使人尽其才，才尽其用。在医院人力资源管理中，需根据人的能级层次要求建立稳定的组织形态，承认人有能力的差别，同时保证能级本身的动态性、可变性和开放性，使人的能级与组织能级动态相对应。

（二）互补原理

每一个员工都有自身的长处与短处，互补原理的核心就是要在用人所长基础上，尽可能地做到在一个团体中多方面的互补，包括才能、知识、个性、年龄等各个方面。这种互补是一种优绩的结合，只有具有互补效应的团体结构，才能发挥出最佳的团体效能。

（三）激励原理

激励就是通过科学的方式和手段，激发员工内在的潜力，充分调动员工的积极性和创造性，使之自觉地为实现目标而努力工作。所以，激发员工动力是做好工作的前提。动力一般有物质动力、精神动力和信息动力。另外，还应注意正确处理个人与集体动力的关系，因势利导，综合平衡，以求最佳效率。

（四）相关原理

在管理系统中，任何一个分系统某个方面的要素发生变化，必然会导致整个系统中其他各个方面的相关变化。人事工作决策过程中，须考虑各种相关因素，注意整体效应，避免片面性。

（五）动态原理

任何系统都是处在运动、变化中的，能级与人的对应也应在动态发展中实现。随着生产的发展、科学技术的进步，工作岗位的能级要求也在变化；而人的才能也有一个不断发展和丰富的过程。因此，人事安排是一个动态的过程，当然，这种对应不会自发实现，而必须在一定组织机构的管理下，按照惯例的能级原理，有计划、有组织地实现。

（六）系统论、信息论、控制论

系统论就是要把被管理的对象置于整个系统中加以考察分析。从系统的观点出发对部门、群体和个人之间，群体与外部环境之间的关系进行研究，以达到整体最优化的目的。

信息论就是将人事管理活动看作人事信息的获得、传递、分析、处理而实现目标控制的一种规律运动。人事管理的信息反馈主要包括各个群体及人员的德才素质和实绩表现，以及人才能级和岗位能级的变化情况、人员的工作动态等。

控制论就是控制系统把信息输送出去，又把其作用返送回来，并对信息的再输出发生影响，起到控制的作用，以达到预定的目标。

六、医院人力资源管理的主要内容

医院人力资源是医院在一定时间、空间条件下，员工数量和质量的总和，是医院开展各项活动的基本力量。医院通过人力资源管理制度、法令、程序与方法的制订与实施，实现对人力资源进行有序、有效、系统、科学的管理，确保人力资源在各方面符合医院发展的需要。医院人力资源管理包括了医院从员工获取之前到雇佣关系结束之后的全过程，它通过战略与规划、人员甄选与招聘、培训、绩效管理、薪酬管理、职业生涯管理、员工激励等管理活动，完成其管理职能。

（一）岗位设置

岗位设置就是根据医院的服务功能要求，建立合理明确的组织结构，设置相应的岗位，并对各岗位的职责与权限范围、工作内容与要求、人员要求等作出规定，以确保医院工作的有效开展。

（二）人员配备

人员配备是指根据医院各工作岗位的人员要求，招聘、选拔、调配、任用适当人选的过程。人员配备是否合理，是人事管理工作成败的关键。

（三）人员培训

人才是教育和培养的结果，有计划地抓好医院各类人员的教育和培养，是人事管理的重要工作之一。现代医学技术发展迅速，新学科、新理论、新技术不断涌现，这在客观上迫切要求做好医院的人员培养工作。

（四）人员考核

医院人员考核是对所属的医学人才的工作表现和业务理论水平与技术能力等方面的综合评价。医院人员考核是人事管理的重要环节，它不仅可以了解医务人员的业务水平，正确判断人员与岗位职责是否相称，还能激发其上进心，促进人才成长。同时，人员考核还为人员的流动、奖惩提供了依据。

（五）人员奖惩

广义的人员奖惩包括对各类人员的报酬、资格认可、职称评定、聘任、晋升管理等。医院应该建立合理的报酬制度和有效的激励机制与约束机制，保障工作人员的权益，鼓励人才的成长。

（六）劳动人事统计和人事档案管理

这是医院人员管理科学化的基础条件，它为人事管理的其他各项工作提供了科学依据。

（宋庆敏）

第二节　医院人力资源管理基本原则

新的经济时代加快了医院从旧的传统管理体制过渡到以适应市场需求为导向和以顾客需求为中心的新的发展模式，人才作为医院的重要资源，是医院最核心的资源，医院所有的管理工作事实上都是围绕"人"这一核心资源展开的。当下，变革将越来越迅速，各医院必须准确定位医院人才管理面临的挑战和问题，并找到行之有效的策略。才能够在日益激烈的竞争中脱颖而出。

目前医院人力资源管理面临多重挑战：医院人才缺乏；人才断层现象突出、分布不平衡、人才梯队不合理；人力成本上升；提升医务人员的管理能力和服务能力；人事管理体制等；这些问题是很多医院当前面临的难题。管理大师德鲁克说过，成功的人才战略决策不超过1/3，还有1/3差强人意，另外的1/3是彻头彻尾的失败。自以为用人如神的，实际上是缺乏对用人的反思总结，没有花时间去对照任用的预期目标和实际表现，根本就不知道哪些用对，哪些用错。太多的失败，被以外部客观环境原因敷衍过去了。

实际上识人、用人、人事晋升和决策，对医院的影响是根本性的，更是医院的风向标，最能反映管理层的价值观和能力。直接影响员工对医院的态度和对管理层的信任度。提高人事决策能力，是每一位管理者的必修课，而且需要持续的学习、实践和改进。

首先，医院管理者可以树立正确的人事决策观。世上没有绝对可靠的识人之术。要尊重用人的不变和复杂多变。要肩负起人事决策的重任，承担其结果。

人才战略决策，是所有决策中最重要的，它将左右医院的表现。其影响深远，一旦失误，拨乱反正非常困难，代价巨大。

一、建立新型的用人机制

1）要建立规范的人员进入程序，加强对新进人员数量和质量控制。不论内部选拔还是面向社会公开招聘，都要做到一视同仁。

在内部选拔时，不仅要看到人才已有的成绩和经验，更要看到他的基本素质、发展潜力和培养价值。面向社会公开招聘时，要拓宽用人渠道，敢于打破单位、行业、地区界限，增加透明度。恰当地使用人才，能调动员工积极性，使其为企业创造更多价值。

2）在医院人力资源管理上引入竞争机制。在人员选拔上要允许一个岗位多人竞聘，通过优胜劣汰来录用与招聘岗位最匹配的人选。

对管理干部建立公平选拔制度，科及科级以下干部职工进行竞争上岗，实行任期目标责任制和干部轮岗制度。专业技术人员实行聘任制，岗位职责与待遇挂钩。

强化劳动契约，知识和能力差的人员可以实行高职低聘或落聘而待岗或转岗。这样既可以调动现有医护人员的积极性，又会增强他们的危机感和竞争意识。

3）在分配制度上要充分体现多劳多得、奖勤罚懒的原则。在同一个医院要按贡献和工作效果的不同，各种待遇上要明显拉开档次，特别是职称评定、住房分配、奖金分配等方面要改变平均主义和论资排辈的陋习。充分调动人员的积极性。

二、建立职责明确、有效放权的岗位责任制

医院要想有一个高效的运作机制，必须要相应地建立一套适合本医院特点的组织体系和岗位设置，要坚持按需设岗、精简高效，做到岗位职责明确、任职条件清楚、权限使用清晰。要真正做到这点，必须把握好两个关键：

一是员工的能力与岗位要求相匹配；二是有效的放权。员工能力与岗位要求相匹配，就是指一个人的知识、专业、能力、经验、特长与兴趣均与其所在岗位所需的知识、专业、能力、经验、特长相适应，使员工个人能在该岗位上获得知识才能的极大发挥并感到愉快。同时，使该岗位的职责能够充分履行而与上下配合协调，使医院整体获得最大效益。

通常，能岗匹配有以下几种情况：一是员工能力与岗位要求一致，留住人才的可能性大；二是员工能力大于岗位要求，人才流失的可能性最大；三是员工能力小于岗位要求，被动离岗的可能性最大；四是员工能力略小（大）于岗位要求，培训后，人才保留的可能性大。

有效放权就是要求医院高层领导人要按照岗位责任制的规范充分放权，通过放权来给下级施加压力和增添动力，通过充分发挥下属的工作积极性来提高工作效能。在管理实践中，我们常常看到一名院长尽管事必躬亲，每天忙得团团转，但管理效率仍然十分低下，这就是没有放好权。当然，有效的放权是以选好人为前提的。

三、建立科学、公正、公开的绩效考核制度

在医院人力资源管理中，绩效考核是对医院员工劳动付出的一种反馈，同时也是支付薪酬的重要依据。

绩效考核通常是指用一套系统的、规范的程序和方法对员工在医疗服务工作中所表现出来的工作态度、工作能力和工作业绩等进行评价，并按实际评价结果施以相应的奖惩措施。

基于此，在实施考核中就必须要有一套能够反映岗位特点和本人（或科室）实绩的科学的考核标准，同时在实施考核中做到公正操作，对事不对人，能将考核结果面向所有的被考核者公开，并及时做好反馈沟通工作。

当前，医院在实施绩效考核中，重点是要针对医生、护士和管理人员等不同类别和层次的人员，确定不同的绩效考核内容和指标，根据行业特点，把不同岗位的责任、技

术劳动的复杂和承担风险的程度、工作量的大小等不同情况，将管理要素、技术要素和责任要素一并纳入考核要素，并把考核结果作为员工晋升、聘任、培训与教育以及薪酬分配等的依据，通过绩效考核来切实调动员工的工作积极性和挖掘他们的潜力。

四、建立公平、公正、合理的薪酬体系

薪酬是医院进行人力资源管理的一个非常重要的工具。薪酬体系的公平与公正，就是薪酬的设计与结构以及水平必须建立在科学的工作分析、工作评价以及绩效考核等基础之上，真正体现按劳分配与兼顾公平的原则。

薪酬体系合理就是指医院在制定薪酬战略与政策时，一定要综合考虑员工自身因素（包括个人资历、工作经验、个人潜力等）、医院因素、工作因素以及劳动力市场（同一职位相同能力的劳动力市场价格）等多种因素，使医院的薪酬对内具有公平性，对外具有竞争性。

薪酬分配得当，既可节约医院的人力成本，又可以调动员工的积极性；薪酬分配不当，则不仅导致员工满意度低，而且还会导致人员流失，工作效率下降，甚至威胁到医院的生存与发展。因此，在现代医院管理中，建立公平、公正、合理的薪酬体系显得尤为重要。

五、构建全面的员工创新激励机制

激励机制就是通过外在刺激来达到调动人的内在积极性的一种机制。有效的激励机制不仅可以调动员工的积极性，激发他们的创造力，而且可以增强医院的凝聚力和竞争力，提高医院在市场中的整体竞争能力。

六、建立完善的社会保障制度

有的医院基本养老保险不能按正常的工资标准交纳，有的甚至基本医疗保险也不为员工购买，这就严重地影响了员工对医院的归属感和信赖感；因此，在推进医院的人力资源管理中，必须注重建立完善的社会保障制度。由于医疗行业的特殊性，对一些特殊岗位还要给予职业安全保护，并按国家规定给予各种休假待遇，让员工在为医院奉献的同时能充分享受法定的保障。

七、搞好员工职业生涯规划，为员工提供良好的发展空间

职业生涯规划就是根据一个人的不同发展阶段，对其职业发展作出规划与设计，并为其实现职业目标而进行的知识学习、岗位选择、职位晋升和才能发挥等所做的一系列工作。

一个人的职业生涯应该是多元化的。医院作为员工职业生涯得以存在和发展的载体，必须为每一位员工提供挖掘其潜力并得以发挥特长的机会。通过为员工提供良好的个人发展空间，满足员工自我实现的高层次需要。事实证明，只有员工的发展与成功，才能营造医院的长久繁荣。

八、坚持"以人为本"的发展理念，培育医院文化

"以人为本"是"以人为中心"的管理，是医院文化管理的核心。"以人为本"要求我们把人的因素当作管理中的首要因素、本质因素和核心因素。通过不断创新人文关怀，营造一个和谐、团结、协作、健康、向上的工作氛围，让员工在为患者的服务中体味到职业的神圣、工作的快乐和成功的幸福。

在推行"以人为本"、培育医院文化的过程中，医院管理者要做到：尊重每一位员工，把每一位员工都看成是医院的财富；营造家庭式的人际氛围，让硬邦邦的机器和单调乏味的工作程序充满人情味；多为员工提供参与的机会，并重视与员工的沟通；注重树立共同的医院价值观和行为导向以及把医院和员工结合为一个利益共同体等。

（宋庆敏）

第三节　我国医院人力资源管理发展历程

党中央、国务院始终高度重视卫生健康事业，回顾其中的医院发展变化，可以直接或间接发现人力资源在其中的发展脉络。

一、我国医疗卫生事业和卫生人力的发展

中华人民共和国成立伊始，百废待兴，卫生健康工作面临着传染病、寄生虫病和地方病普遍流行，医疗卫生资源短缺、水平低下的严峻形势，确立了"面向工农兵、预防为主、团结中西医、卫生工作与群众运动相结合"的卫生工作方针。通过建立城市省、市、县三级公立医院网络和农村县、乡、村三级医疗卫生服务网络，初步形成了覆盖城乡的医疗卫生三级网。

1950 年 8 月，卫生部召开了第一届全国卫生会议。毛泽东同志为大会题词："团结新老中西各部分医药卫生工作人员，组成巩固的统一战线，为开展伟大的人民卫生工作而奋斗。"这充分展示了卫生工作人员在中华人民共和国成立初期的卫生事业建设过程中的核心地位。

1953 年 12 月，第三届全国卫生会议召开。会议根据党中央和毛泽东同志提出的过渡时期总路线的精神，总结中华人民共和国成立以来卫生工作的成绩、经验和教训，要求更加努力地培养卫生工作干部，坚持不懈地把爱国卫生运动和预防流行性疾病的工作开展下去。这也反映了卫生工作人员和干部在全国卫生工作中的重要性。

二、改革开放以来的医疗卫生事业和卫生人力的发展

1979—1997 年，针对当时社会事业"投入不足、效率低下、水平不高"等问题，从宏观层面提出了"国家、集体、个人一起上"的思路，改革工资分配制度，充分调

动了医务人员工作积极性。在政府投入有限的条件下，通过政策引导，提高医院管理自主化程度，运用经济机制和杠杆，充分调动医疗机构和医务人员的能动性。这些政策比较突出地反映了发展的意图，核心是调动组织和医务人员的积极性。

1998—2012 年，通过发展基本医疗保障制度，建立社会化的医疗费用分担机制，保障人民有能力享受现代医学的发展成果。总的来看，三级网的宏观资源配置机制，多劳多得、优劳优得的分配机制，以及费用分担的医疗保险制度，构成了我国医疗卫生事业的基础。

党的十八大以来，党中央把全民健康作为全面小康的重要基础，强调把健康放在优先发展的战略地位，确定了新时代党的卫生健康工作方针，提出"实施健康中国战略"，将深化医改纳入全面深化改革统筹谋划、全面推进。

同时对深化医改作出系统部署，要求着力推进基本医疗卫生制度建设。在新的形势下，医院人力资源管理迎来了新的挑战和更好、更快、更高质量发展的契机。

（宋庆敏）

第四节　医院人力资源管理现状与发展趋势

一、我国医院人力资源管理的现状

2020 年我国各类医疗卫生机构人员总数 1300 余万人，其中医院卫生人员有 800 余万人，占卫生人员总数的六成以上。医院人力资源的数量、质量、结构、状态等能否满足医院发展所需，将直接决定医院的诊疗水平、服务能力、医院声誉以及医院可持续发展的能力。

（一）我国卫生人力资源的数量情况

2000—2020 年，我国卫生人员数量翻了一番，由 2000 年的 5 591 026 人增加至 2020 年的 13 474 992 人，并且每年约以 4.51% 的趋势增长。我国医院卫生人员数量同样保持逐年上升趋势。

（二）我国医院人力资源的构成情况

1. 2020 年我国医院人力资源的构成

卫生人力资源一般分为卫生技术人员［包括执业（助理）医师、注册护士、药师（士）、技师（士）等］、其他技术人员、管理人员、工勤技能人员四大类，而其中以卫生技术人员占大多数。医院卫生技术人员是医院人力资源的主体，是完成医疗任务的核心力量。

2. 2000—2020 年我国医院人力资源的数量及构成变化

1）医院卫生人员：2005—2020 年，我国医院四大类卫生人员绝对数量呈逐年上升趋势。

就医院卫生人员数量占比而言，卫生技术人员的比重逐年上升，其他技术人员在2005年占比最高，自2010年起呈波动上升趋势，管理人员、工勤技能人员的比重逐年下降

2）医院卫生技术人员：2005—2020年我国医院卫生技术人员的绝对数量，除其他类卫生技术人员外均呈逐年上升趋势。

就医院卫生技术人员数量占比而言，注册护士、技师（士）的比重整体呈上升趋势，执业（助理）医师、药师（士）和其他类卫生技术人员的比重整体呈下降趋势。

（三）我国医院人力资源的分布情况

1. 2020年我国医院人力资源分布情况

2020年我国医院卫生人员分布整体呈现城市高于农村，东部高于中部，中部高于西部，公立医院高于民营医院，政府办医院高于个人办医院，个人办医院高于社会办医院，非营利性医院高于营利性医院，三级医院高于二级医院，二级医院高于一级医院的态势。

2. 2010—2020年我国医院人力资源分布变化情况

就城乡分布而言，城市医院卫生人员数和农村医院卫生人员数均有所增长。

就地区分布而言，西部地区医院卫生人员数增速最快。就登记注册类型而言，公立医院卫生人员数和民营医院卫生人员数呈逐年增长态势，卫生人员分布以公立医院为主。

就主办单位而言，个人办医院卫生人员数年均增速最快，社会办医院次之。

就管理类别而言，营利性医院年均增长率较快，非营利性医院占比逐年下降，但我国卫生人员仍主要集中于非营利性医院，且两者数量差距较大。

就医院等级而言，三级医院卫生人员数年均增速最快，一级医院年均增速次之。二级医院年均增速最慢。

（四）我国医院服务提供情况

1. 2005—2020年我国医院收入与支出

2005—2020年我国医院总体收入水平均略高于总体支出水平，基本实现收支平衡且收支均呈逐年递增趋势。

2. 2000—2020年我国医院总体工作效率

2000—2020年我国医院医师日均担负诊疗人次及住院床日均呈先上升后下降趋势。

（五）我国医院人力资源管理存在的问题

1. 管理制度不完善和管理机制不够灵活

当前人力资源管理制度关注员工的考勤、奖惩制度、工资分配、工作规则等方面，服务医院战略意图和"以人为本"的观念尚未充分确立和实现。一般将人力资源与日常人事管理混为一谈，缺少对人力资源体系的认识，没有深入研究和分析什么是人才、如何开发人的潜能、如何调动人的积极性和能动性、如何为医院中长期发展分析所需人才以及储备人才等。

2. 用人机制不尽合理

公立医院的事业单位属性，使得医院的人力资源管理产生了一定的惰性，在人才的

选拔、流动和评估上，还存在着论资排辈、制度障碍、"唯论文、唯帽子、唯职称、唯学历、唯奖项"等现象，使得部分有才华、有潜力的人才得不到重视和晋升。

3. 人力资源绩效考核难以实现

人力资源中的绩效考核工作是保证医院相关制度落实，提高工作效率的重要基础。但在实际工作中，绩效考核的工作也面临一些困难和挑战：

1）绩效考核的制度不够完善，考核指标不够细化，导致考核内容与实际工作并不相符，无法发挥绩效考核的作用，也失去了考核的实际意义。

2）由于考核体系不够健全，考核过程和考核方法都具有一定的主观性，合理性和规范性得不到保障。

3）由于医院的薪酬管理体系的原因，考核成绩无法与员工的切身利益挂钩，致使激励机制不完善，无法调动员工的积极性。

二、我国医院人力资源管理的发展趋势

全国医院人力资源的数量、结构、分布和部分服务结果指标的水平和变化趋势体现了我国医院人力资源发挥的作用、效能，也折射了人力资源宏观—微观管理的水平，在取得成绩的同时，也面临一些挑战。

医院人力资源管理更加注重以能力取才，以业绩评才。传统的人事管理将转向人力资源开发。由于人才资源在医院之间的竞争中具有决定性作用，人才流动更加频繁，人才择业自主权加大。员工成为医院的客户，医院与员工的关系是以劳动契约和心理契约为双重纽带的战略伙伴关系。人力资源管理要为医院战略目标的实现承担责任。沟通、共识，信任、承诺，尊重、自主，服务、支持，创新、学习，合作、支援，授权、赋能，将成为人力资源管理的新标准。

随着医院发展的网络化、多元化和全球化，未来医院人力资源管理在管理目标、机构职能、管理技术及对管理人员的要求等方面都会发生新的变化，基于医院发展战略的人力资源规划呈现以下发展趋势：一是超前性规划；二是系统性规划；三是动态性规划；四是个性化规划。注重以人为本更新理念要从观念上和体制上为人才创造一个更为宽松、更加充满活力的环境；充分地把各类人才聚集到医疗卫生事业中来；用人观念要开放。

在积极推动公立医院高质量发展的过程中，公立医院发展方式应从规模扩张转向提质增效，运行模式从粗放管理转向精细化管理，资源配置从注重物质要素转向更加注重人才技术要素。首先，高质量发展亟须引领公立医院高质量发展新趋势，包括加强临床专科建设、推进医学技术创新、推进医疗服务模式和创新强化信息化支撑作用，这正是对医院人力资源管理提出的战略需求。其次，高质量发展迫切需要提升公立医院高质量发展新效能，如健全运营管理体系、加强全面预算管理、完善内部控制制度和健全绩效评价机制，这正是加强医院人力资源管理的内在动力。最后，高质量发展需要激活公立医院高质量发展新动力，核心环节是改革人事管理制度、改革薪酬分配制度、健全医务人员培养评价制度，这是医院人力资源管理实践的使命与责任的核心要义。

三、全球医院人力资源管理的现状及发展趋势

医院人力资源管理还有待探索和加强，世界卫生组织于 2016 年发布了《卫生人力资源全球战略：卫生人力 2030》，确定了四个明确目标：优化卫生人力以加速全民健康覆盖和可持续发展目标的进程；理解和为卫生体系的将来需要做好准备，驾驭卫生人力市场的增长需求，创造更多工作机会和经济发展；构建机构能力以执行工作计划；完善卫生人力资源的数据系统，以监控和保证国家策略和全球策略实施。

报告中重申卫生系统功能发挥的程度和卫生人力密切相关，实现全民健康的有效覆盖必须依靠人力资源的可得性、可及性、可接受性和质量。单纯的人力资源的可得性不足以解决医疗服务体系的问题，还需要人力资源的公平分布和可及、必要能力、有效激励、自我赋能等，以保证提供服务的适宜、质量、效率和可接受程度等。卫生人力是卫生系统功能发展的核心力量，尤其是在卫生体系和社区的适应性和恢复力方面。

（宋庆敏）

第五节　医院人力资源配置

医院人力资源配置是指医院根据服务功能、任务、规模及发展目标的要求，对各类岗位人员的数量、质量、结构进行合理设置的过程。

一、医院人力资源配置要求

1）符合国家对医院人力资源配置的要求。
2）以医院功能、任务、卫生服务需求为导向。
3）坚持实事求是、精简高效、结构合理、因事设岗的原则。

二、医院人力资源配置原则

为了适应医院医、教、研各项工作的全面可持续发展，加强医院人才队伍建设，优化人员结构，加强医院人力资源工作的科学化、规范化管理，建设一支高素质、高效能、合理的人才队伍，根据医院工作需要，制定人力资源配置原则。

（一）配置原则

1. 按需设岗原则

坚持按需设岗，做好岗位分析，明确岗位职责和任职条件，根据各科室人员需要制定医院当年的进人计划，对全院各类人员进行合理配置。对岗位空缺等情况严格把关，制订科学的人员需求计划，将岗位的具体需求在招聘中规范化、具体化，力求做到个人与岗位相匹配。

2. 能级对应原则

医院岗位有层次和种类之分，岗位人员的配置，要求人的能力与岗位要求相对应，即能级对应。要求主要临床科室、医技科室主任须具备高级职称资格或达到相应能力，护士长须具备大专以上学历、中级及以上职称资格；职能部门负责人具备本科以上学历或中级以上职称。

3. 动态配置原则

根据岗位目标任务的变化，适时重新进行工作分析与人才评测。对岗位职责、要求及现有人员的知识、技能、能力进行重新定位，合理稳妥地实行人力资源动态配置，破除"岗位终身制"。能力远远超出现有岗位要求的，一般可通过职务晋升进行优化配置；能力不符合或达不到现有岗位要求的，可通过加强技能培训提高业务水平或通过调配谋求人岗能级对应。建立公开、平等、竞争、择优的选人用人制度，实行竞争上岗管理，可实行低职高聘等，激发中青年技术人员学习热情和工作积极性，建立健全人才激励机制。

4. 结构合理原则

保证各类人员合理的比例关系、合理的层次结构配置、合理的年龄结构和合理的知识结构，使医院各类人员达到最优化群体组合，发挥医院所拥有的医疗、护理及管理人才的整体最大效能。

1）合理配置各级各类卫生技术人员。

2）优化专业结构，合理安排学科的设置，突出重点学科、特色专科。

3）以加强医院的临床、科研、教学建设队伍为中心，以引进和培养学科建设急需的高层次人才为重点，加强优秀青年技术骨干培养力度，搭建能够适应医院未来发展的人才梯队。对重点学科所需的高层次人才在人事调配中要优先考虑。

4）健全现有人员在职继续教育培训与考评制度，针对不同专业、不同层次的人员分别制定不同的培训内容和方式，严格执行医生规范化培训和医务人员"三基三严"训练等；积极派送优秀专业技术人员外出进修、参观学习，多渠道提高人员整体素质。

（二）岗位任职资格与条件

医务科、护理部严格把握行业准入审核管理。从事医疗岗位的人员单独执业必须持有执业医生资格证书，并办理执业医生本院注册；护理岗位的人员单独执业应具有执业护士资格证书并注册；医技岗位人员必须持有相关上岗证书，禁止非医务人员从事医务工作，对尚未取得执业资格的医学院校应届毕业生，必须在上级医生（或护师）指导下工作，三年内必须取得执业医生资格证书；组织人事科负责专业技术人员任职资格的审核、聘任工作，严格落实任职资格审核制度和职称聘任管理制度。

1. 各类岗位的基本任职条件

1）遵守宪法和法律。

2）具有良好的品行。

3）岗位所需的专业、能力或技能条件。

4）适应岗位要求的身体条件。

2. 管理岗位任职条件

科员岗位一般应具有大专及以上文化程度，职能部门负责人一般应达到本科以上学历或中级以上职称。

3. 专业技术岗位的任职条件

1）符合国家关于相应专业技术职务的基本任职条件和职业资格准入条件。

2）符合现行专业技术职务评聘的有关规定。

3）任现职以来年度考核均达到"合格"及以上等次。

4）参加继续教育并取得相应阶段的"继续教育合格证书"。

4. 后勤保障岗位的任职条件

特殊工种按要求"持证上岗"。如水电工、驾驶员等。

（三）调配原则

人力资源配置调整是指在编制核定和岗位设置的基础上，根据工作需要，对全院的人力资源进行合理补充和调整，主要包括人员的补充、调出（辞职）、院内调整等。人力资源调配工作应遵循以下原则：

1）人力资源配置调整工作要根据医院学科发展规划、人才建设规划和岗位设置管理的需要，本着有利于医疗、教学、科研人员队伍结构合理，有利于高层次人才队伍的稳定和引进，有利于最大限度地发挥广大专业技术人员的专长，做到人尽其才，才尽其用。

2）人力资源配置调整工作要按照医院核定的编制，在年度人员调配计划内进行，以保证各类人员的合理分布和结构的合理配置。

3）人力资源配置调整工作要重点保证补充医疗、教学和科研一线人员，优先引进学科带头人和急需的专业人才以及具有研究生以上的高学历人才。

4）人力资源配置调整工作要坚持"公开、平等、竞争、择优"的原则，要严把考核关，增强人事工作的透明度，使调配工作规范化、科学化。

5）为保证医院专业技术人员队伍建设的相对稳定，无特殊情况，严格控制人员调出。

（四）人员补充

1. 补充途径

人员补充的途径主要是高层次人才引进、录用医学院校为主的毕业生、调入急需的专业人才。

2. 补充条件

1）高层次人才引进条件

（1）品德优秀，具有良好的职业道德修养，学风正派，有团结合作、开拓创新精神，有一定的组织协调能力。

（2）年龄：博士45岁以下，正高50岁（具有本科以上学历）以下，副高45岁（具有本科以上学历）以下，硕士研究生35岁以下，业绩显著者年龄可适当放宽。

（3）学术水平：有发展潜力的；或已取得显著的研究成果，具有领导本学科在前沿领域保持或达到省、市先进水平的能力；在国内三甲医院受聘主任医师职务、硕士生导师；能够填补医院专业空白、具有能力提高和促进学科发展的。

2）录用以医学院校为主的毕业生，原则上临床以硕士研究生为主，医技以硕士研究生或全日制本科生为主，护理应具有大专以上学历。

3）急需专业人才必须由医院进行综合考评。

4）医院引进的博士、学科带头人，其配偶可以按程序申请调入。

3．接收程序

1）各科室根据梯队建设和岗位需要，在编制允许范围内，每年提报当年用人计划，人事科根据各科室人员编制和现有人员结构情况进行审核、汇总，编制出当年度人才引进与人员补充计划，经院长办公会研究后，上报上级主管部门逐级审批引进。

2）高层次、急需专业人才

（1）由人事科请示上级主管部门后，按照上级主管部门意见制定引进高层次、急需专业人才计划进行招聘。

（2）应聘人向医院提供证明其学历、学位和学术水平的相关材料。

（3）人事科组织人员会同上级主管部门和上级人力资源管理部门对应聘人员进行综合考评（采取面试、临床技能考核、综合评议），提出考评意见，报院长办公会研究后，按程序逐级上报、审批，办理相关调动手续。

（五）人员调出（辞职）

1．审批程序

1）要求调动、辞职或其他方式离院的人员，需提前一个月向人事科提出申请，并由所在科室负责人同意签字。

2）人事科通知本人办理离院手续，转递档案。

3）申请调出人员自院长办公会批准之日起，停发工资及一切福利待遇，由个人承担医院为其缴纳的一切费用。

4）申请调出（辞职）或其他方式离院的人员，在医院未批准之前擅自离岗者，按旷工处理，后果自负。

2．有下列情况之一的，原则上不能调出：

1）享受省及市特殊津贴者、各级拔尖人才、学科带头人和医院引进的人才。

2）硕士研究生导师。

3）承担市级以上科研课题的。

4）在聘的副高以上专业技术人员。

5）与医院签有协议书，仍在服务年限内的。

6）通过医院申报在国内外进修、留学、定向（委托）、在职培养硕士、博士（学位）人员，回医院工作服务期限未满6年的。

3．违约责任

凡属于原则上不能调出的人员离院的，有与医院签订过有关协议的硕士以上学历（学位）、出国培训、引进的高层次人才等，按有关协议承担违约责任。特殊情况，由院长办公会研究决定。

（六）院内调动

1）院内调动应严格按照岗位设置情况，在保证岗位设置结构合理情况下，安排和使用人力资源。

2）根据岗位需要，合理流动，调余补缺，一般岗位向急需岗位流动。

3）审批程序

（1）科室根据工作需要，提出用人岗位，并注明岗位对所需人员的基本要求，报人事科。

（2）人事科根据科室人员情况、岗位设置、人员结构、专业特长及人员特点等情况，在征求相关部门和分管领导意见后，提出调配方案报请院长审批。

（3）院长批准后，人事科方可办理院内调配手续。

（4）医院根据工作需要调整人员或个人申请调整岗位的，由院长办公会研究决定。

本规定适用于全院在职职工，并由院长办公会负责解释。

三、医院人力资源配置要求

（一）人力资源配置形势

人力资源配置工作，不仅涉及医院外部，更多的、更困难的工作存在于医院内部。从目前的实际表现来看，主要有以下三种人力资源配置形式：

1. 人岗关系型

人岗关系型主要是通过人力资源管理过程中的各个环节来保证医院内各部门各岗位的人力资源质量。它是根据员工与岗位的对应关系进行配置的一种形式。就医院内部来说，目前这种类型中的员工配置方式大体有如下几种：招聘、轮换、试用、竞争上岗、末位淘汰（当医院内的员工数多于岗位数，或者为了保持一定的竞争力时，在试用过程或竞争上岗过程中，对能力最差者实行下岗分流。这便是一种末位淘汰配置方式）、双向选择（当医院内的员工数与岗位数相当时，往往先公布岗位要求，然后让员工自由选择，最后以岗选人。这便是一种双向选择的配置方式）。

2. 移动配置型

移动配置型是一种从员工相对岗位移动进行配置的类型。它通过人员相对上下左右岗位的移动来保证医院内的每个岗位人力资源的质量。这种配置的具体表现形式大致有三种：晋升、降职和调动。

3. 流动配置型

流动配置型是一种从员工相对医院岗位的流动进行配置的类型。它通过人员相对医院的内外流动来保证医院内每个部门与岗位人力资源的质量。这种配置的具体形式有三种：安置、调整和辞退。

（二）医院如何进行人力资源配置

1）合理调整医院一线，特别是临床一线的人员结构。要按照精干、高效的原则，把不适应医院一线工作的年老体弱人员调整出来，把身强力壮的人员充实到一线岗位上去，使一线的职工队伍始终保持精兵强将的态势，以保证一线人员能有旺盛的精力去完成各项任务。

2）要根据医院实际需要，参照一线的人员数量和工作量，按比例配置辅助人员，使之既能保质保量，按时完成医院的任务，又不浪费人力。

3）对医院岗位的人员配置，要杜绝因人设岗现象的发生。对可兼职的岗位要予以合并，以确保人力资源的合理利用。

4）要公开、公平、公正地让每个职工凭自己的能力竞争上岗。对上岗人员要实行动态管理。让每个上岗人员既有动力，又有压力。

5）在人力资源配置过程中，要打破身份界限，真正做到能者上，庸者下。

6）在配备各个岗位人员时，应采取老、中、青三结合的方式，充分发挥传、帮、带的作用。让每个岗位的年龄结构、知识结构、体能结构都符合优化配置原则，使经验丰富、技术水平高的老医护人员与精力充沛、体格健壮的年轻医护人员之间形成一种互补效应，以确保能高效率地完成医院的各项既定目标。

（宋庆敏）

第六节　医院人力资源管理中的人文关怀

医院的人事部门既是管理部门，也是服务部门，坚持人文关怀理念，是人事部门不断提高服务意识和服务水平的必由之路。

一、人文关怀与人事日常工作

（一）恪尽职守，尽量避免差错产生

正如医学的人文精神是指要敬畏生命，人事工作的人文精神就是必须要对员工利益有一种"敬畏"之心。医院人事管理的每一项工作都与每一位员工的利益密切相关，如有差错产生，必将影响员工的利益。人事工作中有些差错可以挽回，但有些差错是无法挽回的，人事工作者在工作中必须树立强烈的使命感和责任感，尽职尽责地做好每一项工作，还要进行监督和检查，尽量避免差错产生。

（二）努力做好沟通与服务

公立医院的用工形式多样，有固定编制、流动编制和合同编制，人事政策的来源包含国家、教育部、卫健委、高校等。人事政策分类较多，认真做好政策的解释和沟通，消除员工对政策的不解和误解，让员工对人事部门的沟通服务满意，是尊重和关怀员工的重要体现，也是人事工作者应尽的责任。首先，应切实做好沟通服务，应把有关人事政策、法规、办事流程等尽量在医院人事网站上公布，并根据劳资、师资、社保、招聘等条块分类清楚，方便员工自助查询；其次，科内集思广益，收集员工提问较多的问题，制作"人事常见问题解答"在医院内部网发布宣传，让员工更容易查阅、知悉人事工作的各项规定；再次，人事部门可尝试设立人事专职服务岗。公立医院人事工作人员一般在 10 个人以下。人事工作人员每天工作量很大，而且必须在管理与服务中交叉

进行，兼顾多头，这种模式不利于服务质量和工作效率的提高。为了更好地提高服务水平，人事部门内的岗位设置可尝试设立专职服务岗，由人事科员每天排班、轮流担任此岗位。人事专职服务岗的主要作职责是：接待前台，接待前来办理各项人事手续、咨询政策的职工；接听来电，成为来电接听的第一线，对于员工或应聘者等的来电咨询，以"人事常见问题汇总"为指南回答问题，耐心地解答职工的疑惑。人事专职服务岗的设立可有效提高人事服务质量，也有利于科内信息的沟通与传递。

二、人文关怀与制度建设

（一）制定人事政策前，必须深入临床调研

制定医院的各项人事制度前，要树立"以人为本"的人文关怀理念，以深入临床和基层调研为基础，做政策需求调查和广泛的调研后，再形成可操作性强的科学的管理政策和措施。通过召开不同层面的座谈会，深入科室访谈和发放征求意见表等多种形式充分征求意见，不仅要征求领导和各临床科主任的意见，还要征求政策实施的各利益相关者的意见，使"以人为本、尊重知识、尊重人才"的人文关怀理念能得到充分体现。

（二）人事政策实施后，做政策效果评估

人事政策实施后的半年至一年，应进行政策效果评估，评估政策实施过程中遇到的什么问题，应如何完善，对职工提出的意见和建议，要高度重视，认真分析和梳理，以寻求最佳的解决方案。

三、人文关怀与人才招聘

（一）招聘信息发布"严谨求实"，内容清晰

从人文关怀的角度来说，招聘信息的发布应当遵循"实事求是、准确无误、内容清晰"的原则，不能出现歧视性的内容。应聘人员需要通过医院发布的招聘信息来实现对医院的文化、医疗水平、发展历程、未来方向以及所招聘岗位的职责、胜任情况等方面的了解，从而判断自己是否适应医院文化、满足医院要求，并做出是否加盟的决定。准确无误地发布招聘信息既是对医院形象的维护，也是对应聘人员的尊重。

（二）应聘岗位的薪酬、福利和晋升等方面面试环节应让应聘者知晓

医院的薪酬、福利等一般不便在招聘信息中广泛发布，但人事部门应在面试环节让应聘者知晓应聘岗位的薪酬、福利和职称晋升等方面的信息，让应聘者对应聘岗位的工资福利和晋升通道等有一定的了解，尽量避免信息不对称现象。

（三）招聘程序公开透明

人才招聘的各项程序应在阳光下进行，公开透明。对招聘各个程序的面试者名单及其基本信息进行公示，从符合科室考核的人员名单到医院面试的人员名单，再到最后通过体检录取的名单，均在医院的网站上进行公开公示。

（四）及时公布面试结果

面试结果出来后应在一周内给予应聘人员正式回复，避免应聘人员急切等待，除了转达招聘结果外还要表示感谢。

四、人文关怀与劳资薪酬

（一）薪酬制度兼顾公平与激励

薪酬制度是建立和维系医院与员工用工关系的一个重要因素，是医院人文关怀的重要体现，也是医院内部激励机制的重要组成部分。人事部门在制订医院薪酬方案时，应本着"公平性与激励性兼顾"的原则。所谓公平性，就是要一碗水端平，不偏不倚，付出要和所得成比例。所谓激励性，就是薪酬要保证充分发挥薪酬在调动员工工作积极性中的作用，促使员工更好地完成岗位职责并达到更好的岗位工作绩效。公平性的薪酬制度要考虑外部公平、内部公平与个体公平。与同时间段、同地区、同性质的医院的薪酬状况相比；与同时间段、同地区、同岗位员工薪酬状况相比；此外，还要注意部门内薪酬公平性、部门间薪酬公平性、与工作付出相比的公平性、核心员工与一般员工薪酬的公平性等。激励性的薪酬制度主要考虑薪酬晋升通道的问题，即员工的薪酬晋升不仅要根据资历、职称等晋升，而且要和技能提升、工作量上升等联系紧密，还要考虑对临床一线员工的关怀。

（二）可持续提高员工收入

薪酬待遇是激励员工工作积极性和创造性的重要内容，也是员工体面工作的重要标志。医院人事部门应锲而不舍地寻求员工利益和医院利益的平衡点，依据法律、科学分析，谋求"双赢"，既考虑医院的发展成果，又兼顾长远利益，可持续提高员工收入，使员工能共享医院发展的成果。

五、人文关怀与职称评审

（一）加强组织领导，积极主动服务

医院人事部门是职称评审的组织牵头部门，做好职称评审工作是医院人事管理非常重要的一环。严谨、高效、人文关怀的职称评审工作应做到以下几点：

1）加强组织领导，对符合晋升条件的人员进行摸底。

2）加强政策宣传，积极主动服务，认真细致把关，指引申报人员完善申报资料。

3）及时与上级部门积极沟通评聘过程中遇到的情况。

4）加强工作透明度，及时对评聘动向进行公示。

（二）让员工充分了解职业晋升政策，更好地做好个人职业生涯规划

卫生技术人员素质较高，接受新知识的能力较强，思维活跃，是人事管理中的特殊群体，是典型的知识型员工。他们有非常强的自尊心、尊严感，不仅需要良好的工作生活环境，而且更希望在工作中充分实现自己的人生价值。因此，他们具有很大的成就愿望。在他们进入医院当天起，医院人事部门要让员工对职称晋升岗位聘用等职业晋升政策有充分了解，从而确立近期目标和长远目标，做好个人生涯规划，并为之奋斗，让每个员工发展与医院息息相关，员工发展进步的同时实现医院的发展进步。

总之，随着社会经济的发展，医院人事管理已由过去简单粗放的模式转向精细的模式。医院的人事部门既是管理部门，也是服务部门，坚持人文关怀理念，是人事部门不

断提高服务意识和服务水平的必由之路。

（宋庆敏）

第七节　医院人力资源管理制度

公立医院是我国医院的主体，也是卫生事业单位的重要组成部分。国家对事业单位人事管理的原则、制度具有统一的规范和要求。作为国家事业单位，公立医院开展的人力资源管理活动，必须遵循事业单位人事管理的基本制度。本节主要从事业单位人事管理角度，介绍和分析公立医院人事管理的相关政策规定、基本制度等。

一、医院人力资源考核管理制度

为进一步规范医院年度考核工作，提高考核质量，根据省、市组织、人事部门关于年度考核的有关规定，结合医院实际，年度考核制度如下。

1）医院成立考核委员会，负责医院的考核工作。

2）制定年度考核的指导思想和原则。

3）制定考核人员范围及注意事项。

4）制定考核等次、内容及标准，考核等次分优秀、合格、不合格。

5）考核方法：各科室人员进行个人总结述职，经科室全体人员评议，确定考核等次，并将年度考核结果在科里公布。科室负责人填写评鉴意见和考核等次，并将优秀等次人员名单交人事科上报备案。

二、医院人力资源干部选拔管理制度

为认真贯彻执行党的干部路线、方针、政策，建立科学规范的干部选拔任用考核管理工作制度，形成富有生机与活力的用人机制，推进医院干部队伍建设，结合医院的实际，干部选拔任用考核管理工作制度。

1）制定干部选拔任用工作的原则、范围和条件。

2）制定科室领导职务任免年龄规定。

3）干部选拔任用工作程序

（1）成立测评考察小组。

（2）民主推荐和民主测评。

（3）笔试。

（4）演讲答辩。

（5）确定任用人选。

（6）实行公示和试用期制度。

4）对科室领导干部进行述职测评，实行动态管理。每年组织对科室领导干部进行一次民主测评，测评结果作为提拔或是否继续任用的重要依据。

三、医院人力资源护理差错管理制度

1）各科室应建立差错事故登记本，对差错事故发生的原因、经过、后果及当事人等内容应详细记录。

2）科室一旦发生护理差错事故（含二级差错，严重差错事故）护士长应以书面形式上报护理部，由护理部向上一级领导汇报。

3）对发生的差错事故应及时组织讨论，汲取教训，提出处理意见，制定出防范措施。

4）发生严重差错事故后应立即组织抢救，以减轻不良后果。

5）科室对未能明确所发生严重差错、事故的性质，应将发生的经过和科室的意见以书面形式通过护理部上报院事故鉴定委员会裁决。

6）护理部每月应认真总结分析全院发生的护理差错，定期在护士长会议上反馈，对全年无差错事故的科室应给予表扬。

7）发生差错事故的科室或个人，如不按规定报告，有意隐瞒，事后发现时，按情节轻重给予处分。

8）发生严重差错或事故的有关记录、检验报告及造成事故的药品、物品、器械等均应按要求保管，不得擅自涂改，销毁，以备鉴定。

四、医院人力资源招聘管理制度

为使医院在医疗市场竞争中取得优势，立于不败之地，使医院的人力资源得到充分开发、利用和及时补充，使人员的选配、使用、培训与管理符合医院的组织结构有效运行的要求，特制定本制度。它包括以下内容：

（一）招聘计划

1）医院根据中、长期发展的规划和要求，结合自身的经营目标和管理职能，本着"精减高效"的原则，设置和增设必需的工作岗位，提出近期和中期的用工编制和用工计划。

2）办公室根据用工计划，以及各中心提出的人事增编申报表，拟定招聘计划，报院长及总公司批准后，再负责组织实施。

（二）招聘形式

1）内部选拔：其目的是为了充分开发医院内部的人力资源。

（1）提升：为激励员工奋发向上，不断进取，当有重要岗位缺员时，首先在医院内部符合条件的后备人员中挑选上报，经考核合格后可提升。

（2）借调：通过借调的形式，对准备提拔的员工借调在拟聘岗位上进行试用，经考核合格后提升。

2）外部多渠道招聘：其目的是为了广纳人才，充分吸引外部的人力资源。

（1）在报纸上刊登招聘广告。

（2）通过网络掌握人才信息或到人才市场，收集人才资料。

（3）熟人推荐和职介所介绍。

（4）日常人才资料的收集与储存。

（5）开专场招聘会。

（三）招聘的原则

1）"少而精"的原则：凡是招聘来的人员一定要充分发挥其作用，防止人浮于事。

2）"宁缺毋滥"的原则：在无合适人选的前提下，一个岗位宁可暂缺，也不能滥竽充数。

3）"公平竞争"的原则：只有公平竞争才能吸引真正人才，激励人才，使才脱颖而出。

（4）"增人增效"的原则：无论是上新项目，还是添新设备而扩编招聘，一定要考虑能否增效。

（四）招聘程序

医院招聘工作由办公室负责组织实施。

程序：刊登招聘广告→收集应聘者资料→填写应聘书→审核应聘材料的真实性→根据需要招聘的岗位、人数和要求进行分类、筛选→确定面试人员及考核内容→通知应聘者考试和面试时间→组织相关人员参加考试和面试→研究确定拟录用的人员及试工时间→确定试用期及相应薪酬。

应聘者个人资料应包括：照片、身份证、学历证、职称证、上岗证、个人简历及有关资料，办公室验原件留复印件。

（五）招聘条件

1）基本素质要求

（1）有爱岗敬业的精神。

（2）有诚实负责的态度。

（3）有扎实的专业知识。

（4）有钻研创新的能力。

（5）有团结合作的意识。

（6）有市场竞争的理念。

2）各岗位要求

（1）高层管理者：大学本科以上学历，中级以上职称，有较丰富的管理工作经验，有较高的专业水平和较强的决策、组织、协调、指挥能力。

（2）中层管理者：大学专科以上学历，中级以上职称，有一定的专业知识和较好的文字能力及表达能力，有一定的组织、协调能力。

（3）学科带头人：本科以上学历，副高以上职称，有较强的专业知识和业务操作能力，有组织、指挥、协调能力。

（4）各专业技术人员：医生要求大学本科以上学历及相关职称；护士要求中专或大专以上学历及相关职称，有两年以上实际工作经验，能运用基本知识和基本技能从事本岗位、本专业工作。

（5）其他：初中以上学历，胜任本岗位工作。

（六）招聘测试的内容

1）心理测试：现场随机提问，测试应聘者的智力水平和个性差异。

2）知识测试：出题进行笔试，了解应聘者的专业水平、知识面及文字能力。

3）模拟测试：假设应聘者担任某岗位某职务的工作，如何处理所面临的问题（含现场技术操作考核）。

4）面试：与应聘者充分交流，了解应聘者的语言表达能力和应变能力等。

五、医院人力资源员工管理制度

为规范医院劳资和人事管理行为，根据医院章程的相关规定，结合医院的工作实际，特制定本制度：

1）医院实行股东身份和员工身份相分离的员工管理制度。股东依据出资比例和章程规定行使权力，承担义务，参与分红或提取股息；员工依据其技能和从事岗位取得劳动报酬。

2）医院财务会计人员实行委派制。财务会计人员必须具备财政主管部门规定的从业准入条件，由控股公司委派并负责考核，由医院按规定聘用。

3）医院实行任职回避制。医院董事长、副董事长、监事会主席、副院长不得兼任职能科室和业务科室的负责人。

董事、监事不得兼任财务总监、财务科长、办公室主任、药剂科长、设备科长等人、财、物岗位的职务。

高级管理人员的直系亲属不在有上下级领导关系的部门任职。

4）医院对员工实行自主管理，接受控股公司的人事委派。控股公司委派的人选，需按医院章程规定的程序聘任。其委派的人选被董事会否决的一年内不得再提名，必须重新委派。

5）医院用工实行编制总数控制。员工编制总数和年度用人计划，经董事会通过，须报经控股公司核准后，方可执行，医院不得超编聘用员工。

6）医院因业务需要招收新员工，根据年度用人计划，坚持凡进必考原则，按招聘标准和程序录用。医院不得聘用不符合行业准入条件的员工。

7）医院对员工按医院章程、规章制度和劳动法规进行管理，全员参加社会保险统筹。医院实行员工岗位责任制、干部聘任制、全员合同制。

8）行政职务实行聘期制。院长、副院长、业务科室负责人、职能科室负责人等中层以上行政职务实行聘期制，聘用期不得超过3年，聘期届满须重新聘任，可连聘连任。

9）专业技术职务实行聘任制。按照评聘分开，强化聘任的原则，专业技术职务实行聘任制。专业技术业务骨干可根据医院的实际需要实行高聘，对于业务不称职的实行低聘，易职易薪。

10）医院根据实际需要在医技和高级管理人员中评聘专家和专业骨干，授予荣誉，发给津贴。

根据医技和高级管理人员的职称、资历、技能、贡献和社会评价等因素评聘专家、

Ⅰ类骨干、Ⅱ类骨干。其评聘办法另行制定。

11）卫生技术岗位必须具备相应的专业学历或规定的资格条件，非卫生专业技术人员不得参加应聘卫生技术岗位，已在卫生技术岗位的必须在规定的时间内取得行业准入资格，否则必须转岗，不服从转岗的予以解聘；应聘管理岗位、后勤技术岗位，国家有从业准入条件规定的，必须持有从业资格证书，已经在该岗位没有从业资格证书的一律转岗。

12）行政管理、后勤人员实行岗位责任制。行政管理、后勤管理、财务管理、卫生工勤、后勤技工，根据其职业工种、技能等级、实际能力等条件实行定岗定薪、竞争上岗，择优选用。其岗位实行社会化，可面向社会公开招聘。

13）医院实行档案工资和实际收入相分离的工资分配制度，建立以技能和岗位工资为主要内容的多种分配形式。员工原有的档案工资保留，作为调出、计算社会保险和办理退休的依据。

14）医院实行基本工资、岗位技能工资和绩效工资的结构薪酬体系。其工资制度另行制定。

15）医院院级领导班子成员的年度任职情况，由控股公司组织考核，其职务调整、任免方案，由控股公司提出，按医院章程规定的程序任免；医院中层以上管理人员年度任职情况，由董事会组织考核，其职务调整、任免方案，经董事会通过，须经报控股公司核准后，方可任命。

16）医院对服务质量、服务态度较差，违反医院劳动纪律、规章制度，造成社会影响或经济损失的员工，实行申告待岗制度，限期改正。到期不改的，或一年内二次被申告待岗的员工，予以辞退或解聘。

17）医院对严重违反医院管理制度，在院外从事或支持他人从事医务活动、损害医院利益的员工，追究经济责任和实施行政处罚，直至予以辞退或解聘。

18）董事、监事、院长、财务总监及其他管理人员执行职务时违反法律、行政法规或者医院章程的规定，给医院造成损害的，应当承担赔偿责任。

19）医院股东会、董事会、监事会、院务会、院长、财务总监等的职责由医院章程予以规定。

六、医院人力资源人事管理制度

（一）人事调动制度

1）人员调动必须坚持岗位工作需要，专业对口，按正常程序办理。

2）院内各科室调动按下列程序办理。

（1）医生调动，由医务科提出，会同人事与有关科室协商后，报主管院长，院部讨论批准。

（2）护理人员调动，由护理部提出，会同人事与有关科室协调后，报主管院长，院部讨论批准。

（3）后勤人员调动，由后勤有关科室提出，经人事与有关科室商定后，报主管院长，院部讨论批准。

（4）因工作需要或其他特殊原因，院部可以随时调动任何工作人员。上述院内调动，都必须由人事管理处填写科室调动表，任何人接到通知后应及时到新岗位报到。

3）外单位人员要求调入医院，必须是岗位专业急需人员，调入对象需由相关职能部门考核、评定后递交院办公会议讨论通过。

4）外单位调入人员自调入之日起，工资参照正式职工发放，奖金等福利参照同类（同年工作）人员执行。

5）对要求调出人员，在科室工作允许的前提下，由本人写出书面申请，所在科室负责人签署意见后报相关职能，经院部同意，由人事科办理调出手续。

（二）毕业生入院制度

1）医院根据实际工作需要接收相关专业应届大、中专院校的毕业生。

2）人事管理处负责拟定本年度用人计划、具体条件及招录方案，提交院办公会议讨论。

3）人事管理处根据院办公会议的讨论结果，对外发布招聘信息，进行按规定要求的招考。

4）相关职能部门做好招考工作，并将考试成绩报院部，由院长办公会议讨论决定录取名单。

5）毕业生的人事关系逐步由区人才交流中心代管。

（三）引进外地专业技术人员制度

1）对专业技术人中的培养应立足于本院，对一些本院紧缺的专业技术人员，可采用引进的办法予以解决。

2）相关职能部门和人事科负责对应聘人员的考核资格审定，递交院长办公会议讨论确定试聘期限、岗位职责、经济待遇等。

3）试聘期一般不得低于3个月，试聘期过后，相关职能部门应对试聘人员的业务能力做出书面的评定，由分管院长递交院长办公会议讨论正式聘用事宜。

4）同意正式聘用后，由人事与应聘人员签订相应的聘用合同。

5）外地专业技术人员的人事关系应由区人才交流中心代管。

（四）卫生技术人员准入制度

1）人事处审核资格（身份证、毕业证书、执业证书、资格证书、职称证书）。

2）通过院部初步考核，填写招聘人员报名表。

3）考核合格者，各职能科室交院部签署意见同意录用。

4）体检。

5）按专业进行岗前培训。

6）根据《中华人民共和国医疗机构管理条例》及《中华人民共和国执业医师法》等有关规定，报当地卫生局审批或备案。

（五）医院协议用工管理制度

1）为加强医院协议用工管理工作，经院部研究制订本制度。

2）医院招收各类协议工，首先由人事管理处根据医院人员编制情况，按照劳动法及有关劳动法规制定用工计划和工资福利待遇标准，报院部批准后负责办理招收录用、签订合同，核定工资等手续，并负责办理调配、奖惩、福利待遇、辞退等事项，录用专业技术岗位人员时，必须严格按照国家有关执业准入规定办理。

3）医院招收协议工，由人事管理处签署劳动合同后统一调配给所属各职能科室，由用工科室直接管理，用人科室负责考勤、考绩，提出奖惩或辞退意见，由财务科编报工资表，经人事管理处审核后执行。

4）招用的协议工须持本人的身份证及相应的学历证书和资格证书，年龄在 18 周岁以上，体检合格方可录用。

5）协议工录用期控制在一年以内但不超过 3 年，合同期满继续留用须续签合同，新录用协议工试用期为 3 ~ 6 个月，如发现不能胜任本职工作和不符合录用条件者不再留用。

6）协议工违反国家政策法令和医院规章制度，工作不负责的、发生重大差错、服务态度差、不服从分配、不能完成本职工作者医院有权随时辞退或酌情予以处罚。

7）录用外单位离退休人员和待业人员，涉及原单位争议时，医院不负责合同以外事宜，对争议之外由协议工本人出面和原单位协商，协调无效时和医院终止劳动合同。

8）协议工工资待遇按照劳动法规，参加社会标准实行男女同工同酬、按劳分配原则，以双方协议达成的工资标准执行。

9）协议工工资福利待遇参照院内相关情况执行。

（六）考勤制度

1）全院实行考勤制，各科室负责人负责全体科员考勤工作，每月如实填写考勤表，并于次月 5 日前报人事管理处。

2）各科考勤必须专人负责，每日的考勤情况要真实地记录在考勤表上，符号要准确，有差错改动时，须经科室领导批准后，由考勤员更改，个人不准随便改动。

3）全院职工要严格遵守考勤请假制度，各科领导应严格按请假制度把关，按规定批假。对于因无组织纪律擅离岗位的职工按旷工论处，严重旷工累计满一个月或连续旷工 15 天者，医院报上级部门予以除名。

职工有下列情况之一者按旷工论处：

（1）无故不参加应到会议的。

（2）科室负责人未知下属人员去向的。

（3）病假当日不交病假证明书（急诊除外）或未与科主任、护士长请假者。

（4）假期已满而未办理续假手续者。

（5）请假未经批准而擅自离院者。

4）建立销假制度。各类人员请假期满回院必须向人事科销假，除不可抗拒原因未按时销假者，一律按旷工论处。

七、医院人力资源岗前教育管理制度

为使新职工全面提高职业道德素质，成为合格的医务工作者，具有良好的医德、医风，每年对新分配的工作人员进行上岗前教育。岗前集中教育的时间不得少于两周。

1）岗前教育的主要内容

（1）政治理论和思想道德。

（2）卫生事业路线方针政策。

（3）医疗卫生管理法律、行政法规、部门规章和诊疗护理规范、常规。

（4）医疗服务职业道德、行为规范。

（5）医疗卫生机构工作制度、安全措施及各级各类人员岗位职责。

（6）了解当前卫生改革与发展情况、当地医疗卫生工作概况及所在单位基本情况（院史、发展规划等）。

（7）现代医院管理有关内容。

2）医院对各类人员岗前培训情况要进行考核，考试合格者方可上岗。

3）执业（助理）医师、药剂人员上岗前要进行集中宣誓仪式，护理人员举行岗前宣誓及授帽仪式。誓词可按照希波克拉底誓言、中国医师协会推荐的医师宣言、国家药学会指定的中国药师宣言、南丁格尔誓言等，并结合实际确定。

4）岗前教育集中培训应与试用期教育结合起来。新上岗的医务人员在试用期内，除进行专业技术培训外，仍须坚持岗位教育培训，并在转正前作出评价。

八、医院人力资源处罚管理制度

为加强工作人员的组织性、纪律性，提高工作效率，改善服务态度，增强社会效益，根据国家有关规定并结合医院实际情况，现制定违反劳动纪律的处理规定。

1）工作人员必须遵守劳动纪律和工作时间，按时上下班，坚守工作岗位，做到不迟到、不早退、不串岗、不脱岗、不擅离职守和旷工，确有急事需要临时去处理的，必须向科主任或护士长请假，否则按照擅离职守的规定处理。

2）工作时间应衣帽整齐，挂牌服务，态度和蔼，礼貌待人。不准酒后上岗、嬉笑打闹、喧哗、干私活、吃零食、打牌、下棋、玩游戏、看非业务书籍、带孩子等。违犯本条规定的，视情节轻重处理。

3）各科室要保持正常的工作秩序，管财、物、药品等重点科室，除工作原因外，严禁非本科室人员进入工作岗位。

4）严格执行排班和交接班制度，不准擅自替班和更改值班时间。

5）严格执行请、销假制度，按规定程序办理审批手续。各科室指派专人负责考勤登记，逐日记录考勤情况，以备对照检查、核实。每月的考勤情况由科室负责人签字后于下月5日前报送人事科（请假由科主任或护士长办理手续，销假由本人办理手续）。

6）临床医生门诊值班情况按照《临床医生门诊值班制度》文件规定执行。

7）劳动纪律检查小组和各行政查房小组每月对全院考勤情况进行定期检查或不定期抽查两次以上，并认真核实、统计，将检查结果通知财务科和核算办，作为工资及绩效工资的兑现依据。

九、医院人力资源编制管理制度

为了完善医院人力资源管理制度，加强医院人力资源管理，促进医院队伍建设，依照国家及地方相关劳动人事管理的规定，参照国内外企业人力资源管理的有关规章制度，制定本规定。医院人力资源管理突出以人为本，强调尊重人格、维护人格尊严，重视沟通和理解，力求通过强化人力资源管理，提高员工素质，建立起和谐、团结、共同进取的良好人际关系，推动医院事业稳步发展。

1）医院各部门用人实行定岗定员。

2）医院各职能部门的设置、编制、调整、撤销，由各部门提出方案报医院董事会及院长批准后，在人力资源部备案后实施。人力资源部负责建立和更新各部门岗位设置和人员编制的档案。

3）各部门根据医院业务发展需要，或根据临时业务需要，制定年度、季度用工计划，经董事会和院长批准后，在人力资源部备案。

4）因工作需要，各部门增加员工时，原则上应不超出本部门的用工计划。

十、医院人力资源投标管理制度

1）招投标活动应当遵循公开、公平、公正和诚实信用的原则。

2）招标文件不得要求或者标明特定的生产供应者以及含有倾向性或者排斥潜在投标人的内容。

3）纪检监察部门依法依纪对招投标活动及其当事人实施监督，依法查处招投标活动中的违法违纪行为。

4）招投标方式

（1）公开招投标：由招标办在医院网站、宣传栏发布招标公告，邀请不特定的法人或其他组织投标。

（2）邀请招投标：由招标办以招标邀请书的方式，邀请特定的法人或其他组织投标。

（3）委托招投标代理公司代理招投标。

（4）在特殊情况下，因采购项目的专业性、特殊性、工程项目的时间性等，无法实施正常招投标程序的，经招标委员会研究批准，招标办可采取竞争性谈判、询价、单一来源采购等特殊方式。

5）招投标基本程序

（1）医院使用单位及有关经办部门向招标办提出招投标申请，编制、送审招标文件。

（2）招标办向招标委员会报送招投标申请。

（3）发布招标公告或发出招标邀请书。

（4）对申请投标的单位进行资格审查并确定投标单位。

（5）向合格的投标单位分发招标文件及设计图纸、技术资料等。

（6）组织召开招投标会；接受投标文件。

（7）审查投标书，组织评标。

（8）选定中标单位，公示。

（9）发出中标通知书。

（10）与中标单位签订合同。

6）使用单位及有关部门填写《招标采购审批表》。

7）开标

开标原则：

（1）开标会议应按招标文件规定的时间由招标办组织。

（2）开标会议由领导小组负责人或其指定人员主持。

（3）开标会议在纪检监察部门监督下进行。

（4）唱标应按签到或抽签顺序进行。

8）开标会议程序

（1）投标人签到。

（2）招投标主持人宣布开标会议开始。

（3）介绍参加开标会议的单位和人员，宣布会议纪律。

（4）宣布评标原则、评标办法。

（5）宣读投标文件（按签到或抽签顺序），公开唱标，由招标办监标。

（6）进入评标阶段，决定中标单位。

（7）宣布评标结果和中标单位。

（8）会议结束。

（9）公示。

9）投标文件有下列情况之一者视为无效

（1）投标人法定代表或授权代表未按规定时间参加开标会议的视为自动弃权。

（2）投标文件递交时未按规定密封、标志。

（3）未经法定代表人签署或未盖投标人公章或未盖法定代表人印鉴。

（4）未按规定格式填写、内容不全或字迹模糊辨认不清。

（5）投标截止时间以后送达的投标文件。

10）评标定标

（1）评标由领导小组组织的评标委员会（简称评委）负责。评委由领导小组成员和聘请相应专业的专家组成，人数不少于 5 人。超过 30 万元以上的项目，应适当增加评委成员，原则上不少于 7 人以上的奇数。

（2）评标定标程序

①由招标办、纪检监察对投标文件进行符合性鉴定，确定为有效投标的投标书方可进入下一阶段的评标。

②由评委对各投标单位的投标报价、质量、工期、组织设计、制度和措施、项目小班子情况、企业实力、信誉、业绩等方面进行评议、评分。

③由领导小组负责人和招标办对评标结果进行审核，通过评分排序的方式，择优选定中标单位。

（3）有下列情况之一，可宣布招投标无效

①所有投标单位或绝大多数投标单位的投标文件实质上不符合招投标文件要求。

②所有投标报价均超出有效标价允许的浮动范围，或投标单位投标报价明显高于市

场价格。

③在评标过程中，如发现投标人有以他人的名义投标、串通投标、雷同或陪标，以行贿手段谋取中标或者以其他弄虚作假方式投标严重影响本次招投标公正性的行为，该投标单位的投标作废标处理。并且3年内不准其进入市场。

11）中标

（1）中标单位应符合下列条件之一

①能够最大限度满足招标文件中规定的各项综合评价标准。

②能够满足招标文件的实质性要求，并且经评审的投标价格最低，投标价格低于成本的除外。

③公示3天无异议。

（2）中标通知书经领导小组核准同意后发至中标单位。中标单位一经确定不得更改、转包或以附属单位代替，如中标单位主动放弃中标资格，则按排序由备选投标单位代替，保证金不予退还。

12）签订合同

（1）招标办在中标通知书发出7个工作日内，经办科室按照招标文件和中标人的投标文件起草书面合同，由审计科、财务科审核，经分管领导签章后，加盖公章。

（2）合同条款中必须明确项目结算方式，原则上不付预付款。项目结算应在项目验收合格后进行。

13）对违反本规定当事人的行政处罚、处分，按照医院有关规定进行。

十一、医院人力资源三级查房管理制度

1）加强三级查房制度，即住院医师查房、主治医师查房及正、副主任医师查房。提高三级查房水平。

2）科主任、主任医师查房时，应有住院医师、护士长和有关人同参加。科主任、主任工程师每周查房一次；主治医师每日查房一次，住院医师对所管病人每日至少查房二次。主治医师以上人员查房一般安排在上午。

3）对危重病，住院医师要做到心中有数，随时观察病情变化并及时处理。必要时向上级医师汇报，并请上级医师共同诊治病人。

4）护士长组织护理人员，每周一次检查护理质量，研究解决疑难问题。

5）临床护士应了解所管辖患者的基本病情、治疗和各种化验的结果，并及时向医生汇报。

6）各种查房应做好准备工作，如病历、各种检查报告单和必要检查器材等，患者的主管医师要报告简要病历、目前病情的治疗情况、提出需要解决的问题，查房人可根据情况、必要的检查和病情分析，并做出决定性的指示。

7）查房内容

（1）科主任、主任医师查房，要解决疑难病例。审查新入院及危重患者的诊断、治疗方案；决定重大手术及特殊检查治疗。

（2）抽查医嘱、病历、护理质量。进行必要的教学工作。

（3）主治医师查房，要求对所管患者系统查房，对新入院、重危、诊断不明、治疗效果不好的患者进行了重点检查和讨论；听取医生和护士对患者的病情汇报；倾听患者的陈述；检查病历并纠正错误，检查医嘱执行情况和治疗效果，决定出院、转院事宜。

（4）住院医师查房，要重点巡视危重和疑难、待诊断、新入院、手术后患者，巡视一般患者，检查各种化验、检查报告，并分析检验结果，进一步改进治疗计划，检查医嘱执行情况；主动征求患者对医疗、护理、生活等方面的意见。

（5）院领导及职能科室负责人，应有计划的定期参加科查房，了解情况，为病房解决工作中的困难和难题。

十二、医院人力资源设备管理制度

为落实安全生产的主体责任，加强对特种设备的安全管理，确保特种设备安全运行，使特种设备安全管理工作步入系统化、规范化、制度化、科学化的轨道，坚持安全第一、预防为主、节能环保、综合治理的原则，依据《中华人民共和国安全生产法》《中华人民共和国特种设备安全法》等法律法规、规范的要求，结合医院对特种设备的使用实际，特制定本制度。

1）医院特种设备定义，是指对人身和财产安全有较大危险性的设备。医院特种设备有压力容器（含脉动真空蒸汽灭菌器、电热蒸汽发生器、医用氧舱、液氧站设施设备、气瓶）、电梯。

2）使用取得许可生产并经检验合格的特种设备，禁止使用国家明令淘汰和已经报废的特种设备。

3）持证上岗，严格按照特种设备操作规程操作有关设备，不违章作业。

4）建立岗位责任、隐患治理、应急救援等安全管理制度，制定操作规程，保证特种设备安全运行。

5）对其使用的特种设备进行经常性维护保养和定期自行检查，并做记录；对其使用的特种设备的安全附件、安全保护装置进行定期校验、检修，并做记录。

6）出现故障或者发生异常情况，应当对其进行全面检查，消除事故隐患，方可继续使用。

7）建立完整的特种设备安全技术档案。

8）作业人员每季度至少进行一次例行的安全技术教育，每半年至少进行一次特种设备应急预案演练。

9）特种设备管理执行分级负责制。部门或科室负责人为安全管理责任人，使用部门对特种设备安全管理具体负责；职能部门为总务科和医学装备科，负责对特种设备使用部门进行督促、检查、指导等安全工作。总务科负责对氧气瓶、液氧站设施设备、负压吸引中心设施设备、电梯进行监管，医学装备科负责对消毒供应室压力容器、医用氧舱进行监管。医院安全管理委员会是医院特种设备管理部门，负责督促各相关职能科室做好特种设备的监管工作，定期分析医院特种设备运行情况。

10）医院将特种设备安全管理纳入院科两级目标考核，安全生产管理委员会严格按照目标责任考核对使用部门及职能监管部门进行考核。

11）本制度自发布之日起执行，原相关制度或制度在本制度执行之日废止。

十三、医院人力资源选购管理制度

1）选购员必须充分把握市场信息，收集市场物资状况，预测市场供给变化，为医院物资选购提出合理化建议。

2）严把质量关，仔细检查物资质量，力求价格低廉，供货准时。

3）待购的物资要适用，避开盲目选购造成积压铺张。

4）严格按选购方案办事，执行物资预算，遵守财经纪律。

5）外加工订货，要对生产厂家及物资的性能、规格、型号等举行考察，将结果与使用单位商议，择优订货。

6）签订合同，必须注明供货品种、规格、质量、价格、交货时间、货款交付方式、供货方式、违约经济责任等；否则，造成的损失由选购人员负责。

7）准时与库房联系，做到购货快速，削减运送中转环节，降低库存量。

十四、医院人力资源库房管理制度

1）库房物资必须日结月算，年终全面盘点。

2）仔细执行选购、验收、领发、记录等制度，做到账物相符，账账相符，单据齐全，手续完整。

3）保管员每月出物资盘点清单，报科长批阅。

4）物资堆放整齐，妥当保管，先进先出，防止积压。

5）因工作失职，不负责任，违背医院规定，造成财产损失，按照情节轻重，给予批评教育，处分或酌情赔偿。

6）凡属使用太久，损坏财产，经有关人员证实可免于赔偿，但要填写报损单，经科主任、护士长等有关领导批准，才能予以补领。

7）无故遗失、损坏的财产，棉织品、日用物资等，按照情节按物价的 50% ~ 100% 赔偿。

8）遇有大批财物遗失或霉烂、质量差等造成经济损失，除准时向领导汇报外，应检查缘由，追究责任。

十五、医院人力资源值班管理制度

1）值班人员负责处理非办公时间的医务、行政和临时事宜，及时传达、处理上级指示和紧急通知，承接未办事项。

2）值班人员在值班时间内有权检查医院各科工作，发现问题及时处理或督促解决。

3）及时传达和处理上级领导机关或院领导的指示、紧急通知有关紧急事件，并做好承接办公时间内未办完的事项。

4）值班人员需将值班时间内发生的问题和处理经过等详细记入值班记录簿。记录内容应包括：报告单位、报告人、报告时间、报告内容及传达、处理结果。

5）值班人员要热情接待，对来访者反映的问题要及时处理，不得推诿拖延。

6）值班人员应按排班表顺序值班，如因特殊原因（身体不适、出差等）无法值班的，本人应及时通知院办，进行调班。自行调班而出现脱岗及其他问题，由本人承担责任。

请销假制度：

①工作人员要遵守作息时间，上班时间不得迟到、早退或随便外出。

②请假须写请假条。请假半天由科室主任批准，1天由分管院长批准，2天以上由院长批准。科主任请假由分管院长批准，副院长请假由院长批准。请病假须持有县级以上医疗单位诊断证明。请假期满及时销假。

十六、医院人力资源环境管理制度

1）在院长领导下，建立医院卫生检查小组，全面负责医院卫生工作的实施、督促、检查，保证医院室内外环境整洁、规范。医院卫生检查小组包括医院领导、院办、各科室主任及各科护士长。

2）自觉维护公共卫生，树立以"讲卫生为荣，不讲卫生为耻"的良好风尚。

3）不随地吐痰、乱丢果皮、纸屑、烟蒂；不乱倒垃圾、污水。

4）禁烟区内严禁吸烟，搞好个人卫生，穿戴整洁，挂牌上岗。

5）按区域划分停放车辆，医院大厅及走廊内严禁停车。

6）全院的室内卫生由各科工作人员负责，室外环境卫生平时由清洁工人负责打扫，每个季度由全院医务人员进行一次大扫除（如拔草、捡垃圾等）。

7）医院卫生检查小组对医院卫生每月最后一周检查评比一次，按检查结果给予奖罚。

十七、医院人力资源实习管理制度

1）遵守医院的各项规章制度及劳动纪律，按时上下班，每天须提前做好查房前的准备工作。

2）实习期间不安排探亲假。一般不准请事假，如特殊情况请假1~2天向带教老师及本科教学秘书请假；3~6天向医院科教科请假；6天以上的向学校请假，经批准并到科教科备案后方可离院。未经准假离院者，按自动终止实习处理。请病假者凭疾病诊断证明方可请假。

3）按时参加各项教学活动（病例讨论、教学查房、理论授课、小讲课、临床操作、实习生座谈会等），每次须签到，遇特殊情况须向本科教学秘书请假，如无故缺席累计达到2次或以上，将进行批评，上交书面检讨并通报所属学校，情节严重者，予终止实习处理。

4）实习科室按医院安排的实习轮科计划进行，不得私自转科，违反者予批评教育并检讨，情节严重者，予终止实习处理。

5）住宿服从医院安排，不得私自调宿舍，违反者予以取消住宿资格。入住期间，每间宿舍选出舍长，编制值日生轮值表，保持宿舍整洁、卫生。

6）严格要求自己，对患者要有高度责任心，痛患者之痛，急患者之急，极力避免产生任何医疗差错和医疗事故，发生差错要及时向带教老师报告，以利及时处理。

7）团结友爱，既要搞好与科室医护、职工以及患者的团结协作，还要搞好实习生之间的团结，要和睦相处，互相帮助。

8）实习生不办理处方权，处方及各种验单和报告单必须有带教老师签名方能生效。

9）理赔事项：实习生未经科领导准许，不得收藏、携走医院病历、X线片、器械及书籍等各种资料和标本。违反者，终止实习并追究理赔。凡损坏医疗器械、医疗用品、资料等，一律按医院规定理赔。

（宋庆敏）

第十五章　中医药事业管理

第一节 中医药事业发展与现状

中医药是包括汉族和少数民族医药在内的我国各民族医药的统称，是反映中华民族对生命、健康和疾病的认识，具有独特理论和技术方法的医药学体系。中医药事业，指以促进人类健康水平的提高为主要目标，以提升中药与中医适宜技术疗效为基本手段，传承中医文化，推动中医基础理论与学术体系不断完善的事业。在我国，中医药事业属于健康事业的范畴，同时是一种文化事业。

发展现代医药和传统医药为我国宪法所确定。我国是全世界少数几个正式将传统医学纳入法定医疗体系的国家。

一、中医药历史悠久，文化博大精深

中医药是包括汉族和少数民族医药在内的我国各民族医药的统称，是反映中华民族对生命、健康和疾病的认识，具有悠久历史传统和独特理论及技术方法的医药学体系。

中医作为一种医学的名称，最初是指由我国人民长期同疾病斗争建立起来的、对应于现代西方医学的传统医学，具有系统的理论体系和独特诊疗方法。

中医的狭义含义是指以汉文化为背景的中国传统医学，中国的其他传统医学如藏、蒙、维吾尔、傣、壮、苗、瑶、彝、侗、土、回、满、朝鲜等民族医学则称为民族医。

中药是中医防病治病的物质基础，中医是中药临床应用的理论指导，中医和中药的紧密结合，是中医医学产生和发展的基础。药为医用，医因药存。为强调两者的不可分割性，将两者并称为中医药。在作为我国传统医学的代名词或区分于以现代西方医学理论为基础的医学时，通常使用"中医"这一名称，后者则称之为"西医"；在作为卫生事业的组成部分的代名词时通常使用"中医药"这一名称。在不做特别说明的情况下，中医药泛指我国各民族医药。

中医的基础理论和学术体系主要是在古代形成，随着与现代科学技术的结合，其理论与方法也在不断丰富和完善。

早在几千年前的远古时代，我们的祖先在日常饮食劳作和与大自然的抗争中就积累了一些用药知识。人们发现食用了某些动、植物后具有减轻或消除病痛的功效，这就是认识中药的起源。随着人类的进化，开始有目的地寻找防治疾病的药物和方法，所谓"神农尝百草"和"药食同源"就是当时的真实写照。

人们在烘火取暖时发现用兽皮、树皮包上烧热的石块或沙土作局部取暖可消除某些病痛，逐渐形成了热熨法和灸法；在使用石器劳作时发现身体某一部位受到刺伤后反能解除其他部位的病痛，从而创造了运用砭石、骨针治疗的方法，并在此基础上逐渐发展为针刺疗法，进而形成了经络学说，初步形成了原始医学。夏代酒和商代汤液的发明，为提高用药效果提供了帮助。进入西周时期，开始有了食医、疾医、疡医、兽医的分工。

春秋战国时期，扁鹊在总结前人经验的基础上，提出了"望、闻、问、切"四诊合参的方法，奠定了中医临床诊断和治疗的理论基础。

我国现存最早的中医典籍《黄帝内经》于两千多年前的秦汉时期问世。全面系统阐述了人体的解剖、生理、病理以及疾病的治疗原则与方法，提出了"治未病"的预防医学理念，确立了中医学的思维模式，标志着中医从单纯的临床经验积累发展到系统理论总结阶段，形成了中医药理论体系框架。

秦汉后期，随着交通日渐发达，少数民族地区的犀角、琥珀、羚羊角、麝香，以及南海的龙眼、荔枝核等渐为内地医家所采用，东南亚等地的药材也不断进入中国。

东汉时期，张仲景所著《伤寒杂病论》提出了外感热病（包括瘟疫等传染病）的诊治原则和方法，论述了内伤杂病的病因、病证、诊法、治疗、预防等辨证规律和原则，确立了辨证论治的理论和方法体系。

三国两晋南北朝时期，战争连绵，社会动荡及民族融合文化交流，有更多医治伤病疾苦的实践，从而使临床医学迅速发展，各科临证经验进一步充实。诊断水平明显提高，治法丰富多彩，诊治均有新的创造和发现。世界第一个医学院也是在南北朝时期诞生，后由隋朝完善了这一医学教育机构，并命名"太医署"，分医、药两部，说明医与药已分别教授，虽相互依存，但各有千秋，药有药师，医有医师。

唐朝，医药学达到空前鼎盛，药王孙思邈横空出世，也是从此时起，中医流传海外，远播世界。孙思邈还提出"大医精诚"，体现了中医对医道精微、心怀至诚、言行诚谨的追求，是中华民族高尚的道德情操和卓越的文明智慧在中医药中的集中体现，是中医药文化的核心价值理念。

宋代是中医药发展的鼎盛时期。政府非常重视中医药，组织人员编撰本草和方书，设立校正医书局、铸造针灸铜人、改革医学教育、设立惠民局、和剂局、安剂局、养济局、福田局等。专设"太医局"作为培养中医人才的最高机构。

明清时期，中医药也得到了较快发展，突出代表是医家李时珍的《本草纲目》，在世界上首次对药用植物进行了科学分类，创新发展了中药学的理论和实践，是一部药物学和博物学巨著。

公元11世纪中医即开始应用"人痘接种法"预防天花，成为世界医学免疫学的先驱。在细菌学尚未出现的11世纪中叶，这无疑是一伟大创举。

明清时期中医药的发展也带动了中药堂、中药铺的兴起。广誉远创始于明嘉靖年间1541年，是中医药史上现存最悠久的中华老字号企业；陈李济创建于1600年，是现存最古老的中药堂，取名陈李济，寓意"陈李结缘，同心济世"。之后又陆续出现了同仁堂、雷允上、九芝堂等中药堂，这些距今三五百年的老字号，虽历经朝代更迭、战乱洗礼，至今依然生机勃勃，坚守着以传统制药的制作技艺为基础，造福百姓的信念，也成为家喻户晓的知名品牌，在中医药漫长的历史上留下了浓墨重彩的一笔。清代中期以来，特别是民国时期，随着西方医学的传入，一些学者开始探索中西医药学汇通、融合。

二、近代中医药发展

中国近代史是中华民族屈辱史的同时，也是一部中华民族抗争史。这一时期受西方列强侵略，国运衰弱，随着民主进程的不断推进，西方学术包括西医也不断传入中国。当时的民主思想完全学习西方的民主制度，在对待西医学的态度方面也非常"偏激"，有许多人主张医学现代化，中医药陷入存与废的争论之中。

1929 年，国民政府以"愚昧落后""阻碍科学""医事卫生障碍"等理由，通过了"废止中医案"，此政令一出震动了整个医学界。通过中医界人士和爱国人士的共同努力，最终还是保留住中医，但国民政府对中医的态度却日渐苛刻，中医几乎无法得到任何来自官方的支持。

战争不仅仅让生灵涂炭，也摧残了千年的中医药文明。抗日战争以中国的胜利告终，但痴迷于中医的日本人洗劫了大量古代医籍，包括珍贵的元印《圣济总录》残卷、明代赵开美版《仲景全书》，使大量中医典籍流失海外。

进入残酷的抗战年代，在西药得不到有效供给的情况下，中医药在挽救战士生命和治疗百姓疾病中发挥了重要作用。将柴胡水蒸馏提取制成针剂，良好的退热消炎作用大幅减少了伤患战士的死亡率，同时还在治疗感冒、回归热、产褥感染、肺结核退热、抗疟疾等方面也有良效。柴胡注射液的诞生突破了中药传统的给药方式，是中医药的传承与创新的产物，促进了传统中医技术、中药验方发展。

三、中华人民共和国成立后中医药的发展历程和政策

中国中医药的发展经久不衰。但是，中医药的发展也并非一帆风顺。

中华人民共和国成立初期，疾病肆虐，人民健康水平很低，卫生事业百废待兴。在毛泽东的指示下，1950 年第一届全国卫生会议在北京召开，会议把"团结中西医"列为全国卫生工作"四大方针"之一。各地开始陆续开办预防医学讲习班和中医进修学校，成立中医研究机构，对中医师进行西医学和现代医疗设备方面的培训，帮助中医师提高诊疗水平。这些行动又被称为"中医科学化"过程。

"中医科学化"政策一直持续到 1954 年，暴露出轻视甚至歧视、限制中医的倾向。1954 年 10 月 20 日《人民日报》发表社论《贯彻对待中医的正确政策》，指出党中央重新强调团结中西医的方针关键在于"西医向中医学习"。从 1954 年开始，全国各地开始加强对中医的管理，纷纷举办西医离职学习中医的学习班，西医学习中医得到了广泛开展，大批中医人员跟师学习得到提高，中医医院发展到 300 多所，建立了大批中医门诊部及综合医院中医科和中西医结合病房。这一时期，中医药的社会地位较前一阶段有了极大提高，中医药事业得到了阶段性的蓬勃发展。

1980 年 5 月，原卫生部印发了《关于加强中医和中西医结合工作的报告》，提出开展中医和中西医结合工作的指导方针是："中医、西医、中西医结合三支力量都要大力发展，长期并存，团结和依靠这三支力量，推进医药科学现代化，发展具有中国特色的新医药学，为保护人民健康，建设现代化的社会主义强国而奋斗。"1982 年，中国将"发展现代医药与中国传统医药"明确写进了宪法，为中医药的发展提供了进一步的法

律保障，中医药事业得到长足发展。

2007 年，党的十七大报告中提出"中西医并重"和"扶持中医药和民族医药事业发展"。2008 年原卫生部、国家中医药管理局出台了《关于扶持中医药事业发展的若干政策措施》（2008 年国务院 22 号文）。2009 年，国务院又出台了《国务院关于扶持和促进中医药事业发展的若干意见》（国发〔2009〕22 号），这些文件为新世纪中医药事业的发展提供了良好的政策保障。2010 年两会期间，政府工作报告中多次提出要大力发展中医药事业。近年来，国家连续出台了《中药现代化发展纲要》《国家中长期科学和技术发展规划纲要》《中医药创新发展规划纲要》《关于切实加强民族医药事业发展的指导意见》和医药卫生体制改革等一系列重大政策，为中医药产业的跨越发展提供了有力保障。

2012 年 10 月，国家中医药管理局、原卫生部、人力资源和社会保障部、国家食品药品监督管理局四部门共同制定的《基层中医药服务能力提升工程实施方案》（简称《实施方案》）印发。实施方案根据《关于实施基层中医药服务能力提升工程的意见》，明确了实施基层中医药服务能力提升工程的工作目标、工作任务、重点项目和组织实施。四部门与各省级人民政府、市（地）级人民政府、县（市、区）级人民政府将逐级签署目标责任书。《实施方案》提出工作总体目标：到 2015 年，以社区卫生服务中心、乡镇卫生院、社区卫生服务站、村卫生室为主体，中医医院（含民族医医院、中西医结合医院）为龙头和支撑，社会资本举办的中医医疗机构为补充的基层中医药（含民族医药）服务网络基本建立，中医药服务设施设备基本齐全，人员配备较为合理，素质进一步提高，能力进一步提升，基本满足城乡居民对中医药医疗保健服务需求，使城乡居民看中医更方便、更有效、更便宜，通过中医预防保健不生病、少生病、延缓生病。

同时，卫生部印发了《"十二五"期间卫生扶贫工作指导意见》（以下简称《意见》），着力扶持中医药（民族医药）事业发展成为卫生扶贫的 10 项任务之一。《意见》指出，"十二五"期间卫生扶贫工作将积极支持贫困地区中医院基础设施建设，完善中医药服务体系；加强中医药能力建设，开展中医药人才队伍建设，大力推进专科建设、适宜技术推广等工作；注重发挥中医药特色和优势，积极发展中医药预防保健服务，充分发挥中医药在卫生应急和重大疾病防治中的作用；扶持和促进中药民族药产业发展。

四、中医药事业发展前景

发展中医药是事关人民福祉的大事，根据中西医并重的卫生健康工作方针，为解决世界性医改难题做出了中国贡献，是具有世界意义的伟大实践。质量是服务的前提、政策是质量的保障，2021 年，国务院办公厅印发《关于加快中医药特色发展的若干政策措施》出台，这将为中医药事业高质量发展开好局、起好步提供政策引领，明确发展方向。实践证明，政治优势、制度优势是我党的制胜法宝，也是中医药事业发展的根本保障。在党中央、国务院的正确领导下，在各级政府和部门大力支持下，切实落实以上政策，中医药将在构建医疗卫生服务体系、建设健康中国中发挥更大作用。

（一）中医药的发展靠法律保障护航

法制建设是我国中医药发展最重要的支撑和保障。从中华人民共和国成立初期的"无法可依"，到拥有国家层面的法律保障，中医药的发展也随之迎来了翻天覆地的变化。

早在 1950 年，全国第一届卫生工作会议就正式确立了"团结中西医"的指导方针，我国中医药事业开始走上发展的轨道。1982 年，我国首次将"发展现代医药和我国传统医药"写入宪法，为中医药法制建设提供了根本性的法律依据。1988 年，国家中医药管理局的成立，开启了中医药复兴的新征程。其后，伴随着《中华人民共和国中医药条例》（2003 年）、《国务院关于扶持和促进中医药事业发展的若干意见》（2009年）等政策法规的相继出台，为我国中医药发展提供了政策上的保障，标志着中医药法制化建设步入了新阶段。2015 年，国务院相继出台了《中药材保护和发展规划（2015—2020 年）》《中医药健康服务发展规划（2015—2020 年）》，这两部五年规划，为全面推动中医药事业发展确立了发展目标、任务和路径。2016 年，国务院印发《中医药发展战略规划纲要（2016—2030 年）》，进一步将中医药的发展上升为国家战略。2017 年，国家正式颁布实施《中华人民共和国中医药法》，这是我国第一部关于中医药领域的综合性、全局性和基础性法律。该部法律规范与扶持并举，不仅构建了中国传统医药发展的制度框架，更为中医药传承创新、振兴发展提供了法律依据。同时也是党和国家高度重视中医药发展的具体体现，更是对中医药事业可持续发展的长远谋划。

（二）中医药服务能力的提升

中华人民共和国成立初期，我国中医药事业面临着人才匮乏、基础设施落后，医疗机构不健全的困难局面，导致中医药的整体性、协调性发展不平衡，中医药服务能力也因此非常薄弱。"文革"时期，医疗卫生工作重点从城市开始向广大农村扩展。在此期间，虽然解决了当时农村缺医少药的问题，却严重阻碍了中医药事业的发展。那时，中医药事业式微，中医药人才队伍后继乏人，中医药服务更难以体现。改革开放以来，中医药事业沐浴着改革的春风，开启了振兴发展的新模式。特别是党的十八大以后，随着中医与中医药业的发展，其服务能力也得到显著加强。此外，2008 年国家启动"治未病"健康工程。通过对各类机构"治未病"服务工作的不断规范与探索，中医养生保健服务能力大幅提升。目前，我国正在稳步推进中医药服务体系的建设，随着体系建设的完成，我国中医药在治未病中的主导作用、在重大疾病治疗中的协同作用、在疾病康复中的核心作用将得到充分展现。中医药服务也将逐步实现以治病为中心向以人民健康为中心的转变。

（三）中医药科研成果的创新

中华人民共和国成立 70 余年来，我国政府对中医学术经验传承、古籍保护传承、中医理论基础研究等领域给予了高度重视和大力支持，在全国中医药专门研究人员的共同努力下，中医药科学研究取得了积极进展，中医药科研成果显著。以中医药高质量疗效的临床证据，让古老的医学焕发了生机。中医药创新水平不断提升。从国家到地方，从研究中心到研究室，中医药科技创新平台、机构逐渐完善。中药在技术创新与药品创新等方面有了长足的发展。如今，我国已自主开发出了一批具有知识产权，处于世界先进水平的中医药技术成果，引起了中外医学界的关注。如成功研究了一批濒危动植物资源替代品，包括人工麝香、人工牛黄、人工虎骨等；加深了对中医"证"的现代科学基础、针刺镇痛及经络的原理和中药复方作用机理的认识；进行了中医四诊中脉诊、舌诊、面诊的数字化、定量化研究；获得了中医药对特殊病和疑难杂症治疗的特殊疗效、中药活血化瘀治疗心脑血管病的显著疗效、外固定方法治疗四肢骨折的成果，得到世界医学界的公认。这些科研成果的创新和转化，为中医药在临床的应用中提供了有力的支撑。

（四）中医药教育体系的完善

人才是中医药传承与发展的关键。中华人民共和国成立以来，1955 年国家第一所"卫生部中医研究院"的正式成立，开启了中华人民共和国中医药高等教育的新纪元。后因"文革"影响，中医药教育受到严重阻碍。直到改革开放，中医药教育才迎来了发展的转折点。1978 年，我国恢复研究生招考制度后，中国中医研究院、北京中医学院创办了中医研究生班。1979 年，我国最大的全国性中医药学术团体中华全国中医学会（后改为中华中医药学会）在北京成立。截至 2017 年底，全国有高等中医药院校 43 所，其中独立设置的本科中医药院校 25 所。国家中医药管理局共建设了 794 个中医药重点学科，全国高校中医药类专业在校学生总数达 85.8 万人。此外，2008—2009 年，国家共组织实施 12 113 项国家级中医药继续教育项目，年均培训中医药专业技术人员达到了近 19 万次。目前，中医药高等教育已培养出近 200 万名中医药专门人才，这些人才充实到中医医疗、保健、科研、教育、产业、文化及对外交流与合作等各个领域，促进了中医药事业的发展，并在"一带一路"战略中承担着传播中医药的重要使命。特别是首届"国医大师"评选工作的开展，为中医药人才培养和教学队伍建设，起到了促进和激励作用。同时，由于我国中医药特有的文化属性，发展中医药师承教育的良好氛围也在逐步形成。随着我国中医药教育的日益繁荣和发展，中医药文化建设也迈出了新的步伐。正本清源、澄清事实，正确地认识中医药的价值和贡献，传播中医药文化已越来越多地受到了欢迎和重视。总之，改革开放以来，我国中医药教育领域建立了本科、硕士、博士以及博士后的人才培养体系，其结构合理、层次分明，与其他学科领域形成了同步发展的格局。

（五）中医药国际合作的加强

自古以来，中医药作为中华文明与世界各国文明融合的独特纽带，其对外交流、服务世界的功用从未间歇。如今，凝聚着中华民族数千年智慧的中医药一如既往，依然携手世界同行。自新冠疫情蔓延以来，我国实行中西医结合，推广使用中医药诊疗技术，在抗击新冠疫情过程中取得了令人瞩目的成就，并得到了国际社会高度评价和认可。目前，中医药国际化步伐显著加快，四个中成药已获美国食品药品监督管理局（FDA）批准开展Ⅲ期临床研究；一批中成药正在开展欧盟注册研究；一批中药材品种纳入《美国药典》和《欧盟药典》；国内多家大学及中医药专业医疗机构在海外建立中医药中心，覆盖范围包括中亚、欧洲、美国、澳洲等地区。《中国的中医药》白皮书指出，中医药已传播到 183 个国家和地区。中国政府与 40 多个国家、国际组织和地区主管机构签订了专门的中医药合作协议。据世界卫生组织统计，有 103 个会员国认可使用针灸，其中有 18 个国家将针灸纳入医疗保险体系。有 30 多个国家和地区开办了数百所中医药院校，培养本土化中医药人才。中药正逐步进入国际医药体系，已在俄罗斯、古巴、越南、新加坡和阿联酋等国以药品形式注册。此外，中医药在应对肿瘤、心脏病、糖尿病、阿尔茨海默病等方面越来越得到国际学术界的认可。

中医药事业是中华民族的瑰宝，有着悠久的历史和深厚的文化底蕴。随着人们对健康需求的提高，中医药事业的发展前景越来越广阔。首先，中医药在防治常见病、多发病方面具有明显的优势。随着人们健康意识的提高，越来越多的人开始关注中医药的防治作用。其次，中医药在慢性病治疗方面也具有独特的优势。中医药通过调节人体气血、平衡阴阳等方面，可以有效地改善慢性病患者的病情，减轻他们的痛苦。中医药还可以通过养生保健方法，预防慢性病的发生和发展。近年来，许多国际组织开始倡导使用中医药，并将其纳入国家医疗保障体系。例如，世界卫生组织已经将中药列为推荐药物之一，并在全球范围内推广中药的应用。最后，随着科技的发展，中医药也在不断创新和提高。现代中药制剂、中药配方颗粒等新技术的应用，使得中医药的治疗效果更加确切、安全、方便。同时，中医药与现代医学的结合，也促进了双方的共同发展。综上所述，中医药事业具有广阔的发展前景。我们相信，在政府和社会各界的支持下，中医药事业将会在未来取得更加辉煌的成就。

（刘舒）

第二节　中医药事业管理的特点、意义、基本原则和内容

中医药事业管理，是政府根据中医药事业的规律和特点，以保障和增进人民健康为目的，通过合理配置中医药资源将最佳的中医服务提供给国民，而对中医体系、中医系统活动和社会措施进行计划、组织和控制的过程。中医药事业管理的最终目的是最大限度地发挥中医药在保持和促进人民健康中的作用。

一、中医药事业的特点

1）中医药事业具有历史性与传承性的特征。
2）中医药事业是卫生事业的一部分，同时具有相对独立性。
3）中医药事业既是国民健康保障事业，同时也是一种文化事业。
4）中医药事业的系统性与复杂性。

二、中医药事业管理的特点

（一）综合性和实践性强

中医药管理尽管是一门新兴学科，但它却是一门综合性的应用科学，它的综合性表现为中医药管理活动，是很复杂的活动，影响这一活动的因素是多种多样的。除生产

力，生产关系的因素外，还有一些自然因素，以及政治、社会、心理等上层建筑的因素。因此，要搞好中医药管理工作，必须考虑到中医药组织内部和组织外部的多种错综复杂的因素，利用多种学科的研究成果，研究出一套中医药管理理论，用以指导中医药管理的实际工作。

（二）涉及内容广泛

在各个不同的中医药组织中，人们根据不同的组织特点，进行管理活动的内容则有所不同。人们从各自的角度把中医药管理应用于不同的中医药组织中，由此产生出许多中医药管理的分支学科。如中医医院管理、中医药教育管理、中医药科技管理、中药质量管理等。尽管它们各有自己的特点和性质差别，但是它们都遵循着中医药管理的基本理论。中医药管理理论是各种中医药管理活动所具有的规律性的概括，它广泛运用于各种中医药组织的不断变化着的实践之中。

（三）把握政策中的复杂性

中医药管理的对象是中医药事业，在应用管理理论到中医药管理中时，要认识到中医药事业与企业有不少差异，必须加以注意。

三、中医药事业管理指导思想

把满足人民群众对中医药服务的需求作为中医药工作的出发点。遵循中医药发展规律，保持和发扬中医药特色优势，推动继承与创新，丰富和发展中医药理论与实践，促进中医中药协调发展，为提高全民健康水平服务。

四、中医药事业管理的意义

1）发展中医药事业，是改善卫生服务公平性与可及性，提升人民健康水平的需要。

2）发展中医药事业，是促进经济社会和谐发展的需要，实现中华民族伟大复兴"中国梦"的重要元素。

3）发展中医药事业，是增强中华民族自豪感与自信心，提升中华民族文化软实力的需要。

4）发展中医药事业，推动中医药走向世界，体现了中国作为大国的担当，是提升我国国际形象的重要手段。

五、中医药事业管理的基本原则

1）坚持中西医并重，把中医药与西医药摆在同等重要的位置。

2）坚持继承与创新的辩证统一，既要保持特色优势，又要积极利用现代科技。

3）坚持中医与西医相互取长补短、发挥各自优势，促进中西医结合。

4）坚持统筹兼顾，推进中医药医疗、保健、科研教育、产业、文化全面发展。

5）坚持发挥政府扶持作用，动员各方力量共同促进中医药事业发展。

六、中医药事业管理的内容

（一）中医药政策

中医药政策，指由政府或权威机构以社会健康和中医药事业发展为根本利益依据，制定并实施的关于中医药发展的战略与策略、目标与指标、对策与措施的总称。

在我国，与中医药相关的政策分为法律、条例和部门规章三个等级。中医药工作方针是中医药事业发展的基本依据。中华人民共和国成立以来，我国中医药工作方针经历了"团结中西医—中西医结合—中西医协调发展—中西医并重，扶持和发展中医药和民族医药"的变化。中医药政策研究的具体内容包括：中医药政策基础研究、中医药健康服务政策研究、中西医结合与民族医药政策研究、中医药科技创新政策研究、中医药人才队伍建设政策研究、中医药文化传承传播政策研究、中药产业发展政策研究、中医药国际合作与合作政策研究、中医药法制体系建设政策研究、中医药事业发展保障政策研究等。当前，我国中医药政策的主要特点包括：

1）以人为本，强调中医药人才队伍建设。

2）坚持中西医并重。

3）注重中医药与社会经济协调发展。

4）突出中医药在治未病（预防保健）中的作用。

5）强化中医药健康服务的理念。

6）鼓励中医药国际合作与交流，促进中医药的海外发展。

7）强调中医药文化传承与传播。

（二）中医药管理体制

中医药管理体制是指中医药管理机构的设置和管理权限职责的划分等一整套中医药管理制度。

1. 中华人民共和国成立以来中医药管理体制及沿革

1949—1986 年：1949 年卫生部医政处设中医科；1953 年中医科改为中医处；1954 年卫生部设立中医司。1986—1988 年：1986 年成立国家中医管理局，为国务院直属局，由卫生部代管。1988—1998 年：1988 年国家中医管理局改为国家中医药管理局，中医、中药由国家中医药管理局统一管理。1998 年至今：1998 年国务院机构改革，保留国家中医药管理局，改为卫生部管理的主管国家中医药事业的行政机构，将中药生产的行业管理职能交国家经济贸易委员会，将中药监督管理职能给国家食品药品监督管理局，保留中药资源保护、中药产业发展规划及产业政策制定职责。

2. 中医药管理组织

中医药管理组织可以人为地划分为中医行政管理组织与中药行政管理组织两方面。但是，两者又有交叉内容，体系管理内容较为复杂。其中，中医行政管理组织包括中央、省级、地市级与县级四个层面。

（三）中医药事业发展经费

1. 中医总费用

中医总费用是指国家或地区在一定时期内（通常是一年）全社会用于中医服务所

消耗的资金总额。中医总费用由政府中医费用支出、社会中医费用支出和个人中医费用支出三部分构成。中医总费用的测算法包括来源法、机构法与功能法三种。

2. 中医药事业费

中医药事业费，是指国家为了保证人民身体健康，在中医药事业方面的经费支出。主要包括中医医院、综合医院中医科、基层卫生机构中医药事业发展的经费拨款。

（四）中医药管理活动

1）中医医政管理。

2）中医药教育管理。

3）中医药科技管理。

4）中药管理。

5）中医药文化管理。

中医药文化发展是近年来提出的中医药发展的重要任务。2011 年国家中医药管理局发布的《关于加强中医药文化建设的指导意见》提出的中医药文化传承主要内容包括：

中医药核心价值体系构建。总结研究中华民族对生命、健康和疾病的认识与理解，从精神、行为、物质等层面提炼中医药文化核心价值和精神实质。深入探讨中医药文化核心价值体系的建设内容和方法，传承创新，建设具有中国特色、中医特点、行业特征并体现时代精神的中医药文化核心价值体系。

中医药文化源流及内涵研究。开展中医药文献、文物、古迹资源普查工作，系统研究中医药典籍、文物、古迹和古今名医学术思想及其文化素养。梳理中医药文化源流脉络，挖掘、整理、研究中医药文化内涵和原创思维，为搭建中医药文化理论构架提供资源和依据。

中医药非物质文化遗产保护与传承。持续做好特色理论、技术、疗法、方药等非物质文化遗产的挖掘、整理、研究、应用等工作，为非物质文化遗产中医药项目代表性传承人创造良好传习条件，推动中医药项目列入国家级非物质文化遗产名录、"人类非物质文化遗产代表作名录"和"世界记忆名录"，切实加强中医药非物质文化遗产的保护与传承。

中医药文化建设管理的主要任务包括：制定中医药文化发展的国家战略和规划，并纳入国家文化事业发展战略规划；保护中医非物质文化遗产；加强中医医疗、教育、科研机构及中药企业的文化建设；推动中医药文化的继承发展，推动中医药防病治病知识普及。

（刘舒）

第三节　中医药事业管理的机遇与挑战

一、机遇

中医药是我国的传统瑰宝，尤其是近年突如其来的新冠疫情，让传统中医作用更加突显。近年来，中医药事业发展取得了可喜的进步，中医诊疗技术水平，中医服务能力等方面都得到了很大的提升，但仍存在保障体系、人才队伍、服务能力、文化宣传等方面的问题。国务院印发《中医药发展战略规划纲要（2016—2030年）》，将中医药发展摆在了经济社会发展全局的重要位置。人民群众在全面建成小康社会中激发出的多层次、多样化健康服务需求，将进一步释放中医药健康服务的潜力和活力。深化医药卫生体制改革，加快推进健康中国建设，迫切需要在构建中国特色的基本医疗制度中发挥中医药的作用。

中医药注重整体观、追求天人合一、重视治未病、讲究辨证论治，符合当今医学发展方向，适应疾病谱的变化和老龄化社会的到来，为中医药振兴发展带来广阔前景。中医药以其绿色生态、原创优势突出、产业链长、促进消费作用明显的特点，为供给侧结构性改革提供了新的经济增长点。

中医药文化作为中华民族优秀传统文化代表，将为建设文化强国提供不竭动力和源泉。中医药的国际影响进一步扩大，成为政府间特别是卫生领域交流合作的重要内容，中医药国际合作交流的规模及内容不断扩大。中医药标准国际化进程加强了我国中医药话语权和主导权。实施走出去战略和推动"一带一路"建设，中医药国际交流与合作不断深入，将为促进人类健康做出更大贡献。

二、挑战

中医药事业虽然得到了较快的发展，但是事业的发展及管理面临各种挑战。其中主要挑战包括：

（一）中医药事业发展整体还不协调

中医药事业是集医疗与预防保健、教育、科技、产业、国际交流、文化为一体的有机整体。但是，由于资源开发、管理体制、政策、规划等种种原因，其发展尚存在多方面的不协调。如何统筹协调中医与中药、中西医及民族医同步发展，平衡产业发展、出口贸易与中药资源可持续性利用的矛盾，解决中医药人才培养与社会需求的不相匹配，提高科技为临床服务的能力，发展中医药预防、保健、养生、康复以满足人们的多层次需求，加强中医药的文化建设等，都是中医药管理面临的重大问题。

（二）中医药资源还不能满足人民群众多样化需求

中医资源的总量不足与分布不均衡问题依然存在，基层中医医疗服务网点数量不足，在1/3的乡村中，居民还不能比较方便地获得中医药服务。基层卫生机构中，有中医类别执业资质、经过系统中医药知识培训的人员严重不足。随着人民群众对中医药服务多样化的需求及快速增长，中医服务质量与安全问题将得到更多的重视。如何保证中医药服务的数量、质量，有数量足够的与服务需求相适应的、合格的服务提供者，提供安全的技术与药品，让患者获得关于中医药基本知识及提供者的完全、正确的信息等，是中医药管理者面临的重要挑战。

（三）中医药的科学性和证据基础不足

虽然中医药在临床实践中取得了很好的效果，但缺乏科学证据和现代化研究。这使得很多人对中医药产生怀疑和质疑，也影响了中医药在国际上的影响力。

（四）中医药人才紧缺

随着现代医学的发展，许多人选择了现代医学相关专业，中医药人才的数量逐渐减少。同时，现有的中医药人才缺乏专业知识和现代化的科学素养，也影响了中医药的发展。

（五）中医药的法律法规滞后

随着中医药的普及和发展，现有的法律法规不能满足中医药实践的需求，也无法保护中医药的合法权益。

为了解决这些困难和挑战，我们必须采取积极的措施：①加强对中医药的科学研究，丰富中医药的证据基础；②提高中医药人才的素质，加大对中医药人才培养的力度，增强他们的专业知识和现代化的科学素养；③完善中医药相关的法律法规，保护中医药的合法权益；④加强对中医药的宣传和推广。中医药具有独特的理论体系和丰富的临床经验，应该在社会上得到广泛的认可和重视。

中医药面临着诸多困难和挑战，但我们也应该看到中医药的巨大潜力和前景。通过努力，我们将能够让中医药得到更多的发展和更多的应用，也将能够为人们带来更多的健康和福祉。为了解决中医药面临的困难和挑战，我们还需要加强对中医药科研的投入。只有通过不断的科研，才能够证实中医药的疗效和安全性，为其赢得越来越多的国际认可。另外，中医药是中华民族千年的积淀，是中华文化的重要组成部分，需要加强对中医药文化的传承，以确保中医药的永续发展。通过宣传、教育等方式，向全球宣扬中医药的优秀传统，展示其独特的理论体系和丰富的临床实践。要想使中医药得到更好的发展，就需要积极推动各方面的工作，努力克服困难和挑战。只有通过共同努力，才能够真正实现中医药的持久发展。

（于佳）

第四节 中医药事业管理取得的成就

中华人民共和国成立后，经过几代人的努力，中医药事业的发展取得了举世瞩目的成就。

一、建立了各级中医药行政管理机构

1952 年，原卫生部医政局下设了中医科；1954 年，原卫生部设立了中医司；1978 年，原卫生部重建中医局；1982 年 7 月，中医局改为中医司，并把医疗、教育、科研以及少数民族医药和中西医结合工作划归中医司管理。目前，各省、自治区（除西藏外）、直辖市都设置了中医药行政管理机构体系。

二、构建了完整的中医医疗服务体系

中医医疗服务体系是由中医医疗机构和其他医疗机构的医药卫生资源共同组成，在提供中医医疗服务过程中所形成的相互关联的系统。中华人民共和国成立后，经过多年的建设和发展，城乡均建立了中医药服务网络，中医医疗机构已经形成了比较完善的体系。

三、中医药教育事业得到快速发展

1956 年，国家在北京、广州、上海、成都创建了四所中医药高等院校，这是中国高等中医药教育事业兴起的重要标志。中医药教育事业获得了长足进展，高等中医药教育为中国培养了大批中医药人才。

四、中医药科研学术事业发展迅速

自 1955 年中国中医研究院（即中国中医科学院）成立以来，中医科研机构已经超过 100 所。中医药科研人员在大量整理、发掘前人经验的基础上，运用传统方法和现代科学理论与技术，在基础理论研究、重大疾病防治研究和中医经验传承与挖掘方面都取得了重要成就。

五、中医药国际交流与合作成绩斐然

1987 年 11 月，世界针灸学会联合会创建于中国北京，1998 年与 WHO 建立了非政府性正式关系。1991 年 10 月，WHO 在北京召开国际传统医学大会，在会议上正式产生了具有划时代意义的《北京宣言》，会议还决定每年的 10 月 22 日为"世界传统医药日"。

目前，中国已同 100 多个国家和地区发展了双边往来，同 WHO、联合国开发计划署等国际组织开展了多边合作。WHO 专门成立了传统医学规划署，并在世界各地设立了 27 个传统医学中心，其中 15 个亚洲中心传统医学中的 13 个与中医有关。

（于佳）

第五节　中医药发展面临的困难及原因

随着经济全球化和医药科技的发展，中医药事业又面临一些新的困难，包括中医药特色优势逐渐淡化，服务领域趋于萎缩；老中医药专家学术思想和经验得不到有效传承，一些特色诊疗技术、方法濒临失传，中医药理论和技术方法创新不足；中医中药发展不协调，野生中药资源破坏严重；中医药发展基础条件差，中医药人才匮乏等。究其原因，主要有以下几个方面：

一、对中医药的重要性地位认识不到位

中医药的发展在历史上曾经遭受几次大的打击，中华人民共和国成立后，中医地位得到很大的提高，"发展传统中医药"被庄严地写进宪法，但是在实际发展过程中，中医药仍然很难获得和西医同等的地位。

二、立法的滞后影响了中医药管理水平的发挥

我国欠缺一部法律层面的中医药法，中医药立法工作在相当长的一段时间内受到制约。虽然有些单行的中医规章有中医药内容的专门规定，也有一般医药管理的法律法规适用于中医药，但总体来说相关的规章制度还很有限，内容分散，相互之间也缺乏系统性和关联性，甚至有些内容互相冲突，没能形成一个完整的法律体系。同时，这些规章大多是规范与管制性的规定，对中医药的发展和保护涉及不够，在操作层面也缺乏具体的、可执行的措施。

三、人才培养没有完全体现中医药的规律

我国已经建立了高等中医药人才培养的体系，但是真正合格的医生数量较少，中医药人才队伍断层的现象仍然严重。中医药人才队伍不稳定、人才流失现象严重，降低了中医院的整体医疗水平和服务能力。

四、中医药的科研和学术缺乏符合自身特色的有效立法

中医药的科研和学术发展也存在一些争议和困难。中医药诊疗技术的继承和发展不够，名老中医的学术思想缺乏有效的传承方法，科研方法存在争议，研究成果不能很好地应用于临床，部分研究取得的数据没有更好地用于验证中医药的疗效，使得说服力不强，影响了中医药的学术地位。中医药在常见病、多发病、疑难病等方面的特色优势没

有完全显现出来。在防治重大疾病方面、公共卫生服务和疾病预防控制领域还需要更多的探索和研究。

（于佳）

第六节　中医药服务体系

《中华人民共和国中医药条例》明确指出，中医医疗机构从事医疗服务活动，应当充分发挥中医药特色和优势，遵循中医药自身发展规律，运用传统理论和方法，结合现代科学技术手段，发挥中医药在防治疾病、保健、康复中的作用，为群众提供价格合理、质量优良的中医药服务。

一、中医药服务提供主体

中医药服务提供主体是指由中医医疗机构和其他医疗机构中的中医药卫生资源共同组成的中医医疗、预防、保健、康复等服务体系。在城市地区，综合性中医医院、中医专科医院、综合医院中医科、社区卫生服务机构、中医门诊部和中医诊所等构成了城市中医药服务网络；在农村地区，县级中医医院、乡镇卫生院中医科和村卫生室等构成了农村中医药服务网络。

2011 年，中央财政继续增加对中医药方面的投资，重点缩小中医药资源水平以及服务能力的地区差异、省市差异、城乡差异。在城乡基层医疗卫生服务体系建设中，重点推进县中医医院建设。中央财政支持建设的县级中医医院项目数量持续增加，继续推进乡镇卫生院和社区卫生服务中心中医科和中药房标准化建设，目的是提高基层中医药的服务能力。

除了各类中医医疗机构、综合医疗机构中的中医科及各类基层中医药服务机构外，还有一些机构也提供中医药服务的各类公立康复医院、疗养院、养老机构、精神卫生中心等。这些机构在提供中医医疗服务方面发挥各自的优势和特色，为广大群众提供各种中医药服务，它们是我国公立中医医疗机构的重要补充，在发挥中医药作用方面做出了贡献。

近几年，民营性质的中医药服务机构数量不断增加，在疾病诊治，保障群众健康方面发挥了很大的作用。这类机构一般分为医疗性质的机构和预防保健性质的机构两种，前者可以开展中医诊疗活动，后者一般只提供中医药养生保健的服务，不具备治疗的性质。

同时，随着广大群众对中医养生保健服务需求的日益增长，近年来社会上兴起了一大批由社会民营资本举办的中医养生保健机构，成为中医药特色养生保健服务的重要组成部分。《国务院关于扶持和促进中医药事业发展的若干意见》明确提出要"鼓励社会力量投资兴办中医预防保健服务机构"。目前，国家中医药管理局正在研究制定《中医养生保健机构基本标准》，对中医养生保健机构的服务项目、场所与环境、设备设施、人员配备等内容提出了要求。希望能够建立一批高起点、规范化的深受广大居民欢迎的中医养生保健机构。

二、提供中医药服务的各要素准入

（一）机构准入

中医医疗机构属于医疗机构的一类，因此它的准入也要满足《医疗机构管理条例》及其《实施细则》的规定，经登记取得"医疗机构执业许可证"，才能从事疾病诊断、治疗活动。

（二）人员准入

我国针对医疗卫生技术人员的执业准入有明确的规定，按照 1999 年 5 月 1 日实施的《中华人民共和国执业医师法》规定，中国医师分为四类两级，中医类别是其中之一，中医类别医师又分为执业医师和执业助理医师两个级别。

（三）药品准入

中医药药品的准入满足国家对药品准入的相关规定。为了提高中药品种的质量，保护中药生产企业的合法权益，促进中药事业的发展，1993 年，国家卫生行政管理部门就发布了《中药品种保护条例》。国家鼓励研制开发临床有效的中药品种，对质量稳定、疗效确切的中药品种实行分级保护制度。

为体现中医药特色，遵循中医药研究规律，继承传统，鼓励创新，扶持促进中医药和民族医药事业发展，根据《药品注册管理办法》，针对中药制定了《中药注册管理补充规定》。藏药、维药、蒙药等民族药的注册管理参照该规定执行。民族药的研制应符合民族医药理论，其申请生产的企业应具备相应的民族药专业人员、生产条件和能力，其审评应组织相关的民族药方面的专家进行。2005 年 3 月 22 日经原国家食品药品监督管理局审议通过《医疗机构制剂注册管理办法（试行）》（简称《管理办法》），规定医疗机构制剂，是指医疗机构根据本单位临床需要经批准而配制、自用的固定处方制剂。医疗机构配制的制剂，应当是市场上没有供应的品种。按照这个规定，中医医疗机构的院内制剂也应符合相应规定。

为进一步提高中药饮片调剂质量，促进中医临床疗效的提高，从 2007 年 8 月开始国家中医药管理局在全国选择了部分中医医院开展小包装饮片推广使用试点工作，并委托上海中医药大学附属龙华医院起草了《小包装中药饮片应用指南》。应用小包装饮片的目的是简化配药工作量，提高饮片质量和工作效率。

（四）设备准入

中医药诊疗设备相比西医药的诊疗设备，其种类和配置标准要低得多，大型中医诊疗设备数量较少。中医诊疗设备的配备和准入也同样遵循卫生行政管理部门对医疗设备准入的规定。今后，加大中医药诊断、治疗设备的研制和开发，尤其是通过设备的研发和改进，提高诊断治疗的量化和标准化水平是中医药设备研发的努力方向。

（于佳）

第七节 中医药医疗服务质量管理及安全管理

一、中医药医疗服务的质量管理

（一）质量管理

中医药医疗服务质量，是指中医药医疗服务机构提供的服务与接受中医药服务的人群的需要或需求的符合程度。完整的中医药医疗服务指标应该包括中医药卫生服务、中医药医疗服务利用者、中医药医疗服务情境和价格四个方面。

我国的中医药服务质量由国家中医药管理局全面负责。医疗服务质量涉及多个方面，既有技术层面的，也有服务和沟通层面的。

（二）结果管理

当前，中国中医药医疗服务还存在一些问题。通过开展对医疗卫生领域的评价和监督管理，起到提高服务质量，控制医疗费用等目的，起到了对医疗服务结果的管理。对中医药服务的监督主要包括中药药品质量与价格、中医医疗特色的发挥、医德医风、医疗收费、医疗保障制度的具体运行等方面。

根据国际上一些通用的做法，依托患者测评、第三方评价和行业协会参与监管等方式，可在一定程度上弥补政府机构在专业领域和人员管理等方面的不足。

1）患者对中医药服务满意度的评价。

2）对中医药服务质量的监督和评价。

自 2009 年开始，国家中医药管理局又在全国范围内开展了"以发挥中医药特色优势"为主题的中医医院管理年活动，旨在通过有效的评估指标考核与管理活动，进一步彰显中医药的特色优势，促进中医医疗机构服务水平的提高，发挥中医院自身特色，保持中医药的优势地位，从而遏制"中医院西化"的趋势。

二、中医药药品服务的安全管理

中医药服务涉及多个方面，其中药品服务是保障中医药整体服务质量的重要环节。包括中药材的种植标准、中药饮片的生产标准及饮片质量安全、流通环节的安全及中药的用药安全等。

（一）中药材种植的 GAP 基地

中药安全涉及方方面面，包括中药材种植管理的标准化（GAP）、中药饮片炮制加工的标准化、中药制剂生产质量管理的标准化等。按照国际认可的标准规范进行研究、开发、生产。中药材的质量不好，中药饮片的质量就难以保证，临床效果就差，甚至会起到反作用。影响中药材质量的因素很多，包括产地、采集、炮制、储藏等，每个环节都有可能影响到药效的发挥。保证中药材质量稳定性、均一性的唯一选择就是实施

GAP，可以说没有中药材的 GAP，就没有中成药的 GMP。

（二）中药饮片的 GMP 生产标准及饮片质量安全管理

国家施行中药饮片生产企业《药品生产质量管理规范》（GMP）认证，是为了规范中药饮片生产管理，提高中药饮片质量，统一中药饮片质量标准，杜绝假冒伪劣饮片进入市场。按照药监部门排定的时间表，自 2008 年 1 月 1 日起，中药饮片企业必须通过产品生产质量管理规范（GMP）认证才能生产。为保证中药饮片安全，国家中医行政管理部门先后颁布《医院中药饮片管理规范》《医疗机构中药煎药室管理规范》《中药处方格式及书写规范》等有关文件，目的是切实加强中药饮片各环节的管理，保障用药安全。

（三）中药的用药安全

为保证中药临床应用的安全性，政府及相关部门所做的工作包括加强中药的质量监督管理，加强中药规范化管理，尽快制定完善各级相应的技术标准和规范；进一步健全执业药师制度，规范中成药说明书内容；全面建立健全中药药物不良反应检验体系；采取有效的健康教育措施，向全社会宣传中医药安全应用的科学知识；在充分利用资源的同时，切实保护资源和环境，避免或减少环境污染，加大保护野生动植物药材资源的力度。

三、中医药服务过程中的医患关系管理

医患关系具有历史继承性和时代性的特征，不同的历史时期，由于经济条件和价值观念的改变，医患关系都会出现新的变化。我国目前医疗纠纷的产生很大程度上与医生过分强调技术性行为，忽略病人的情感性需求有关。在传统医患关系中，道德规范的调节是实现医患和谐的主要途径，而在现代医患关系中，法律制度逐渐取代了道德规范成为调节医疗纠纷的主要手段。法律制度并不是排斥道德规范，二者的协调是促进医患关系和谐的有效途径。

四、中医药服务过程中的医疗保障政策

根据 2009 年 5 月公布的《国务院关于扶持和促进中医药事业发展的若干意见》（简称《意见》），我国医疗保障政策和基本药物政策要鼓励中医药服务的提供和使用。《意见》明确提出：将符合条件的中医医疗机构纳入城镇职工基本医疗保险、城镇居民基本医疗保险和新型农村合作医疗的定点机构范围，将符合条件的中医诊疗项目、中药品种和医疗机构中药制剂纳入报销范围。按照中西药并重原则，合理确定国家基本药物目录中的中药品种。基本药物的供应保障、价格制定、临床应用、报销比例要充分考虑中药特点，鼓励使用中药。

"全民医保"对中医药的使用和发展起到了促进作用，因为它带来了巨大的医疗市场扩容。目前，我国医疗保险对中草药的覆盖率较高。中草药的药源广泛，药材品种繁多，使用剂量和规格差别大，为保障中草药的使用，医疗保险对中草药采用排除法，制定不予支付的药品目录。这种方式将绝大多数中草药纳入了医疗保险的偿付范围内。另外，各省、市根据自身条件，制定了相应的提高中医药特色服务的补偿比例、降低报销

起付线等倾向政策。

中医药治疗手段非常丰富，除中成药、中医汤剂、针灸、火罐、推拿按摩外，还有中药熏蒸、中药熏洗、中药封包、中药溻渍、穴位注射、贴敷、刮痧、挑治、割治和土法牵引等以及大量的民族医药疗法。这些诊疗方法大多是临床必需、简便易行、疗效确切、毒副作用小、费用适宜的中医药诊疗方法，但由于部分中医诊疗服务项目尚未纳入医保覆盖范围，中医医疗服务体系的服务功能受到一定的限制。

（于佳）

第八节　中国民族医药服务管理

一、民族医药发展

（一）概念及特征

1. 中国民族医药概念

中国民族医药是指中医药学以外的中国少数民族在历史上创造的医药成果的总称，包括藏医药、蒙医药、维吾尔医药、傣医药、苗医药、彝医药等。

中国55个少数民族均有自己独立的民族医药，有自己的理、法、方、药与医药发展史，以应对自己民族的健康挑战，保障自己民族的繁衍生存。各民族都希望继承自己的医药文化传统，挖掘、整理自己的医药经验，发展自己的医药理论，完善自己的医疗体系，让传统的医药造福于当代各族人民。

2. 中国民族医药的特征

不同的族源、历史、宗教、文化、风俗习惯产生不同的生命观与思维方法，不同的自然环境与经济发展水平产生不同的疾病谱，不同民族聚集地的自然条件和地理环境产生不同的药用动植物资源，这些构成了中国民族医药的三大特色，它使中国各民族的医药学具有各自的特点。

民族医药具备赖以生存的四个特征，分别是：①地域性；②民族性；③历史性；④传承性。

民族医药的四大特性与三大特色相互交叉，共同作用。其中地域性决定了疾病谱的主要范围与药用动植物资源的种类，民族性、历史性、传承性决定了民族医药的生命观与思维方法。

（二）中国的民族医药政策

1951年12月1日实施的《全国少数民族卫生工作方案》就明确指出："对于草药土方治病之民族医，应尽量团结与提高。"1984年，国务院办公厅转发原卫生部、国家民族事务委员会《关于加强全国民族医药工作的几点意见》，充分肯定了民族医药在医疗卫生事业中的地位和作用；1997年，中共中央、国务院《关于卫生改革与发展的决定》中指出"各民族医药是中华民族传统医药的组成部分，要努力发掘、整理、总结、提高，充分发挥其保护各民族人民健康的作用"。2002 年，中共中央、国务院《关于进一步加强农村卫生工作的决定》指出"要认真发掘、整理和推广民族医药技术"。2005 年，国务院实施《中华人民共和国民族区域自治法》若干规定第 26 条指出"各级人民政府加大对民族医药事业的投入，保护、扶持和发展民族医药学，提高各民族的健康水平"。

2007 年，国家中医药管理局等 11 个部委局联合发布了《关于切实加强民族医药事业发展的指导意见》（简称《指导意见》）。《指导意见》指出，针对目前普遍存在的民族医医疗机构基础条件较差的现状，要切实加大投入。充分发挥民族医药在预防、保健、养生、康复等领域中的作用，充分发挥民族医药在农村卫生和城市社区卫生服务工作中的优势与作用。《指导意见》还就民族医药发掘继承和科研工作重点、民族医药人才队伍建设目标、完善民族医从业人员准入制度政策、加强民族医药知识产权保护和药用资源保护利用的具体措施等方面作出了明确要求。2010 年和 2012 年全国民族医药重点工作实施方案从推进民族医医院基础条件建设、加强民族医医院内涵建设、发挥民族医药在基层医疗卫生服务中的优势与作用、加强民族医药人才队伍建设、加强民族医药发掘继承和科研工作、做好民族医药标准化建设、完善发展民族医药事业的政策等七个方面进行了部署。

（三）中国民族医药的发展现状

1. 民族医药的挖掘整理工作任务艰巨

中国民族医药的发展经历了多年的积累，但仍存在着基础差、起步晚、继承不足、发展后劲不足的问题。多数民族的医药理论体系尚不健全，需要系统整理后予以提升；一些没有通用文字或无文字记载的民族医药尚未形成完整的理论体系，主要依靠口头的传承，这些民族医药需要系统地发掘整理。因此，民族医药的发展首先是要进行民族医药共性技术及方法学的研究。其次是对挖掘、整理的民族医药文献进行分类梳理研究。

2. 民族医药知识产权的保护迫在眉睫

中国民族民间药物同样需要加强知识产权的保护，一方面，中国的一些民族民间药物或"秘方"都以"家传、师承"的方式流传，这种流传方式以及不完善的保密机制使得很多有价值的民族民间"秘方"面临失传的风险，不能进一步开发成服务公众健康的人人可及的药品；另一方面，民族民间药物面临外流（被国外资本购买）的风险。由于缺乏知识产权保护的意识，多数"秘方"持有者不能采取有效的保护措施，未意识到潜在的经济效益和社会效益。民族民间药物或秘方属于中国特有的传统知识，进一步研究民族民间药物的保护政策具有重要的现实意义。

3. 建设民族医药标准化研究任务繁重

由于民族药药材来源的专属性、民族药成分的复杂性，需要建立实用性强、可控性强、符合民族药特色和国际发展趋势的高水平质量控制标准，但民族药标准研究基础相对薄弱，因此，只有建立民族药标准研究和评价平台，解决民族药研究的关键技术难题，才能有力提升中国民族医药行业的竞争力和产业化水平。

4. 民族药物开发的前景广阔

民族药物绝大多数是天然药物，市场前景广阔。但总体而言，民族药品种比较少，开发层次不高，技术研发和创新能力薄弱，还有巨大的发展和提升空间。

二、民族医药服务的管理

（一）提供民族医药服务的医疗机构

1. 民族医医疗机构

中华人民共和国成立以来，中国的医疗卫生事业取得了迅猛发展，西部民族地区的医疗机构也如雨后春笋般建立起来。但由于民族地区经济发展滞后，民族医医疗机构在历史上一直处于弱势地位，医疗机构的数量在中国整体医疗机构发展中所占比例非常低。

近几年，在公立医院改革中将合理规划发展民族医医疗机构写入日程。民族地区试点城市，根据公立医院改革的总体要求，在开展公立医院布局与结构调整工作时，将政府举办的民族医医院作为公立医院的重要组成部分纳入其中，未经省级卫生、民族医药行政管理部门同意，不撤销、不合并、不改变民族医医院的性质。尚未设置民族医医疗机构的民族地区，各级卫生、民族医药行政管理部门根据《医疗机构设置规划》和当地实际情况，积极创造条件设立民族医医院或民族医门诊部。

2. 基层医疗机构中的民族医药服务

中国的贫困地区，特别是边远少数民族地区，医疗资源匮乏现象更为严重。少数民族群众对民族传统医药的信赖和偏爱使得民族医药生存的土壤一直是在广大偏远地区和基层地区，尤其是农村和偏远地区，民族医药主要是由一些少数民族医药人员通过提供散在的、个体的服务来完成。这些提供者主要包括乡村一级的医疗卫生服务机构和个体民族医从业人员，规模化的民族医疗机构仍然非常少。

（二）民族医药准入

1. 机构准入

民族医药机构的准入也和其他医疗机构的准入一样，需要符合医疗机构审批的条件。

2. 民族医药人员准入

中国民族医药从业人员准入资质在《中华人民共和国执业医师法》实施之前，并没有非常具体的规定，民族医药发展较好的地区一般根据本地区的实际情况出台从业人员资质要求。从现有民族医药从业人数上来看，排在前三位的依次为蒙医、维吾尔医、藏医，三者占民族医从业人员总数的85%，其余民族医从业人员人数普遍较少。

3. 民族药药品准入

民族药作为一类药品，其准入也要符合药品准入的相关规定。我国民族药药品经过若干年的发展，品种数量有了明显增加，在防治疾病方面发挥了特殊的作用。但总体而言，目前民族药产值在全国医药总产值中所占的份额有限。

三、民族医药提供过程管理

（一）民族医药医疗质量管理

民族医药的管理一般都归入中医药管理的范围之内，对中医药的管理也同时适用于民族医药的管理。

（二）民族医药安全管理

推进中医药（民族医药）规模化、规范化、科学化、国际化是大势所趋。中国许多民族医药的种植和生产都按照 GAP、GMP 标准进行，很大程度上提升了民族医药的品质。但同时也存在一些问题，如各种标准的制定最初都是在西药生产的基础上，没有过多考虑中医药和民族医药的特殊性，使得在实施过程中，特别是中药、民族药制剂生产过程中，出现了一些矛盾。如果按 GMP 要求生产中药制剂，许多名医、名方、名药有可能失传。药品生产管理规范（GMP）、中药材生产质量管理规范（GAP）、药品经营质量管理规范（GSP）、药品非临床研究质量管理规范（CLP）、药品临床试验管理规范（CCP）等都存在不适合中医药、民族医药发展规律的情况，有些是不适合规范管理中药和民族药的。

（王鑫）

第九节　加快推进中医药事业管理高质量发展

中华人民共和国成立以来，我国中医药事业取得了显著成就，为增进人民健康做出了重要贡献。但我们也要清醒地看到，中西医并重的方针仍需全面落实，中医药领域的治理体系亟待健全，诸如中医药发展基础还比较薄弱、中药材质量良莠不齐、中医药传承不足等问题，迫切需要采取有效措施加以解决。目前，我国在中医药服务质量、人才培养、创新动力等方面尚存需要补足的短板。因此，加快推进中医药传承创新发展，事关健康中国建设，事关中华民族伟大复兴，使命光荣、责任重大。

近年来，党中央、国务院高度重视中医药发展，将其作为我国医药卫生事业不可或缺的重要组成部分，制定了一系列促进中医药快速发展的政策措施，出台了《关于扶持和促进中医药事业发展的若干意见》《中医药振兴重大工程实施方案》等。这些为中医药事业持续健康发展奠定了良好基础，也为我国中医药走向世界舞台创造了良好条件。加快我国中医药事业发展，实现中医与中药并驾齐驱，意义重大。为此，我们必须打造中医药强国和中医药特色品牌，构建良好的中医药服务体系。

一、坚持把创新摆在中医药发展核心位置

中医药技术创新，是我国科技事业发展的重要组成部分。应鼓励企业、高校、医院以及中医药研究机构，组建国家和省级中医药工程（技术）研究中心、重点实验室等

研发平台；应鼓励公立中医院与中医药健康服务企业合作，实现中医药康养技术与产品研发新突破。应鼓励企业开展名方、验方、医院制剂筛选及开发，研制一批治疗心脑血管、恶性肿瘤等重大疾病的中医药新药。应鼓励科研院所和医疗机构加强合作，对传统中医药诊疗技术、技法进行优化创新。要加快中医药科技成果转化，依托中医临床研究基地，建立面向全国的中医药新技术交流、评价、展示和推广中心。

二、完善中医药服务体系建设，加快提升中医药可及性

以建设融预防、治疗、康复于一体的中医药服务体系为重点，建设一批国家中医医学中心，优先建设心血管、癌症等区域中医医疗中心，促进优质资源均衡发展。始终坚持公立中医医院姓"中"定位，加强中医优势专科建设，提升中医院应急和救治能力。持续实施基层中医药服务能力提升工程，强化县级中医院基层龙头带动作用，促进中医馆、国医堂提档升级，筑牢基层中医药服务网底。巩固中医药领域脱贫攻坚成果，促进健康扶贫、产业扶贫与乡村振兴战略有机衔接。少数民族医药是中医药事业的重要组成部分，任何时候都不能偏废。

三、推动中药管理体制改革，加快促进中药质量提升

继续深入开展医疗机构中药饮片管理专项行动，改革完善中药审评审批机制，加快推进经典名方简化注册，要从中药材种植、加工、流通等全环节入手，强化中药材质量控制。

四、推进中西医药相互补充、协调发展，促进中西医结合

中医药是植根于中华优秀文化土壤形成并不断丰富发展的医学科学，是世界文明的重要组成部分。中医药的发展必然与现代科技、现代西医互相学习、共同发展。要聚焦重大疾病、疑难疾病，推动中西医药开展临床协作，促进两种医学优势在疾病发展不同阶段耦合，释放叠加优势，提高诊疗水平。

五、牢固树立人才是第一资源的理念，加快建设特色人才队伍

要抓好中医药人才的引进和培养工作，对从事中医的医务人员要分期分批进行培训，提供发展平台，提高他们的待遇。要制定相关的政策措施，发挥名中医中药专家的作用，组织具有较高学术水平和丰富临床经验的名中医中药人员开展师承教育，传授其学术和临床经验。对发展中医事业做出突出贡献的组织和个人，要予以表彰和奖励。建议政府拨出专项资金，对散落在民间和流失的中医药秘方进行抢救性的发掘和回收。同时，制定相关政策，鼓励中青年中医拜健在的名老中医为师，让这些老中医的精湛医术得以传承下来。

六、主动融入共建人类卫生健康共同体，加快推动中医药"走出去"

办好上合组织传统医学论坛及金砖国家传统医药研讨会，宣介我国中医药抗疫成就和经验。用好国务院联防联控机制外事组中医药国际合作专班机制，确定一批重点国家

作为合作突破口，扩大抗疫类中药产品海外注册和使用，分享中医药抗疫技术和经验。继续实施中医药国际合作专项，提升中医药海外中心和国际合作基地建设质量，加快中医药国际标准化进程，提升中医药全球影响力。

七、大力发展中医药健康产业

中医药健康产业涉及一、二、三产业，可以说是"接一连三"。据不完全统计，中药材种植面积达 330 万公顷，中药产业工业总值达 7 800 亿元。大力提升和确保药材质量。一方面，应积极推广标准化种植，努力减少农药残留与重金属含量；另一方面，应大力加强中药材检测。基本方法是在市场出口端大幅度加强检测，淘汰劣质中药，倒逼中药材在种植、储藏、加工、炮制的所有环节实行高标准；否则，即不可能取得应有的经济效益。在加强科学检测的基础上，以品质定价格，优质优价，低质低价，劣质药材不得进入市场。中药的炮制与服用方式也需要改进。从目前的情况来看，中成药的疗效不及汤药，但汤药的煎煮十分费事，国人尚嫌麻烦，且其苦难咽，因此必须探索新的方法。中药颗粒的推行，似乎成为一个新趋势，但其疗效必须明显优于传统中成药方可站稳脚跟。

八、政府及卫生行政主管部门要认真落实国家的中医政策

加强调研工作，保证一定的时间研究全省的中医中药工作，每年都有中医中药的发展工作计划，根据国家政策，制定有利于地方发展的具体措施以便事业的发展。同时建设卫生部门所设立的中医科，要认真研习政策，加强调查研究，给政府和卫健委领导决策当好参谋。加强对基层各中医药工作部门及民营诊所的指导，让中医药工作人员有所依靠，工作有章可循。

九、要加强对中医药作用的宣传

充分利用报纸、电视台等新闻媒体加大对中医药的宣传力度，开辟中医药知识讲座、中医药病症诊断等专栏，提高社会认知度。要大力宣传中医辨证施治、个体化治疗在防病治病中的作用，尤其是在治疗疑难症、各种综合征、亚健康中中医所具有的而西医无法取代的独特作用。如中医药防治流行性乙型脑炎、流行性脑脊髓膜炎、甲型肝炎、手足口及新冠等传染病仍具有无可替代的地位和作用。

十、要大力开展中医药进社区工作

要发挥中医药在社区医疗中的优势和作用，采取短期培训，重点强化，使用培训等方法，加强社区医生对中医药理论、针灸推拿知识和中医适宜技术的学习，开展中西医结合工作。要建立中医药专家技术指导组，定期到社区指导，发挥中医药防病治病的优势。

十一、要重视中医药在新型农村合作医疗中作用的发挥

关心、支持农村中医药事业，充分发挥民间中医的作用，通过举办培训班、考核等

办法让一些有能力的中医人才拥有行医资格。加强乡镇医生中医药知识培训，推广简单实用的中医技术，使之能对诊治常见病、多发病中熟练应用中医药知识，减轻老百姓的医疗负担。

十二、全面推行中西医结合

医疗界应切实贯彻毛主席和习总书记关于坚持中西医结合、中西医并重的指示精神。那种反对中西医结合的观点，是片面的、错误的。由于中西医各有所长，各有所短，故存在结合的必要和可能，以便扬长避短，取长补短。美国的一项调查研究表明，有49%的疾病西医无法治疗，有20%的疾病由于化学药带来的毒副作用而不得不停药。在这些领域，中医药可以发挥巨大作用。

十三、善待民间中医，挖掘民间中医药潜力

积极抢救民间中医药秘方和绝技。清肺排毒汤的拟方人葛又文先生，在为国家治疗新冠拟方之时还是一名尚未获取执业医师资格证的民间中医。自从《中华人民共和国执业医师法》在1999年颁布实施以来，有20余万的民间中医失去了继续执业的资格，他们当中不乏像葛又文这样的中医人才。对于民间中医，不应打压，而应疏导；不应苛求其身份、学历、学位，而只应考核其实际治病能力，只要会治病就给以出路，调动其积极性，并组织挖掘整理其使用的祖传秘方和拿手绝活，在此基础上总结提升。

十四、推进中医现代化

中医药的现代化，是一个方向，但这绝不意味着要套用西医的理论、技术、规范来要求、评价并改造中医药。西医药及其技术规范本身是实践检验的对象，而不能成为检验真理的标准。应在尊重中医药自身发展规律的基础上，把现代科学技术用于解释、论证和辅助中医药的发展，而不是用来改造中医药。要像钱学森先生指出的那样，把中医药的理论和实践与现代科学技术联系起来，用系统论方法和现代科学技术打开中医药的宝库，"即通过运用中医思维学来以现代语言构筑人体这个开放的复杂巨系统的模型，由此进而讲清人体功能状态的变化运动规律，最后建立用现代科学语言表达的唯象中医学"。

总之，任何国家都有自己的文化及传统，只要它是合理的、具有特点的，就不应该轻易否定它。何况中华文明是博大精深、光辉灿烂的先进文明，更是不容否定，而只能发扬光大。中国近代以来的学习西方进程，虽然对中国的发展不无益处，但其中不分青红皂白地否定、贬低、排斥中华文明的所作所为已被实践证明是一个重大错误，是中国历史的一段弯路。我们应努力让祖先留下的包括中医药在内的历史悠久而极其宝贵的中华文明生存发展、弘扬光大，走向世界、造福人类。

（王鑫）

第十节 中药饮片的管理

中药饮片生产源远流长。早在东汉时期，葛玄就对药物药性、疗效、识别、鉴定、加工炮制等积累了很多经验，被称为中药材加工炮制的创始人。随着中成药被广泛应用，药物生产也逐步向手工业发展，而生产力的发展，又促进了行、号、庄、店等独特的中药饮片加工的经营实体的出现，因此"前店后厂"的作坊式饮片工业也随之产生。中华人民共和国成立后，随着国民经济的发展，新的饮片加工厂也发展起来了，并且走向机械化、规范化，提高了生产效益，饮片的质量也大为改观。目前，饮片生产的机械化程度更高了，正逐步走向自动化，如中药微机程控炒药机、多功能切药机等，都是利用电脑控制生产。

一、中药饮片的质量控制

中药饮片的生产涉及中药材的采购、净制，饮片的切制、干燥、炮炙、包装等。控制和提高中药饮片的质量，要严格监控中药饮片生产的每一个步骤，加强中药饮片质量的检验，实施全过程的质量管理。

（一）药材净度

净度系指饮片的纯净度，亦即炮制品中所含杂质及非药用部位的限度。

饮片应有一定的净度标准，以保证调配剂量的准确。饮片的"质"与"量"是影响临床疗效的主要因素。饮片中不应夹带泥沙、灰屑、杂质、霉烂品、虫蛀品。应该剔除非药用部位如壳、核、芦头、栓皮、头足、翅等。饮片中所含的杂质，必须符合有关规定。国家中医药管理局关于《中药饮片质量标准通则（试行）》的通知规定药屑、杂质含量如下：

根、根茎、藤木类：含药屑、杂质不得超过2%。

果实、种子类：含药屑、杂质不得超过3%。

全草类：含药屑、杂质不得超过3%。

叶类：含药屑、杂质不得超过2%。

花类：含药屑、杂质不得超过2%。

皮类：含药屑、杂质不得超过2%。

树脂类：含杂质不得超过3%。

动物类：含杂质不得超过2%。

矿物类：含杂质不得超过2%。

菌藻类：含药屑、杂质不得超过2%。

炒制品其中炒黄品、米炒品：含药屑、杂质不得超过1%。

炒焦品、麸炒品：含药屑、杂质不得超过2%。

炒炭品、土炒品：含药屑、杂质不得超过 3%。

炙制品（包括酒炙品、醋炙品、盐炙品、姜汁炙品、米泔水炙品）：含药屑、杂质不得超过 1%。

药汁煮品、豆腐煮品：含药屑、杂质不得超过 2%。

煨制品：含药屑、杂质不得超过 3%。

煅制品：含药屑、杂质不得超过 2%。

发芽制品、发酵制品：含药屑、杂质不得超过 1%。

检查方法：取定量样品，拣出杂质，草类、细小种子类过三号筛，其他类过二号筛。药屑、杂质合并并称量计算。

（二）片型及粉碎粒度

1. 片型

药物经切制后，其片型应符合国家药品标准。国家药品标准没有收载的，应符合各自的地方药品标准。《中药饮片质量标准通则（试行）》规定：切制后的饮片应厚薄均匀、整齐，表面光洁、片面无污染、无整体，无连刀片和斧头片。其质量标准的具体规定，在"饮片切制"一章中介绍。

2. 粉碎粒度

一些不宜切制的药物或医疗上有特殊需要的药物，应经挑选整理或水处理后，用手工或机器粉碎成颗粒或粉末，以便于调剂和制剂。粉碎后的药物应有一定的粉碎粒度，且应粉粒均匀，无杂质。颗粒或粉末的分等应符合现行版《中华人民共和国药典》和《中药饮片质量标准通则（试行）》的规定。

（三）色泽

中药饮片都有其固有的色泽，饮片的色泽是反映其内在质量的一项指标。若加工、储存不当，饮片的色泽会发生不正常变化，说明其内在成分已发生变化。故色泽的变异，不仅影响饮片的外观质量，而且是饮片内在质量变化的标志之一。中药饮片的色泽应符合现行版《中华人民共和国药典》《全国中药炮制规范》的规定。《中药饮片质量标准通则（试行）》也对各种炮制品中色泽不符合规定的饮片制定了限量指标。具体在各章节的"成品质量"一项中介绍。

（四）气味

中药及其炮制品均有其固有的气味，是体现中药饮片质量的重要因素。一些芳香类中药都有浓烈的香气。如含挥发油类中药，藿香、佩兰、薄荷、独活等。所以含挥发油类的芳香中药多数是生用。即使在干燥或储存过程中也要密切观察挥发油的存逸。

但有些有异味的中药则须用炮制的方法除去异味。动物类药材多数有腥臭味，需炮制后加以矫正，如僵蚕、蕲蛇、九香虫等。有些药物需加辅料炙，炙后除了具有原来药物的气味外，还具有辅料的气味。如酒炙、醋炙、盐炙、蜜炙、姜炙等。

（五）水分

水分是控制中药饮片质量的一个基本指标。中药饮片中的含水量控制在适宜的范围内，不仅可以防止霉败变质、虫蛀、有效成分分解或酶解，而且可保证配方剂量的准确。一般中药饮片的含水量宜控制在 7% ~ 13%，但蜜炙品不得超过 15%，烫制后醋淬制品不得超过 10%。

（六）灰分

灰分是指药物在高温下灼烧、灰化，所剩残留物的重量，也称为"总灰分"。将干净而无任何杂质的饮片高温灼烧所得之灰分，称为"生理灰分"。在生理灰分中加入稀盐酸滤过，将残渣再灼烧，所得之灰分称为"酸不溶性灰分"。

总灰分和酸不溶性灰分是控制中药饮片质量的基本指标。同一饮片质量稳定时，其灰分应在一定范围内。灰分超过正常值，说明无机盐杂质含量多，原因可能是掺杂或有外源性杂质，饮片净度不符合要求；灰分低于正常值，应考虑饮片的质量问题，可能有伪品或劣质品之嫌。

值得注意的是，加辅料炒法如土炒、沙烫、蛤粉烫、滑石粉烫等，成品中难免附有少量的无机辅料，会造成灰分含量高于生品的结果，因此，可以通过反复测试和比较，客观地制定各类饮片的灰分限量，这对规范炮制工艺和控制饮片质量都有一定意义。

（七）浸出物

浸出物是指用水或其他适宜的溶媒对中药材或饮片中可溶性物质进行浸提所得的干膏重量。根据药材或饮片中主要成分的性质和特点，可选用不同性质的浸出溶媒。《中华人民共和国药典》规定的浸提溶媒为水、乙醇和乙醚，因此，浸出物的测定，主要分为水溶性浸出物、醇溶性浸出物和挥发性醚浸出物。

药材或饮片中加入溶媒，经过浸润、渗透—解吸、溶解—扩散、置换等作用，其中的大部分成分包括有效成分会被提取出来，因此，测定浸出物的含量是检测中药饮片质量的一项重要指标。尤其对有效成分尚不完全清楚或尚无精确定量方法的饮片具有重要的意义。

（八）卫生学检查

中药材、中药饮片及其制剂均会受到杂菌的污染，为了保证炮制品尤其是直接口服的中药饮片质量必须检查细菌、霉菌及活螨等。主要检查项目有细菌总数、霉菌总数及活螨等，还应该按相关规定检查大肠杆菌、沙门菌等。

（九）包装检查

包装的目的是为了保护药物，便于储存、运输和装卸。包装不仅可以保护药物的完整性和清洁，有些包装容器，尤其是目前迅速发展起来的无菌包装，尚能防止微生物、害虫等的侵蚀以及避免外界温度、湿度和有害气体、阳光的影响。因此，检查饮片的包装是否完好无损，对饮片在储存、保管及运输过程中起着保质、保量的重要作用。

目前大部分中药饮片厂限于经济实力对饮片质量监控多处于常规检测阶段，进一步的检测，如饮片的显微及理化鉴别及饮片有效成分含量测定则一般均送交当地药检部门进行测定。中药指纹图谱技术的应用由于指纹图谱的建立具有一定的阶段性，目前的研究尚处于起步及积累的阶段。目前已积累了大量的数据，尚需进一步深入研究。

二、中药饮片的储藏与养护

中药饮片主要来源于中药材加工品，由于中药材成分十分复杂，其炮制品多是未经提取的成品，质量稳定性较差，保管养护的难度较中成药、化学药制剂要大，因此，为了对中药饮片安全储存、科学养护，降低损耗、保证质量，应根据中药饮片的质量特性实施保管养护措施。

（一）中药饮片的储藏保管

中药饮片的储存保管是中药采集、加工、炮制后的一个重要环节。储存保管的核心是保持饮片的固有品质，减少贮品的损耗。良好的储存条件、合理的保管方法是保证中药饮片质量的重要手段。

1. 储藏保管方法

1）传统储藏保管方法

（1）清洁养护法：其主要内容包括对中药材及其饮片、仓库及其周围环境保持清洁以及库房的消毒工作。

（2）防湿养护法：是利用通风、吸湿、暴晒或烘烤等方法来改变库房的小气候，起到抑制霉菌和害虫活动的作用。

（3）密封储存法（包括密闭储存法）：密封或密闭储存是指将中药材及其饮片与外界（空气、温度、湿气、光线、微生物、害虫等）隔离，尽量减少外界因素对药物影响的储存方法。传统采用缸、坛、罐、瓶、箱、柜、铁桶等容器。密封或密闭现常利用密封性能更高的新材料，如聚乙烯塑料薄膜袋真空密封，或用密封库、密封小室等密封储存。

（4）对抗同贮法：是采用两种以上的药物同贮，或采用一些有特殊气味的物品与药物同贮，通过相互克制而抑制虫蛀、霉变、泛油等变异现象的储存方法。如花椒分别与蕲蛇、白花蛇、蛤蚧、全蝎、海马等同贮；丹皮分别与泽泻、山药、白术、天花粉、冬虫夏草等同贮；细辛分别与人参、全蝎、海马等同贮；大蒜分别与土鳖虫、蕲蛇、白花蛇等同贮；三七与樟脑同贮；柏子仁与滑石、明矾同贮；冰片与灯心草同贮；硼砂与绿豆同贮；胶类药物与滑石粉或米糠同贮；荜澄茄、丁香与人参、党参、三七等同贮，均能达到防止虫蛀、霉变或泛油的目的。

2）现代储藏保管新技术

（1）干燥技术：有远红外辐射干燥技术、微波干燥技术等。

（2）气幕防潮技术：气幕又称气帘或气闸，是安装在库房门上，配合自动门以防止库内冷空气排出库外，库外热空气侵入库内的装置，从而达到防潮的目的。

（3）气调养护技术：是采用降氧、充氮气，或降氧、充二氧化碳的方法，人为地造成低氧或高浓度二氧化碳状态，达到杀虫防虫，防霉抑霉，防止泛油、变色、气味散失等目的。

（4）气体灭菌技术：气体灭菌主要是指环氧乙烷防霉技术和混合气体防霉技术。

（5）低温冷藏技术：低温冷藏是利用机械制冷设备产生冷气，使药物在低温状态下储藏，以抑制害虫、真菌的生长繁殖，达到安全养护的目的。该法能防蛀、防霉，同时又不影响药物的质量，特别适用于一些贵重中药及受热易变质的饮片，是一种理想的养护技术。但在低温冷藏前，须保证中药饮片包装严密，以防吸潮或失水干枯。

（6）蒸汽加热技术：是利用蒸汽杀灭中药材及饮片中所含的真菌、杂菌及害虫的方法。是一种简单、价廉和可靠的灭菌方法。蒸汽灭菌按灭菌温度分低高温长时灭菌、亚高温短时灭菌和超高温瞬间灭菌三种。

（7）中药挥发油熏蒸防霉技术：是使某些中药挥发油挥发以熏蒸中药材或饮片，以达到抑菌和灭菌作用的方法。其特点是能迅速破坏真菌的结构，使真菌孢子脱落、分解，从而达到抑制或杀灭霉菌繁殖的目的，且对中药表面色泽、气味均无明显改变。

（8）无菌包装技术：先将中药材或饮片灭菌，然后把无菌的中药材或饮片放进一个真菌无法生长的环境中，可避免其再次受到污染。

（9）^{60}Co–γ射线辐射：放射性核素^{60}Co产生的γ射线有很强的穿透力和杀菌能力，可杀灭微生物和芽孢，灭菌效率高，是较理想的灭菌方法。

2. 储藏中的变异现象

（1）虫蛀：虫蛀是指中药及其饮片被仓虫蛀蚀的现象。是中药饮片储藏过程中最严重的变异现象之一。

（2）发霉：发霉是指药物受潮后，在适宜的温度条件下造成霉菌的滋生和繁殖，其表面或内部布满菌丝的现象。中药储存的最大问题，一是霉变，二是虫蛀，其中以霉变危害更大。

（3）变色：颜色的变化既可造成外观的混乱，也可造成饮片内在质量的下降。

（4）气味散失：饮片受外界因素的影响，或储存日久导致其固有气味变淡薄或散失的现象。也是饮片质量受到严重影响的标志。

（5）泛油：泛油又称"走油"。是指饮片中所含挥发油、油脂、糖类等成分，因受热或受潮而在其表面出现油状物质或返软、发黏、颜色变浑，发出油败气味的现象。泛油是一种酸败变质现象，影响疗效，甚至可产生不良反应。

（6）风化：指某些含结晶水的矿物类药物与干燥空气接触日久，导致逐渐脱水而成为粉末状态的现象。易风化的药物有芒硝、硼砂等。

（7）潮解溶化：指固体药物吸收潮湿空气中的水分，并在湿热气候影响下，其外部慢慢溶化成液体状态的现象。如咸秋石、硇砂、青盐、芒硝等。

（8）黏结：黏结是指某些熔点比较低的固体树脂类药物及胶类药物，受热或受潮后黏结成块的现象。如乳香、没药、阿魏、芦荟、儿茶、阿胶、鹿角胶、黄明胶等。

（9）挥发：挥发是指某些含挥发油的药物，因受空气和温度的影响及储存日久，使挥发油散失，失去油润，产生干枯或破裂的现象。如肉桂、沉香、厚朴等。

（10）腐烂：腐烂是指某些鲜活药物因受温度和空气中微生物的影响，引起发热，使微生物繁殖和活动加快，导致腐烂的现象。如鲜生地黄、鲜生姜、鲜芦根、鲜石斛、鲜白茅根、鲜菖蒲等。

（11）自燃：指质地轻薄松散的植物类药材，如红花、艾叶、甘松等，由于本身干燥不适度，或在包装码垛前吸潮，在紧实状态中细胞代谢产生的热量不能散发，当温度积聚到67℃以上时，热量便能从中心一下冲出垛外，轻者起烟，重者起火。另外，柏子仁也容易产生自燃现象。

3. 储藏保管应注意的问题

（1）饮片储存方法要适宜：饮片的储存方法，对保证饮片质量关系重大。因此，应根据不同饮片的特性，选用合适的方法储存，并尽量应用现代储存保管新技术。

（2）饮片储存要勤检查：饮片储存前，除验准品名、规格、数量外，还要对饮片的性状、片型、杂质及水分含量等进行检查，若不符合规定，必须进行处理，以确保饮片的质量。饮片储存期间，要随时注意季节的变化，做到三勤：即勤检查、勤通风、勤倒垛。特别是在炎热、多雨季节更应注意。一旦发现有变异现象发生，应及时处理。

（3）严格控制饮片的保存期限：任何药物都不能长期储存，否则会造成有效成分损失，从而降低疗效。

（二）中药饮片的养护

现在，中药饮片的储藏与养护已形成一门专门的技术学科——现代中药养护学。它是在继承祖国医学遗产和劳动人民长期积累储藏中药经验的基础上，运用当代自然科学的知识和方法，深入研究探讨中药材、中药炮制品、中成药储藏理论和实践的重大问题，即研究中药饮片保管技术和影响中药饮片储藏质量及其养护防患的一门新兴的综合性技术学科。它对中药饮片储藏保管，防止饮片变质，保证中药饮片质量有较强的科学理论性和实践性。

现代中药饮片的养护包括预防中药饮片变化和已发生变化的救治两个方面，同时还须防护中药饮片在储养过程中的毒物污染，以符合当今无残毒、无公害绿色中药的趋向要求。其目的在于保护中药饮片在使用中的疗效价值和其固有的品质功能。各种中药饮片的功能是由饮片本身的性质决定的，每种中药饮片的内在成分与其他物质一样，都时刻在不断地变化着，这就是它在储藏期间引起变化的内在因素，加上自然条件的影响，必然会使中药饮片发生物理学、化学以及生物学等方面的变化。这些相互影响而又互为关联的变化，要求人们不仅要了解并掌握中药饮片内在质变的形式，同时还需了解自然条件（如温度、湿度、空气等）变化的规律，这样才能创造相应的条件去克服不利因素，防患于未然，从而确保中药饮片的安全有效，减少和杜绝中药饮片在贮存、流通、保管过程中的虫蚀霉变所造成的严重浪费及巨大经济损失。

中药材性质复杂，品种繁多，保管养护技术要求较高，我国药学工作者在长期的生产实践中积累了丰富的经验，随着科学和技术的发展，也出现了一些新的养护方法，现介绍如下：

1. 干燥

干燥是用各种不同的方法和措施，除去中药内过多水分的养护方法。干燥的方法主要有以下几种：

（1）晒干：是利用太阳光的热能，使中药散发水分而干燥，同时还可以利用其紫外线杀死霉菌、害虫。

（2）阴干：是中药在室内或阴凉处，借空气的流动，吹去水分而干燥。

（3）烘干：是用蒸汽、电、远红外、微波等加热的方法，将中药在烘房、烘箱、干燥机中干燥。

（4）吸潮：利用能吸收水分的物质或设备，吸取空气和中药内的水分，使仓库和中药干燥。

2. 通风

首先要保证仓库周围的空气清洁，无污染源的情况下通风。

3. 密封

密封养护是利用密封的库房及缸、坛、罐、瓶、箱、柜、铁桶、塑料袋等器材，将中药密封，使之与外界隔离，以减少湿气、害虫、霉菌的侵入及日光照射，起到防霉、防虫、避光的作用。

随着现代技术的发展，密封已出现了真空密封养护、密封除氧养护的技术。

4. 对抗同贮

对抗同贮养护是将两种或两种以上中药存放在一起，以防止虫蛀或霉变的一种养护方法。对抗同贮养护是利用一些中药的特殊气味来抑制另一种中药的虫蛀、霉变。

5. 气调养护

气调养护是将库房密封，少量药材可用复合塑料薄膜对其密封，在库房或塑料罩的两头保留空气交换口，以便抽气和充气。先打开两头空气交换口，将氮气或二氧化碳等气体充入库房后关闭空气交换口，待库房内空气充分交换后，再打开空气交换口，充入氮气或二氧化碳；用塑料薄膜密封出气口，抽出空气，重新充入氮气或二氧化碳。反复几次，把库房内的氧气降至足以使害虫、霉菌无法生存的程度。

气调养护不仅能有效地杀灭害虫，防止害虫及霉菌的生长，降低费用，便于管理，而且有保持中药色泽、品质，不污染环境和中药的作用，是一种较理想的储存方法。

6. 低温养护

低温养护是利用机械制冷设备产生冷气，使药物储存在低温状态下，以抑制害虫、霉菌的发生，达到安全养护的目的。

7. 蒸汽灭菌

是利用蒸汽杀灭中药中所含的霉菌、杂菌及害虫的方法。是一种简单、价廉和可靠的杀虫、灭菌方法。

8. 辐射灭菌

辐射灭菌是采用^{60}Co放射出具有很强的穿透力和杀菌能力的γ射线，把霉菌等微生物杀死。辐射灭菌是一种目前比较理想的灭菌方法，但因辐射场所投资大、防护措施严、设备复杂、费用高、维护难等，此法不能在一般的仓库中进行。

9. 环氧乙烷防霉

环氧乙烷是一种气体灭菌杀虫剂。其特点是：有较强的扩散性和穿透力。对各种细菌、真菌及昆虫、虫卵均有十分理想的杀灭作用。缺点是残留量大，需较长时间的通风，且易燃。为了克服上述缺点，可以在环氧乙烷中加入一定比例的氟利昂，提高安全性。环氧乙烷作为气体灭菌剂已广泛用于医疗材料及某些药物的消毒灭菌，但在中药饮片生产中很少使用。

10. 无菌包装

无菌包装是先将中药饮片灭菌，然后把无菌的中药饮片放进一个微生物无法生长的环境，避免再次污染的机会。

无菌包装是中药饮片比较适宜的养护方法，能有效地防霉、防虫，是中药饮片养护和包装的发展趋势。但无菌包装费用较高，目前仅在直接口服的中药饮片中使用。

（王鑫）